老年人健康生活与照护

基于医养结合视角

主编

于卫华　　洪静芳　　潘爱红

中国科学技术大学出版社

内 容 简 介

本书从"医养结合"的视角出发,从老年人逐渐变化的不同健康状况(即健康—慢病—半失能—失能)下对照护的需求着手,从饮食、活动、排泄、睡眠、清洁卫生、家庭用药、交流沟通与心理调适、老年痴呆照护、中医适宜技术照护及药膳养生、外出旅游等十个方面为老年人及其照护者介绍良好的老年人健康生活的方式、先进的照护理念、实用的照护技能、成熟的实践成果,同时全面介绍了常见的老年人出现意外时的应急处理手段等,以适应老龄化社会的发展需要,同时满足老年人对于健康生活以及照护者对实施良好照护的需求。

图书在版编目(CIP)数据

老年人健康生活与照护:基于医养结合视角/于卫华,洪静芳,潘爱红主编. —合肥:中国科学技术大学出版社,2022.12

ISBN 978-7-312-05536-2

Ⅰ.老…　Ⅱ.① 于… ② 洪… ③ 潘…　Ⅲ.老年人—护理学　Ⅳ.R473.59

中国版本图书馆CIP数据核字(2022)第180976号

老年人健康生活与照护:基于医养结合视角

LAONIANREN JIANKANG SHENGHUO YU ZHAOHU：JIYU YI-YANG JIEHE SHIJIAO

出版	中国科学技术大学出版社
	安徽省合肥市金寨路96号,230026
	http://press.ustc.edu.cn
	https://zgkxjsdxcbs.tmall.com
印刷	安徽国文彩印有限公司
发行	中国科学技术大学出版社
开本	787 mm×1092 mm　1/16
印张	20.5
字数	425千
版次	2022年12月第1版
印次	2022年12月第1次印刷
定价	100.00元

本书编委会

主编　于卫华　　洪静芳　　潘爱红

编委（以姓氏笔画为序）

于卫华　　刘　敏　　闫　亭　　汤　丽　　李树雯

杨　彬　　杨亚婷　　吴寿梅　　余　庆　　宋永霞

张秀梅　　陈　婷　　陈永倩　　陈晓菊　　郑俊俊

赵　玉　　胡少华　　洪静芳　　高蓓蓓　　唐志红

章新琼　　程亚艳　　翟从芳　　潘爱红

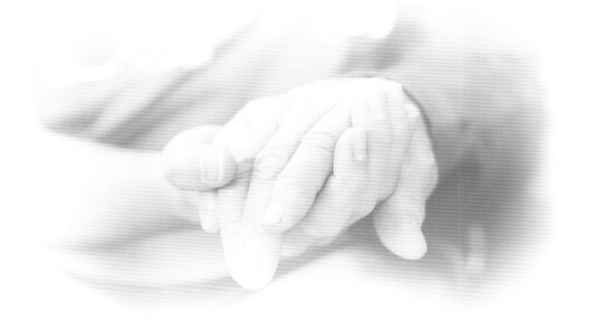

序 一

　　最美不过夕阳红。随着全球人口老龄化的逐年加剧,老年人的健康问题已成为全世界共同关注的问题。据国家第七次人口普查数据,2020年底我国60岁以上人口达到2.6亿,占总人口的18.7%,预计到2025年突破3亿,且老年人口数每年以3%的速度急速增加,标志着我国人口结构老龄化的趋势日益显著。伴随"银色浪潮"出现的是老年人健康生活和照护问题,衰老的困境不仅给老年人的生活带来严峻的考验,也对老年人照护者提出了更高的要求。

　　老年人的健康照护问题多而复杂,老年人从健康状态到衰弱状态,其照护需求存在诸多差异,可分为健康老年人、亚健康老年人、半失能老年人、失能老年人的自我照护和他人照护。居家、社区、养老机构以及护理院的老年人群,迫切需要相应的照护知识与照护技能。本书依托北京大学牵头申请的国家重点研发专项——"互联网+老年照护技术研究与应用示范"(编号:2020YFC2008800)而编写,旨在为老年人及老年人照护者提供健康照护科普知识。

　　安徽医科大学第三附属医院(合肥市第一人民医院)于2010年开始建立患病老年人"医养结合"无陪护模式,借助安徽医科大学优质教育资源,发挥综合医院的医疗护理技术优势,通过12年的探索与实践,创新医疗护理运营管理机制,建立了"住院医疗"与"养老托护"相结合的老年护理服务模式,积累了一定的老年照护经验。

　　本书由安徽医科大学第三附属医院(合肥市第一人民医院)副院长于卫华、安徽医科大学护理学院院长洪静芳教授和安徽医科大学第三附属医院(合肥市第一人民医院)护理部主任潘爱红担任主编,组织了20余位高等护理教育者和具有丰富临床和教学经验的医疗、护理、康复专家共同编写。本书基于医养结合专家指导视角,围绕老年人的照护需求,以趣味问答形式呈现,贴近老年人的生活实际,语言浅显易懂,图文并茂,具有较强的实用性、可读性。本书为老年人实现居家或户外安全照护提供了专业指导,对帮助老年人群融入现代化社会,助力健康老龄化、活力老龄化,提供了系统适用的科普知识。

2022年9月10日

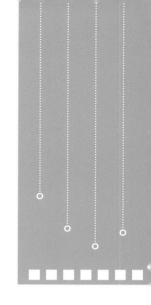

序　二

截至2021年底,我国60岁及以上老年人口达2.6亿,占总人口的18.7%。到2035年左右,我国60岁及以上老年人口将突破4亿,在总人口中的占比将超过30%,我国将进入重度老龄化阶段。

"十四五"时期,我国将从轻度老龄化进入到中度老龄化。习近平总书记在党的二十大报告中指出:要实现"病有所医、老有所养""实施积极应对人口老龄化国家战略",这为广大老年人照护工作者提出了总的要求与工作指导。国务院在《"十四五"国家老龄事业发展和养老服务体系规划》中明确提出:"十四五"时期是积极应对人口老龄化的重要窗口期,要在此期间强化老年人健康教育,深入推进医养结合发展,完善健全身心健康并重的预防保健体系和居家、社区、养老机构相协调的失能老年人照护服务体系,提高老年人主动健康能力,稳步提升老年人健康水平。

安徽医科大学护理学院和安徽医科大学第三附属医院(合肥市第一人民医院)密切合作,依托北京大学牵头申请的国家重点研发专项——"互联网+老年照护技术研究与应用示范"(编号:2020YFC008800)和山东大学承担的该专项的课题二"面向全媒体的老年健康大数据知识库和老年健康自主管理方法研究"(编号:2020YFC008802),在医养结合成功实践经验的基础上,组织跨学科专家共同编写了本书,旨在帮助老年人及其照护者学习老年人常见健康问题的相关知识,掌握老年保健知识和技能,将其运用于日常生活中,提高老年人的生活质量和自我照护能力,同时为社会和家庭减轻照护负担。

希望本书能为老年人健康与照护工作提供有力的抓手,切实提升老年人健康获得感,提升医养结合服务的质量,增强医养结合服务队伍的服务能力,为建立起居家、社区、社会养老机构相协调,医、养、护、康、宁相结合的整合型的健康养老服务体系做出贡献。

王志芳

2022年6月8日

前　言

目前我国不仅进入老龄化社会,且逐渐呈现"高龄化""慢病化""空巢化"状态,老年人的健康和照护问题将成为人口老龄化过程中最为突出的问题。为积极应对人口老龄化,提高老年人的健康水平,为老年人提供专业的健康科普知识,并为相关照护者提供实用的照护技能,安徽医科大学第三附属医院(合肥市第一人民医院)和安徽医科大学护理学院密切合作,在12年持续开展医养结合模式的基础上,组织多位具有多年医养结合老年照护经验的专家组成编写团队编写了此书。

本书共包括十篇,从老年人逐渐变化的不同健康状况(即健康—慢病—半失能—失能)下对照护的需求着手,涵盖饮食、活动、排泄、睡眠、清洁卫生、家庭用药、交流沟通与心理调适、老年痴呆照护、中医适宜技术照护及药膳养生、外出旅游等十大领域,围绕老年人照护过程中常见问题的识别、管理(照护知识和技能)、预防、应急处理等方面,以问答的形式,简明扼要、通俗易懂地深度剖析老年人身、心、社、灵照护需求,具有系统、前沿、实用等特征。本书不仅介绍了老年人健康与照护中的常见问题及解决办法,还从老年人常见健康与照护的误区着手,指导老年人及其照护者在日常生活中的各方面开展正确的、适合老年人的沟通、照护和急救,为广大老年人与照护工作者答疑解惑,具有较好的指导作用。

参加本书编写的各位专家精诚合作,为本书倾注了大量的精力和汗水,在此一并表示衷心的感谢。限于时间和水平,书中难免有不足之处,恳请读者提出宝贵意见,以便日后修订。

于卫华　洪静芳　潘爱红

2022年9月30日

第六问:高血脂病老年人可以吃鸡蛋吗? ·······················(18)

　　　　第七问:高血脂病老年人是否要远离动物内脏? ···············(18)

　　　　第八问:高血脂病老年人可以多吃瘦肉吗? ·····················(18)

　　第四节　肝肾疾病老年人的饮食······························(19)

　　　　第一问:患慢性肝病的老年人怎么吃? ·························(19)

　　　　第二问:老年人发生急性肝昏迷时营养如何保证? ···········(19)

　　　　第三问:患肝癌的老年人怎么吃? ·····························(19)

　　　　第四问:患慢性肾病未透析的老年人如何吃? ···············(20)

　　　　第五问:透析老年人如何补充蛋白质? ·······················(20)

　　　　第六问:透析老年人如何控制水量? ··························(21)

　　　　第七问:肾病老年人可以食用低钠盐吗? ·····················(21)

第三章　进食困难老年人的饮食······························(22)

　　第一节　进食困难老年人的饮食讲究···················(22)

　　　　第一问:吃饭难以下咽,这是怎么了? ·······················(22)

　　　　第二问:有吞咽障碍的老年人如何顺利进食流质食物? ······(22)

　　　　第三问:天天吃糊状饮食,如何换花样? ·····················(23)

　　　　第四问:哪些食物不适合老年人? ·····························(23)

　　　　第五问:有吞咽障碍的老年人,吃饭前要做什么准备? ······(24)

　　　　第六问:有吞咽障碍的老年人"餐桌礼仪"有哪些? ·········(24)

　　　　第七问:老年人吃饭后需完成哪"四部曲"? ················(24)

　　　　第八问:居家吞咽训练有哪些妙招? ··························(25)

　　第二节　留置胃管老年人的照护·······················(25)

　　　　第一问:为什么需要进食"小助手"——胃管? ···········(25)

　　　　第二问:什么是管饲饮食? ···································(26)

　　　　第三问:经胃管输注食物,您知道具体怎么操作吗? ········(26)

　　　　第四问:如何做好留置胃管老年人居家日常护理? ··········(27)

　　　　第五问:留置胃管期间,口腔护理如何做? ···············(27)

　　　　第六问:您了解鼻饲与经口进食之间的转换饮食吗? ········(28)

　　第三节　胃造瘘老年人的照护··························(28)

　　　　第一问:什么是胃造瘘? ···································(28)

　　　　第二问:胃造瘘输注食物需注意什么? ······················(28)

　　　　第三问:如何判断胃残留量? ································(29)

　　　　第四问:如何预防胃造瘘常见并发症? ······················(29)

第四节　留置空肠营养管老年人的照护 ……………………………………（29）

　　第一问：空肠营养如何选择营养液？ ………………………………………（29）

　　第二问：日常照护中如何维护空肠营养管？ ………………………………（30）

　　第三问：空肠营养管输注营养液,如何预防并发症的发生？ ……………（30）

第四章　饮食中常见意外事件的应急处理 ………………………………………（31）

　第一节　解决呛咳刻不容缓 ………………………………………………………（31）

　　第一问：老年人喝水或吃东西时为什么容易发生呛咳？ …………………（31）

　　第二问：有吞咽障碍的老年人发生误吸,是不是都有呛咳症状？ ………（31）

　　第三问：如果发现老年人喝水出现频繁呛咳,怎么办？ …………………（31）

　　第四问：如何判断老年人出现了食物卡喉或噎食？ ………………………（32）

　　第五问：发现老年人噎食后,如何用"剪刀、石头、布"救命？ …………（32）

　　第六问：老年人噎食后如何自救？ …………………………………………（32）

　　第七问：对于有吞咽障碍的老年人,如何预防误吸？ ……………………（32）

　　第八问：老年人发生误吸,如何进行急救处理？ …………………………（33）

　第二节　不要让烫伤成为一种难言的痛 ………………………………………（33）

　　第一问："趁热吃"在坑您,灼伤食道怎么办？ ……………………………（33）

　　第二问：老年人吃饭时烫伤,家人如何应急处理？ ………………………（34）

　　第三问：居家烫伤应急处理有哪些注意要点？ ……………………………（34）

　　第四问：如果不小心身上着火,如何自救？ ………………………………（34）

　　第五问：烫伤后的水疱,到底要不要戳破？ ………………………………（34）

　　第六问：被食物或开水烫伤后能用冰敷吗？ ………………………………（35）

　第三节　留置胃管进食意外事件的预防与处理 ………………………………（35）

　　第一问：留置胃管,如何留住它？ …………………………………………（35）

　　第二问：如何固定留置胃管？ ………………………………………………（35）

　　第三问：如何预防胃管堵管？ ………………………………………………（36）

　　第四问：鼻饲如何防止腹泻？ ………………………………………………（36）

　　第五问：鼻饲出现食物反流、呛咳,有哪些原因？ ………………………（37）

　　第六问：留置胃管的老年人胃内残留液多,怎么处理？ …………………（37）

第二篇　活　动　篇

第五章　生命在于运动 ………………………………………………………………（41）

　第一节　"银发族"的活动 ………………………………………………………（41）

　　第一问：老年人为什么要动起来？ …………………………………………（41）

第二问:"活动"可以降低血脂吗? ···(41)

第三问:运动能让老年人晚年生活更精彩吗? ···(41)

第四问:重要运动参与者——肌肉骨骼系统,您了解吗? ···························(41)

第五问:运动能让降糖生活更轻松吗? ···(42)

第六问:高血压老年人在运动中需注意什么? ···(42)

第二节　老年人活动前的热身 ···(42)

第一问:什么是热身运动? ···(42)

第二问:老年人活动前热身有什么好处? ···(42)

第三问:简单的热身运动怎么做? ···(43)

第四问:冬季活动热身时间要不要延长? ···(43)

第五问:老年人起床前热身活动,您做对了吗? ·······································(44)

第六问:老年人活动"五不宜",您知道吗? ···(44)

第七问:老年人的热身运动能代替正式活动吗? ·······································(45)

第八问:卧床多年了,还有必要活动吗? ···(45)

第三节　老年人的健身活动 ···(46)

第一问:老年人健身活动项目怎么选择? ···(46)

第二问:广场舞活动,您踩到"雷区"了吗? ···(46)

第三问:老年人运动强度和时间如何把控? ···(47)

第四问:老年人可以选择登山运动吗? ···(47)

第五问:全民健身来袭,您听说过音律活化操吗? ·····································(47)

第六问:音律活化操的动作设计与配乐有什么"讲究"? ·······························(48)

第七问:预防痴呆症,该怎么活动? ···(48)

第四节　老年人的趣味活动 ···(49)

第一问:老年趣味活动,您为啥要参与? ···(49)

第二问:老年人的趣味活动有哪些? ···(49)

第三问:开展趣味活动注意事项有哪些? ···(50)

第六章　患有常见疾病的老年人的活动 ···(51)

第一节　患有心血管疾病的老年人的活动 ···(51)

第一问:患有高血压病的老年人的健心运动有哪些? ·································(51)

第二问:患有高血压病的老年人如何做有氧运动? ·····································(51)

第三问:患有高血压病的老年人每天运动应消耗多少卡路里? ·······················(52)

第四问:患有心脑血管疾病的老年人需要开展"微笑运动",您了解吗? ···········(52)

第二节　患有糖尿病的老年人的活动 ···(52)

第一问:患有糖尿病的老年人可以选择哪些运动方式? ·······························(52)

11

第二问:患有糖尿病的老年人运动前如何做热身运动? ‥‥‥‥‥(53)

　　第三问:糖尿病老年人运动中有哪些注意事项? ‥‥‥‥‥‥‥(53)

　　第四问:患有糖尿病的老年人运动后要如何做拉伸? ‥‥‥‥‥(53)

　　第五问:降血糖必须加大运动量多出汗吗? ‥‥‥‥‥‥‥‥‥(54)

　　第六问:患有糖尿病的老年人适合安静的中医运动项目吗? ‥‥(54)

　　第七问:有糖尿病并发症的老年人,运动时该注意什么? ‥‥‥(55)

　第三节　患有骨关节病的老年人的活动‥‥‥‥‥‥‥‥‥‥‥(55)

　　第一问:患有骨质疏松症的老年人的活动原则是什么? ‥‥‥‥(55)

　　第二问:患有骨关节炎的老年人如何活动? ‥‥‥‥‥‥‥‥‥(56)

　　第三问:老年人肩部疼痛怎么活动? ‥‥‥‥‥‥‥‥‥‥‥‥(56)

　　第四问:置换人工髋关节的老年人如何活动? ‥‥‥‥‥‥‥‥(56)

　第四节　偏瘫老年人的活动‥‥‥‥‥‥‥‥‥‥‥‥‥‥‥‥(57)

　　第一问:偏瘫老年人居家锻炼的黄金时间是哪一段时期? ‥‥‥(57)

　　第二问:为什么偏瘫老年人要做居家康复锻炼? ‥‥‥‥‥‥‥(57)

　　第三问:偏瘫老年人日常生活中可以做哪些运动? ‥‥‥‥‥‥(58)

　　第四问:偏瘫老年人关节活动的被动运动怎么做? ‥‥‥‥‥‥(58)

　　第五问:轻度偏瘫老年人如何主动运动? ‥‥‥‥‥‥‥‥‥‥(58)

　　第六问:偏瘫老年人如何自行穿脱衣物? ‥‥‥‥‥‥‥‥‥‥(59)

第七章　失能半失能老年人的活动‥‥‥‥‥‥‥‥‥‥‥‥‥‥(61)

　第一节　失能半失能老年人的活动‥‥‥‥‥‥‥‥‥‥‥‥‥(61)

　　第一问:如何为失能半失能老年人选择音乐和进行活动设计? ‥(61)

　　第二问:卧床老年人离床后可以进行哪些活动? ‥‥‥‥‥‥‥(61)

　　第三问:老年人手指操怎么做? ‥‥‥‥‥‥‥‥‥‥‥‥‥‥(62)

　　第四问:社区日间照护,您了解吗? ‥‥‥‥‥‥‥‥‥‥‥‥(62)

　第二节　辅助器具的使用‥‥‥‥‥‥‥‥‥‥‥‥‥‥‥‥‥(62)

　　第一问:老年人如何正常使用拐杖? ‥‥‥‥‥‥‥‥‥‥‥‥(62)

　　第二问:老年人如何正确使用轮椅? ‥‥‥‥‥‥‥‥‥‥‥‥(62)

　　第三问:失能老年人卧床照护辅具有哪些? ‥‥‥‥‥‥‥‥‥(63)

　　第四问:失能老年人离床的辅具有哪些? ‥‥‥‥‥‥‥‥‥‥(64)

　第三节　卧床期间的活动‥‥‥‥‥‥‥‥‥‥‥‥‥‥‥‥‥(64)

　　第一问:卧床期间如何帮助老年人进行翻身摆位? ‥‥‥‥‥‥(64)

　　第二问:针对卧床老年人,照护者应该具备哪些照护技能? ‥‥(65)

　　第三问:为老年人开展床上被动运动要注意什么? ‥‥‥‥‥‥(65)

　　第四问:预防坠积性肺炎,翻身后如何拍背? ‥‥‥‥‥‥‥‥(66)

第四节　老年人照护中的体位转移 ……………………………………………(67)

第一问:如何帮助老年人调整轮椅坐姿? …………………………………(67)

第二问:如何帮助卧床老年人摇床坐起? …………………………………(67)

第三问:如何帮助老年人从轮椅上站立? …………………………………(67)

第四问:如何帮助卧床老年人进行床和轮椅之间的转移? ………………(68)

第八章　老年人活动常见意外事件的预防及处理 …………………………………(70)

第一节　活动中突然感觉头痛胸痛的处理 ………………………………………(70)

第一问:突然头痛胸痛不能耐受,是患脑卒中了吗? ……………………(70)

第二问:对于已经出现的疼痛不适感,如何去辨别? ……………………(70)

第三问:心脑血管病的"喜好"有哪些? …………………………………(71)

第四问:关于脑卒中的九大误区,您知道吗? ……………………………(71)

第二节　跌倒的预防及处理 ………………………………………………………(72)

第一问:老年人总是突然跌倒,这是怎么了? ……………………………(72)

第二问:跌倒坠床会导致哪些严重后果? …………………………………(72)

第三问:如何预防跌倒? ……………………………………………………(72)

第四问:运动能预防跌倒吗? ………………………………………………(73)

第五问:增加营养能预防跌倒吗? …………………………………………(73)

第六问:跌倒后如何应急处理? ……………………………………………(73)

第三节　走失的预防及处理 ………………………………………………………(74)

第一问:找不到回家的路,这是怎么回事? ………………………………(74)

第二问:如何预防走失? ……………………………………………………(74)

第三问:老年人外出没回来,怎么办? ……………………………………(74)

第四问:易走失老年人如何进行认知康复训练? …………………………(75)

第三篇　排　泄　篇

第九章　老年人的排泄与健康 ………………………………………………………(79)

第一节　正常与异常大小便 ………………………………………………………(79)

第一问:正常的大便是什么颜色? …………………………………………(79)

第二问:大便颜色可以传递给我们什么样的肠道信号? …………………(79)

第三问:什么样的大便形状是正常的? ……………………………………(79)

第四问:每天大便几次正常? ………………………………………………(80)

第五问:正常小便的颜色和气味是怎样的? ………………………………(80)

第六问:通过小便的颜色可以辨别疾病吗? ………………………………(81)

第七问:尿多或尿少在什么样的情况下是正常的? ·············· (81)

第八问:可以通过小便的气味辨别疾病吗? ·················· (81)

第二节　养成良好的大小便习惯 ·························· (82)

第一问:想要顺利排大便,需要养成哪些好习惯? ·············· (82)

第二问:哪些饮食有利于老年人排便? ···················· (82)

第三问:老年人排便时可以玩手机、看书吗? ················ (82)

第十章　排便异常 ···································· (83)

第一节　便秘 ·································· (83)

第一问:一天不解大便就是便秘吗? ···················· (83)

第二问:老年人为什么容易发生便秘? ···················· (83)

第三问:便秘有哪些危害? ·························· (83)

第四问:老年人发生便秘只要顺利通便就好了吗? ·············· (84)

第二节　便秘的处理 ·························· (84)

第一问:发生便秘了,吃点什么可以帮助排便? ················ (84)

第二问:便秘的老年人,喝水有讲究吗? ···················· (84)

第三问:便秘的老年人,哪些东西不建议吃? ················ (84)

第四问:便秘的老年人排便时,该怎么帮助他? ················ (84)

第五问:预防便秘的方法有哪些? ·················· (85)

第六问:容易发生便秘的老年人,平时应做些什么运动? ·········· (85)

第七问:如何帮助长期卧床的老年人预防便秘的发生? ············ (86)

第三节　腹泻 ·································· (86)

第一问:一天拉几次算拉肚子? ·················· (86)

第二问:好端端的,为什么会拉肚子? ···················· (86)

第三问:拉肚子对老年人的危害是什么? ·················· (87)

第四问:为什么老年人更容易拉肚子? ···················· (87)

第五问:大便失禁是指什么? ·················· (87)

第六问:为什么会发生大便失禁? ·················· (87)

第七问:大便失禁会对身体有什么影响? ·················· (88)

第四节　腹泻、大便失禁的处理 ·················· (88)

第一问:老年人拉肚子怎么处理? ·················· (88)

第二问:若控制不住大便怎么保护脆弱的皮肤? ················ (88)

第三问:拉肚子时有没有什么需要忌口的? ·················· (88)

第四问:拉肚子就不要吃了,拉完就好了,这种说法对吗? ·········· (89)

第五问:拉肚子可以多吃鸡蛋补补身体吗? ·················· (89)

第六问:预防腹泻的小技巧有哪些? ……………………………………………(89)

第七问:怎样预防"肚子胀气"? …………………………………………………(89)

第八问:腹胀该怎么处理? ………………………………………………………(89)

第十一章　排尿异常 ………………………………………………………………(91)

第一节　尿频尿急尿不尽 ………………………………………………………(91)

第一问:什么是尿频? ……………………………………………………………(91)

第二问:小便次数增多正常吗? …………………………………………………(91)

第三问:喝水不少,小便少正常吗? ……………………………………………(91)

第四问:每次都尿不干净,这是怎么了? ………………………………………(92)

第五问:解小便时感觉到疼痛是怎么回事? …………………………………(92)

第二节　尿失禁 …………………………………………………………………(92)

第一问:什么是尿失禁? …………………………………………………………(92)

第二问:尿失禁的危害有哪些? …………………………………………………(92)

第三问:为什么会出现尿失禁? …………………………………………………(92)

第四问:尿失禁的好发人群有哪些? ……………………………………………(93)

第三节　尿失禁的处理 …………………………………………………………(93)

第一问:尿失禁的老年人饮食上需要注意些什么? …………………………(93)

第二问:尿失禁的老年人在家怎么护理? ………………………………………(93)

第三问:如何对待尿失禁的老年人? ……………………………………………(93)

第四问:尿失禁早期预防需要做什么? …………………………………………(94)

第五问:尿失禁常用护理物品有哪些? …………………………………………(94)

第四节　排尿障碍 ………………………………………………………………(95)

第一问:有便意,想解小便解不下来,这是怎么回事? ………………………(95)

第二问:尿不出来对身体危害大吗? ……………………………………………(95)

第三问:哪些疾病会导致小便不容易排出来? …………………………………(95)

第四问:前列腺增生有哪些症状? ………………………………………………(95)

第五问:老年人吃药较多,哪些药物会造成解小便费劲? ……………………(96)

第六问:预防排尿困难的方法有哪些? …………………………………………(96)

第五节　"出不来的小便"的处理方式 …………………………………………(96)

第一问:尿不出来,怎么办? ……………………………………………………(96)

第二问:对于排尿困难的老年人,如何给予心理疏导? ………………………(97)

第三问:有哪些小妙招可以提高排尿自信心? …………………………………(97)

第四问:排尿障碍的老年人对排尿环境有要求吗? ……………………………(97)

第五问:排尿障碍的老年人饮食有哪些要求? …………………………………(97)

第十二章 不一样的排便 ·· (98)

第一节 排便小助手 ··· (98)

第一问:造口是什么? ·· (98)

第二问:造口的类型有哪些? ·· (98)

第三问:造口袋什么时候更换比较好? ·· (98)

第四问:造口袋的种类有哪些? ·· (99)

第五问:什么样的造口是不正常的? ·· (99)

第二节 造口的正确护理 ··· (99)

第一问:携带造口袋的老年人,饮食需要注意什么? ·························· (99)

第二问:有造口的老年人可以洗澡吗? ···(100)

第三问:有造口的老年人可以游泳吗? ···(100)

第四问:携带造口袋的老年人可以外出游玩吗? ·······························(100)

第五问:有了造口,还能参加体育运动吗? ····································(100)

第六问:有造口的老年人穿衣有讲究吗? ·······································(100)

第七问:如何正确更换造口袋? ··(100)

第八问:更换造口袋的注意事项是什么? ·······································(101)

第三节 排尿小助手:留置导尿管 ··(101)

第一问:为什么要留置导尿管? ··(101)

第二问:携带尿管的老年人,如何做好会阴部的清洁? ·······················(102)

第三问:如何将尿袋固定牢固? ··(102)

第四问:集尿袋及导尿管多长时间更换一次? ··································(102)

第五问:如何保障尿管的通畅? ··(102)

第六问:翻身、下床活动时,怎么管理尿袋? ··································(103)

第七问:尿袋的异常情况及处理方式有哪些? ··································(103)

第四节 排尿小助手:泌尿造口 ···(103)

第一问:泌尿造口袋如何维护? ··(103)

第二问:更换泌尿造口袋时需注意什么? ·······································(104)

第三问:如何保护输尿管造瘘口乳头? ···(104)

第四问:如何避免输尿管瘘口狭窄? ··(104)

第五问:如何观察和预防泌尿造口的并发症? ··································(104)

第六问:有泌尿造口的老年人,饮食需要注意什么? ·························(105)

第七问:造口在日常护理中需要注意什么? ····································(105)

第四篇　睡　眠　篇

第十三章　老年人的正常睡眠 ···(109)

　第一节　老年人的睡眠特点 ···(109)

　　第一问:睡眠中的两个时相您知道吗? ·····································(109)

　　第二问:老年人的睡眠特征是怎样的? ·····································(109)

　　第三问:老年人睡几个小时才最好? ···(110)

　　第四问:睡觉只不过是为了打发漫长黑夜,这话对吗? ···············(110)

　　第五问:老年人睡觉时开灯好还是关灯好? ·····························(110)

　　第六问:午睡的"四忌口诀",您知道吗? ·································(111)

　　第七问:为什么老年人都会做梦? ··(111)

　　第八问:做梦对老年人有用吗? ··(111)

　　第九问:老年人做的梦都能记得清清楚楚吗? ····························(111)

　第二节　老年人的睡眠质量的评判标准 ·······································(112)

　　第一问:什么样的睡眠为高质量睡眠? ·····································(112)

　　第二问:老年人一夜多梦,睡眠质量是好还是坏? ·······················(112)

　　第三问:老年人一夜无梦的睡眠的质量是最好的吗? ···················(112)

　　第四问:睡得时间越久,睡眠的质量越好吗? ·····························(112)

　　第五问:睡眠质量不好只是睡不着这一种情况吗? ·······················(112)

　　第六问:到底是什么赶走了老年人的"瞌睡虫"? ························(113)

　　第七问:一沾枕头就打呼噜的老年人,睡眠质量好吗? ·················(113)

　　第八问:如何让老年人睡个香甜的觉? ·····································(113)

第十四章　老年人常见的睡眠误区 ···(115)

　第一节　老年人的睡眠时间误区 ··(115)

　　第一问:老年人每天睡 4 h 就能精神饱满,还需要多睡吗? ············(115)

　　第二问:很多老年人将睡得少归咎于年龄大,这对吗? ·················(115)

　　第三问:晚上睡不好,第二天可以补觉吗? ·······························(115)

　第二节　老年人的睡眠习惯误区 ··(116)

　　第一问:入睡前玩手机、看电视能帮助我们快速入睡吗? ···············(116)

　　第二问:"睡不着,喝酒可以帮助入睡"这话对吗? ·····················(116)

　　第三问:老年人睡觉爱打呼噜是一种病吗? ·······························(116)

　　第四问:用智能检测手表来检测我们的深度睡眠,靠谱吗? ···········(117)

　第三节　老年人的睡眠次数误区 ··(117)

　　第一问:老年人白天为什么会嗜睡打盹? ·······························(117)

17

第二问:老年人白天嗜睡打盹该如何处理? ·································· (117)

第三问:"晨练后睡个回笼觉,岂不美滋滋",这话对吗? ·················· (117)

第十五章　老年人特殊的睡眠"现象" ·································· (118)

第一节　"被动的熬夜":失眠 ·································· (118)

第一问:夜不能寐,辗转反侧,究竟是怎么了? ·························· (118)

第二问:失眠了就服安眠药,这样做对吗? ···························· (118)

第三问:如何缓解老年人的失眠情况? ································ (119)

第四问:年轻的时候能一夜睡到天亮,现在怎么不行了? ·················· (120)

第五问:夜间醒来后睡不着了该怎么办? ······························ (120)

第二节　打断美梦的鼾声:睡眠呼吸障碍 ·························· (120)

第一问:夜间打呼噜响的老年人,为啥白天精神并不好? ·················· (120)

第二问:"小小呼噜响震天"会对身体有危害吗? ························ (121)

第三问:经常打鼾的老年人怎么办? ·································· (121)

第四问:为什么年轻时打呼噜没有不适感觉,现在年纪大了却有了? ········· (122)

第三节　夜间睡着后无意识地走来走去:夜/梦游症 ·················· (122)

第一问:梦游症不应该是小孩子才会出现的症状吗,老年人怎么也会出现?

·· (122)

第二问:老年人梦游需要治疗吗? ···································· (123)

第三问:老年人有梦游症,该怎么办? ································ (123)

第四问:"老年梦游症就是老年痴呆",这种说法有科学依据吗? ············ (123)

第四节　腿部有虫子爬行感:不宁腿综合征 ························ (124)

第一问:老年人为什么会感觉有"虫子爬行感"? ························ (124)

第二问:不宁腿综合征会对身体造成哪些危害? ························ (124)

第三问:如何赶走这烦人的"虫子",还夜晚以宁静? ···················· (124)

第十六章　睡眠中的预警信号与睡眠须知 ·························· (125)

第一节　老年人在睡眠中常出现的预警信号 ······················ (125)

第一问:如何识别睡眠中的脑血管预警信号? ·························· (125)

第二问:如何识别睡眠中的呼吸预警信号? ···························· (125)

第三问:如何识别睡眠中的心脏预警信号? ···························· (126)

第二节　患有心脑肺常见疾病的老年人的睡眠须知 ················ (126)

第一问:患有脑血管病的老年人的睡觉须知有哪些? ···················· (126)

第二问:患有肺部疾病的老年人的睡觉须知有哪些? ···················· (127)

第三问:患有心脏疾病的老年人的睡觉须知有哪些? ···················· (127)

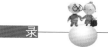

第五篇　清洁卫生篇

第十七章　头发清洁 ···(131)

　第一节　头发的生理特点 ···(131)

　　第一问:头发有什么作用? ···(131)

　　第二问:头发到底有多少? ···(131)

　　第三问:头发由哪些部分组成? ···(131)

　　第四问:为什么人老了,头发会变白? ···(131)

　　第五问:老年人脱发常见的原因有哪些? ·····································(131)

　第二节　头发清洁的作用及物品 ···(132)

　　第一问:老年人清洁头发有什么作用? ···(132)

　　第二问:老年人的头发洗护用品怎么选? ·····································(132)

　　第三问:洗头是在洗头发还是在洗头皮? ·····································(132)

　　第四问:如何清洁梳子? ···(132)

　第三节　头发清洁的方法 ···(133)

　　第一问:老年人洗头发水温多少合适? ···(133)

　　第二问:老年人洗头发采用什么姿势最好? ·································(133)

　　第三问:老年人头发多久洗一次最好? ···(133)

　　第四问:为什么洗发后要及时吹干? ···(133)

　　第五问:老年人洗头发时能按摩头皮吗? ·····································(133)

　第四节　头发清洁的烦恼 ···(134)

　　第一问:为什么每次洗头发都要掉头发? ·····································(134)

　　第二问:常见的清理头皮屑的方法有哪些? ·································(134)

　　第三问:头发打结了怎么办? ···(134)

　　第四问:头发上有虱子了怎么办? ···(134)

　　第五问:卧床老年人头发怎么清洁? ···(134)

　　第六问:洗头发时防止耳朵进水有什么小妙招? ·························(135)

第十八章　口腔清洁 ···(136)

　第一节　口腔的特征 ···(136)

　　第一问:口腔的构造是什么样的? ···(136)

　　第二问:正常人有多少颗牙齿? ···(137)

　　第三问:牙齿有寿命吗? ···(137)

　　第四问:牙齿有哪些功能? ···(137)

　　第五问:牙齿掉了对身体有什么影响? ···(137)

19

第六问:经常口腔溃疡提示身体出现了什么状况? ·······(137)

第七问:吃了凉性食物牙齿酸痛是怎么回事? ·······(138)

第八问:口腔常见异味有哪些? ·······(138)

第二节 口腔清洁的物品 ·······(138)

第一问:老年人清洁口腔的用具有哪些? ·······(138)

第二问:老年人如何选用牙刷和牙膏? ·······(139)

第三问:老年人没有牙齿了还要刷牙吗? ·······(139)

第四问:老年人佩戴的义齿如何进行清洁? ·······(139)

第三节 口腔清洁的方法 ·······(139)

第一问:口腔清洁有哪些好处? ·······(139)

第二问:如何正确使用口腔清洁用具? ·······(139)

第三问:刷牙时竖着刷还是横着刷? ·······(140)

第四问:常见正确的刷牙方法有哪些? ·······(140)

第五问:口腔清洁只是刷牙吗? ·······(140)

第四节 口腔常见问题的处理 ·······(140)

第一问:老年人牙疼时怎么清洁口腔? ·······(140)

第二问:牙齿松动时刷牙需要注意什么? ·······(141)

第三问:老年人发生口腔溃疡时需要清洁口腔吗? ·······(141)

第四问:老年人刷牙时牙龈总是出血是怎么了? ·······(141)

第五问:刷牙时恶心是怎么回事? ·······(141)

第六问:不经口进食的老年人,还需要进行口腔清洁吗? ·······(141)

第十九章 皮肤清洁 ·······(142)

第一节 皮肤的生理特点 ·······(142)

第一问:正常皮肤的结构是什么样的? ·······(142)

第二问:皮肤有哪些功能? ·······(143)

第三问:老年人的皮肤有哪些特点? ·······(143)

第四问:人的皮肤会呼吸吗? ·······(143)

第二节 正常皮肤的清洁 ·······(144)

第一问:清洁皮肤的好处有哪些? ·······(144)

第二问:老年人洗澡水的温度多少度适宜? ·······(144)

第三问:老年人洗澡频率如何控制? ·······(144)

第四问:老年人每次洗澡的时间多久合适? ·······(144)

第五问:老年人在什么情况下不能洗澡? ·······(145)

第六问:老年人怎样洗澡更安全? ·······(145)

20

第七问:老年人洗澡时晕倒怎么办? ………………………………………………(145)

第三节　皮肤常见问题的处理 ……………………………………………………(145)

第一问:老年人为什么容易皮肤干燥? ……………………………………………(145)

第二问:老年人皮肤干燥怎么处理? ………………………………………………(146)

第三问:为什么老年人容易发生皮肤瘙痒? ………………………………………(146)

第四问:老年人出现皮肤瘙痒时该如何处理? ……………………………………(147)

第五问:老年人有皮疹时该如何清洁? ……………………………………………(147)

第四节　皮肤压力性损伤的处理 …………………………………………………(147)

第一问:什么是压力性损伤? ………………………………………………………(147)

第二问:压力性损伤好发于哪些部位? ……………………………………………(147)

第三问:为什么压力性损伤多见于老年人? ………………………………………(148)

第四问:如何根据皮肤受损的颜色判断压力性损伤的程度? ……………………(148)

第五问:发生压力性损伤时居家如何处理? ………………………………………(149)

第六问:卧床老年人如何预防压力性损伤? ………………………………………(149)

第七问:怎样协助卧床老年人翻身? ………………………………………………(149)

第二十章　足部清洁 ………………………………………………………………(150)

第一节　足部的生理结构 …………………………………………………………(150)

第一问:足部的组成部分有哪些? …………………………………………………(150)

第二问:足部有哪些反射区? ………………………………………………………(150)

第三问:足弓有哪些作用? …………………………………………………………(151)

第四问:足部皮肤有哪些特点? ……………………………………………………(151)

第二节　足部清洁的方法 …………………………………………………………(152)

第一问:足部清洁前如何观察足部皮肤? …………………………………………(152)

第二问:老年人泡脚对身体有益吗? ………………………………………………(152)

第三问:老年人需要每天都泡脚吗? ………………………………………………(153)

第四问:老年人泡脚水温多少度适宜? ……………………………………………(153)

第五问:老年人泡脚时间多久适宜? ………………………………………………(153)

第六问:老年人如何安全修剪趾甲? ………………………………………………(153)

第三节　特殊老年人的足部清洁 …………………………………………………(153)

第一问:卧床老年人如何进行足部清洁? …………………………………………(153)

第二问:患有糖尿病的老年人足部清洁时怎么检查足部皮肤情况? ……………(154)

第三问:患有糖尿病的老年人足部清洁水温有何要求? …………………………(154)

第四问:有脚气的老年人保持足部清洁的注意事项有哪些? ……………………(154)

第五问:有"灰指甲"的老年人足部清洁的注意事项有哪些? ……………………(155)

第六篇　家庭用药篇

第二十一章　老年人家庭用药分类和保管 ································(159)

　第一节　老年人家庭用药分类 ································(159)

　　第一问:常见内服药物有哪些? ································(159)

　　第二问:常见注射药物有哪些? ································(159)

　　第三问:常见外用药有哪些? ································(159)

　　第四问:吸入性药物有哪些? ································(159)

　　第五问:新剂型药物有哪些? ································(159)

　　第六问:老年人特殊用药有哪些? ································(159)

　　第七问:舌下含服药物有哪些? ································(159)

　第二节　老年人家庭用药如何保管 ································(160)

　　第一问:常用口服药如何保管? ································(160)

　　第二问:胰岛素如何保管? ································(160)

　　第三问:常见外用药如何保管? ································(160)

　　第四问:吸入性药物如何保管? ································(160)

　　第五问:需要特殊保存的家庭用药有哪些? ································(160)

　　第六问:需要避光保存的家庭用药有哪些? ································(160)

第二十二章　老年人家庭用药安全 ································(161)

　第一节　老年人安全用药基础知识 ································(161)

　　第一问:口服药种类太多,互相之间有无影响? ································(161)

　　第二问:有身体不适,可以自行购买药服用吗? ································(161)

　　第三问:可以用茶水和饮料送服药品吗? ································(161)

　　第四问:可以随意停用或增减服用的药品吗? ································(161)

　　第五问:能否提前拆包装将药片长时间暴露? ································(161)

　　第六问:服药有时间讲究吗? ································(162)

　　第七问:每天服用的药物能两次合并一次服用吗? ································(162)

　　第八问:服用头孢类药品可以饮酒吗? ································(162)

　　第九问:过期药可以服用吗? ································(162)

　第二节　老年人家庭用药常见现象 ································(162)

　　第一问:发现口服药漏服了怎么办? ································(162)

　　第二问:如何预防老年人忘记服药? ································(163)

　　第三问:饭后发现餐前胰岛素未注射怎么办? ································(163)

　　第四问:服药过程中发生不良反应该如何处理? ································(163)

第五问:可以服用保健药品治疗疾病吗? ···(163)

第六问:可以长期服用中药吗? ···(163)

第七问:抗生素和消炎药可以随便服用吗? ·····································(163)

第八问:如何预防双硫仑样反应? ···(163)

第三节　各类药物的正确服用方法 ···(164)

第一问:口服药如何正确服用? ···(164)

第二问:服药前应做哪些准备? ···(164)

第三问:舌下含片如何正确使用? ···(164)

第四问:泡腾片如何服用? ···(164)

第五问:助消化药如何服用? ···(164)

第六问:咀嚼片如何服用? ···(164)

第七问:化痰药如何服用? ···(165)

第八问:安眠药如何服用? ···(165)

第二十三章　老年人常见疾病家庭用药 ···(166)

第一节　心血管疾病家庭用药 ···(166)

第一问:老年人高血压用药有哪些? ···(166)

第二问:降压药物如何选择最佳服用时间? ·······································(166)

第三问:服用降压药物应注意哪些? ···(167)

第四问:血压正常后可自行停药吗? ···(167)

第五问:老年人冠心病用药有哪些? ···(167)

第六问:心绞痛时应舌下含服哪类药? ···(168)

第七问:老年人抗心律失常用药有哪些? ···(168)

第八问:心血管疾病用药为什么不能突然停药? ···································(168)

第二节　糖尿病家庭用药 ···(169)

第一问:糖尿病老年人常用家庭用药有哪些? ·····································(169)

第二问:糖尿病老年人常用家庭口服药如何服用? ·································(170)

第三问:胰岛素什么时候注射? ···(170)

第四问:胰岛素注射部位有哪些? ···(170)

第五问:胰岛素剂量能自行调整吗? ···(171)

第六问:注射胰岛素有哪些注意事项? ···(171)

第七问:患有糖尿病的老年人需要终身用药吗? ···································(171)

第八问:口服降糖药和胰岛素治疗分别适合哪些人群? ·····························(172)

第三节　呼吸道疾病家庭用药 ···(172)

第一问:老年人感冒了可以使用哪些药物? ·······································(172)

第二问:感冒了可以吃中药和抗生素吗? ··(172)

第三问:感冒用药需要注意什么? ··(172)

第四问:止咳类药物有哪些? ···(172)

第五问:使用止咳药物时应注意什么? ··(173)

第六问:常用的祛痰药物有哪些? ··(173)

第七问:使用祛痰药物时应注意什么? ··(173)

第八问:平喘药物有哪些? ···(173)

第九问:激素类平喘药物可以长期使用吗? ··(173)

第十问:如何正确使用各类吸入型药物? ··(173)

第四节　脑卒中老年人家庭用药 ···(175)

第一问:老年人家庭常用的抗血栓药物有哪些? ··(175)

第二问:没有卒中疾病是不是可以不服用抗凝或抗血小板药物? ······························(176)

第三问:既往有脑出血病史是否可以服用抗凝或抗血小板药物? ······························(176)

第四问:服用抗凝或抗血小板药物需要注意什么? ··(176)

第五问:抗凝及抗血小板药物不能与哪些药物同服? ··(176)

第六问:他汀类药物主要有哪些? ··(177)

第七问:血脂正常还需要服用他汀类药物吗? ··(177)

第八问:服用他汀类药物饮食上需要注意什么? ··(177)

第五节　慢性肾脏和泌尿系统疾病家庭用药 ···(178)

第一问:老年人肾脏系统疾病常用哪些药物? ··(178)

第二问:老年肾脏病人用药需要注意哪些? ··(178)

第三问:尿酸高必须吃药吗? ···(179)

第四问:常用的降尿酸药物有哪些? ··(179)

第五问:老年肾病综合征患者选择糖皮质激素类药物需要注意什么? ·························(179)

第六问:老年人出现泌尿系统感染时选择抗生素需要注意什么? ······························(180)

第七问:老年人使用利尿剂需要注意什么? ··(180)

第八问:肾脏疾病药物服用时间有什么要求? ··(180)

第九问:肾脏疾病药物在服用方法上有什么要求? ··(181)

第二十四章　老年人家庭用药常见不良反应及应急处理 ···(182)

第一节　心血管疾病老年人家庭用药常见不良反应及应急处理 ·····································(182)

第一问:如何处理降压药常见不良反应? ··(182)

第二问:发生体位性低血压时如何处理? ··(182)

第三问:如何处理抗心律失常药物常见不良反应? ··(182)

第二节 糖尿病老年人家庭用药常见不良反应及应急处理 ⋯⋯⋯⋯⋯⋯(183)

　第一问:应用降糖药物常见不良反应如何应急处理? ⋯⋯⋯⋯⋯⋯(183)

　第二问:注射胰岛素导致体重增加怎么办? ⋯⋯⋯⋯⋯⋯⋯⋯⋯(183)

　第三问:胰岛素过敏如何应急处理? ⋯⋯⋯⋯⋯⋯⋯⋯⋯⋯⋯⋯(184)

　第四问:使用新型降糖药物出现恶心、呕吐怎么办? ⋯⋯⋯⋯⋯⋯(184)

　第五问:长期注射胰岛素出现皮肤改变怎么办? ⋯⋯⋯⋯⋯⋯⋯⋯(184)

　第六问:注射胰岛素疼痛怎么办? ⋯⋯⋯⋯⋯⋯⋯⋯⋯⋯⋯⋯⋯(184)

第三节 呼吸道疾病老年人家庭用药常见不良反应及应急处理 ⋯⋯⋯⋯(184)

　第一问:速效支气管扩张药物吸入过量如何应急处理? ⋯⋯⋯⋯⋯(184)

　第二问:口服头孢类药物发生不良反应如何应急处理? ⋯⋯⋯⋯⋯(185)

　第三问:服药后出现肝肾功能损害如何处理? ⋯⋯⋯⋯⋯⋯⋯⋯⋯(185)

第四节 卒中老年人家庭用药常见不良反应及应急处理 ⋯⋯⋯⋯⋯⋯(185)

　第一问:卒中老年人常用药物不良反应有哪些? ⋯⋯⋯⋯⋯⋯⋯⋯(185)

　第二问:服用抗血栓药物出现不良反应如何处理? ⋯⋯⋯⋯⋯⋯⋯(185)

　第三问:服用他汀类药物出现不良反应如何处理? ⋯⋯⋯⋯⋯⋯⋯(186)

　第四问:服用抗凝药物出现消化道大出血如何处理? ⋯⋯⋯⋯⋯⋯(186)

第五节 肾脏疾病老年人家庭用药常见不良反应及应急处理 ⋯⋯⋯⋯(186)

　第一问:使用抗菌药物出现不良反应如何应急处理? ⋯⋯⋯⋯⋯⋯(186)

　第二问:使用解热镇痛药出现不良反应如何应急处理? ⋯⋯⋯⋯⋯(187)

　第三问:使用糖皮质激素类药物出现不良反应如何应急处理? ⋯⋯(187)

　第四问:慢性肾病引起的瘙痒症用药出现不良反应如何应急处理? ⋯(187)

第七篇　交流沟通与心理调适

第二十五章 老年人的沟通 ⋯⋯⋯⋯⋯⋯⋯⋯⋯⋯⋯⋯⋯⋯⋯⋯⋯(191)

第一节 老年人心理与沟通 ⋯⋯⋯⋯⋯⋯⋯⋯⋯⋯⋯⋯⋯⋯⋯⋯(191)

　第一问:老年人有哪些性格特征? ⋯⋯⋯⋯⋯⋯⋯⋯⋯⋯⋯⋯⋯(191)

　第二问:老年人有哪些心理特征? ⋯⋯⋯⋯⋯⋯⋯⋯⋯⋯⋯⋯⋯(191)

　第三问:老年人常见的沟通障碍有哪些类型? ⋯⋯⋯⋯⋯⋯⋯⋯⋯(191)

　第四问:影响老年人沟通的因素有哪些? ⋯⋯⋯⋯⋯⋯⋯⋯⋯⋯⋯(192)

　第五问:老年人体检没啥问题但为什么沟通比较困难? ⋯⋯⋯⋯⋯(192)

　第六问:为什么与老年人语言沟通有时会"欲速则不达"? ⋯⋯⋯⋯(192)

　第七问:如何做到与老年人恰到好处地沟通? ⋯⋯⋯⋯⋯⋯⋯⋯⋯(192)

第二节　老年人的"沟通交流障碍" ································(193)

第一问:老年人做事都很慢如何照护? ·····························(193)

第二问:老年人为什么都爱"唠叨"? ·······························(193)

第三问:老年人爱"唠叨"都是生病了吗? ·························(193)

第四问:老年人"唠叨"起来没完没了如何陪伴? ·················(194)

第五问:爱挑剔的老年人如何陪伴? ·····························(195)

第三节　老年人交流沟通艺术 ····································(195)

第一问:老年人经常沉默是怎么回事? ·························(195)

第二问:调动老年人谈话兴趣的赞美词有哪些? ···············(195)

第三问:为什么与老年人沟通不能说"我刚刚告诉过你"? ·······(195)

第四问:为什么与老年人沟通不能命令或要求? ···············(195)

第五问:如何及时转换话题来改变"尬聊"僵局? ···············(196)

第六问:如何抓住老年人的好奇心进行交流? ·················(196)

第七问:如何巧用故事艺术增强与老年人沟通的效果? ·········(196)

第八问:如何帮助"特殊"老年人转移注意力? ·················(196)

第四节　与老年人交流沟通的必备条件 ···························(197)

第一问:与老年人交流沟通应注意哪些? ·····················(197)

第二问:如何取得老年人的信任? ·····························(198)

第三问:如何做好与老年人的非语言沟通? ···················(198)

第四问:如何对意识不清的老年人进行非语言沟通? ···········(199)

第二十六章　老年人的心理调适 ··································(200)

第一节　老年人常见心理变化应对方式 ···························(200)

第一问:老年人担心多如何调适? ·····························(200)

第二问:老年人小心眼如何调适? ·····························(200)

第三问:老年人有爱面子心理如何调适? ·····················(201)

第四问:老年人感到孤独如何调适? ·····························(201)

第五问:老年人感到失落如何调适? ·····························(201)

第六问:老年人有自责感如何调适? ·····························(202)

第七问:对于有沟通障碍的老年人我们该如何陪伴? ···········(202)

第二节　老年人离退休综合征 ····································(203)

第一问:什么是离退休综合征? ·······························(203)

第二问:离退休老年人身心变化有哪些? ·····················(203)

第三问:老年人离退休后都会出现离退休综合征吗? ···········(204)

第四问:离退休老年人如何做好心理调适? ···················(204)

第三节 老年人的空巢综合征 ……………………………………………（204）

第一问：什么是"空巢"家庭？ ……………………………………………（204）

第二问：什么是空巢综合征？ ……………………………………………（205）

第三问：如何做到"爱满空巢"？ …………………………………………（205）

第四问：如何避免空巢综合征？ …………………………………………（205）

第五问：出现空巢综合征如何调适？ ……………………………………（205）

第四节 老年焦虑 ……………………………………………………………（205）

第一问：什么是老年焦虑症？ ……………………………………………（205）

第二问：老年焦虑症常见的症状有哪些？ ………………………………（206）

第三问：老年焦虑情绪如何调适？ ………………………………………（206）

第四问：老年人突然出现心慌、胸闷、喘不过气怎么办？ ……………（207）

第五节 老年抑郁 ……………………………………………………………（207）

第一问：什么是老年抑郁症？ ……………………………………………（207）

第二问：如何调适老年抑郁情绪？ ………………………………………（208）

第三问：快乐和痛苦可以相互转化吗？ …………………………………（208）

第四问：如何预防老年抑郁症？ …………………………………………（208）

第八篇 老年痴呆照护

第二十七章 老年痴呆的识别 ………………………………………………（213）

第一节 老年痴呆特征与前兆 ……………………………………………（213）

第一问：老年人痴呆早期认知功能有哪些特点？ ………………………（213）

第二问：老年人痴呆早期为什么难以诊断？ ……………………………（213）

第三问：如何区分谵妄和痴呆？ …………………………………………（214）

第四问：一个熟人的名字怎么到嘴边又想不起来了？ …………………（214）

第五问：早期筛查与认知评估在老年痴呆的诊断中有什么作用？ ……（214）

第六问：受教育程度与痴呆的发病有关系吗？ …………………………（214）

第七问：老年性痴呆发病与性别有关系吗？ ……………………………（215）

第八问：老年性痴呆会遗传吗？ …………………………………………（215）

第九问：怎么知道是不是真的得了老年痴呆？ …………………………（215）

第十问：哪些老年人常见的慢性病会导致老年痴呆？ …………………（216）

第十一问：老年痴呆为什么要早期诊断、及时治疗？ …………………（216）

第十二问：是因为得了老年痴呆才导致行动迟缓吗？ …………………（216）

第二节 痴呆老年人的异常行为与照护 ·· (216)

　　第一问:老年人手脚不灵活、行动缓慢是怎么回事? ······················· (216)

　　第二问:老年人被诊断为老年痴呆后会出现攻击行为吗? ················ (216)

　　第三问:痴呆老年人变得行动迟缓后应注意些什么? ······················ (217)

　　第四问:面对行为迟缓的痴呆老年人应如何进行心理护理? ············· (217)

　　第五问:老年人出现藏东西行为应该如何照护? ···························· (217)

　　第六问:痴呆老年人总是把外面的垃圾捡回家,应该如何照护? ········ (218)

　　第七问:痴呆老年人粗暴地扔东西时,应该如何照护? ··················· (218)

　　第八问:老年人多疑后出现语言攻击,应该如何照护? ··················· (219)

　　第九问:预防老年痴呆行为异常应警惕哪十大痴呆"信号"? ············· (220)

第三节 痴呆老年人性情异常与照护 ·· (220)

　　第一问:痴呆老年人拒绝进食,应该如何照护? ···························· (220)

　　第二问:痴呆老年人"疑神疑鬼",这是怎么回事? ························ (221)

　　第三问:痴呆老年人对什么事情都提不起兴趣,这是怎么了? ··········· (222)

　　第四问:老年人东西找不到了就怀疑被人偷了是怎么回事? ············· (222)

　　第五问:"黄昏综合征"是什么? 应该如何照护? ························· (222)

　　第六问:痴呆老年人出现"多疑"时该如何调节? ························· (223)

　　第七问:痴呆老年人出现大声喊叫等异常现象,应该如何照护? ········ (223)

　　第八问:痴呆老年人自己能做的事却不断地要求照护者做,应该如何照护?

　　·· (223)

第二十八章 痴呆老年人安全照护 ··· (224)

第一节 进食安全照护 ·· (224)

　　第一问:常常忘记自己刚刚吃过饭或认为还没有吃饭该怎么办? ········ (224)

　　第二问:常常想吃一些"特别的东西"这样正常吗? ······················ (224)

　　第三问:如何选择舒适温馨的就餐环境? ··································· (224)

　　第四问:如何鼓励老年人自行进食? ·· (224)

　　第五问:痴呆老年人的饮食该如何选择? ··································· (225)

　　第六问:进食前应如何评估? ··· (225)

　　第七问:进食过程中有哪些注意事项? ····································· (225)

　　第八问:老年人吃饭时发生噎食该如何急救? ···························· (225)

第二节 活动安全 ·· (226)

　　第一问:如何选择合适的衣服预防痴呆老年人跌倒? ···················· (226)

　　第二问:如何选择合适的鞋子预防痴呆老年人跌倒? ···················· (226)

　　第三问:痴呆老年人的日常活动要注意哪些? ···························· (226)

第四问：防跌倒辅助用具有哪些？ ……………………………………………………（227）

第五问：痴呆老年人居家环境如何进行适老化改善？ …………………………………（227）

第六问：痴呆老年人外出时如何防范跌倒？ ……………………………………………（227）

第七问：老年人跌倒如何科学施救？ ……………………………………………………（228）

第三节　防走失 ……………………………………………………………………………（228）

第一问：如何选择合适的智能防走失设备？ ……………………………………………（228）

第二问：老年人走失了怎么办？ …………………………………………………………（229）

第三问：防走失标识很重要吗？ …………………………………………………………（229）

第四问：怎样降低外出寻找痴呆老年人的难度？ ………………………………………（229）

第二十九章　痴呆老年人日常锻炼与康复 ……………………………………………………（230）

第一节　益智游戏 …………………………………………………………………………（230）

第一问：益智辅助"小玩具"有哪些？ …………………………………………………（230）

第二问：痴呆老年人做益智游戏的好处有哪些？ ………………………………………（230）

第三问：参加益智游戏总是玩不好怎么办？ ……………………………………………（230）

第二节　日常锻炼 …………………………………………………………………………（231）

第一问：哪些运动可以预防老年痴呆？ …………………………………………………（231）

第二问：失智老年人的锻炼方式该如何选择？ …………………………………………（234）

第三问：如何帮助痴呆老年人制定个性化运动方案？ …………………………………（234）

第四问：如何选择合适的有氧运动？ ……………………………………………………（234）

第五问：哪些锻炼方式可以提高老年人的肌力与平衡能力？ …………………………（234）

第六问：如何使老年人对运动更有兴趣？ ………………………………………………（234）

第七问：运动锻炼过程中老年人感到不舒适怎么办？ …………………………………（235）

第八问：日常锻炼过程中防跌倒、促平衡的方法有哪些？ ……………………………（235）

第九问：哪些康复训练可以维持和提高痴呆老年人的生活能力？ ……………………（235）

第三节　认知改善 …………………………………………………………………………（236）

第一问：什么是"叙事护理"？ …………………………………………………………（236）

第二问：什么是"音乐疗法"？ …………………………………………………………（236）

第三问：什么是"临床美术和学习疗法"？ ……………………………………………（236）

第四问：什么是让大脑更灵活的"回想法"？ …………………………………………（236）

第五问：什么是激活大脑残存功能的"现实取向训练"？ ……………………………（237）

第六问：怎样选择叙事伴友？ ……………………………………………………………（237）

第七问：家人多一些陪伴很有必要吗？ …………………………………………………（237）

第九篇　中医适宜技术照护及药膳养生

第三十章　中医适宜技术照护 ………………………………………………（241）

　第一节　推拿 ………………………………………………………………（241）

　　第一问：推拿是按摩吗？ ………………………………………………（241）

　　第二问：推拿适宜人群有哪些？ ………………………………………（242）

　　第三问：推拿工具如何选择？ …………………………………………（242）

　　第四问：推拿只能躺着吗？ ……………………………………………（242）

　　第五问：推拿力度如何把握？ …………………………………………（243）

　　第六问：推拿的时间多久合适？ ………………………………………（243）

　　第七问：自我推拿要注意些什么？ ……………………………………（243）

　　第八问：帮助家人推拿时应该注意些什么？ …………………………（243）

　第二节　耳穴贴压 …………………………………………………………（244）

　　第一问：耳穴贴压是在进行治疗保健吗？ ……………………………（244）

　　第二问：耳穴贴压真的能治疗疾病吗？ ………………………………（244）

　　第三问：居家耳穴贴压可以使用哪些材料？ …………………………（244）

　　第四问：耳穴贴压有哪些作用？ ………………………………………（244）

　　第五问：哪些情况下不能耳穴贴压？ …………………………………（244）

　　第六问：居家耳穴贴压怎么预防皮肤感染？ …………………………（245）

　　第七问：耳穴贴压疼痛难忍怎么办？ …………………………………（245）

　　第八问：耳穴贴压发生胶布过敏怎么办？ ……………………………（245）

　第三节　拔罐 ………………………………………………………………（245）

　　第一问：什么是拔罐？ …………………………………………………（245）

　　第二问：拔罐一定要用到火吗？ ………………………………………（246）

　　第三问：拔罐不适合哪些人？ …………………………………………（246）

　　第四问：哪些状况不适合拔罐？ ………………………………………（246）

　　第五问：居家拔罐全身都可以拔吗？ …………………………………（247）

　　第六问：拔罐时如何避免受伤？ ………………………………………（247）

　　第七问：居家拔罐意外事件如何处理？ ………………………………（247）

　第四节　针灸治疗 …………………………………………………………（247）

　　第一问：什么是针灸？ …………………………………………………（247）

　　第二问：哪些情况不能针刺？ …………………………………………（248）

　　第三问：针刺时发生晕针怎么办？ ……………………………………（248）

　　第四问：针刺时为什么会发生针拔不出来的情况？ …………………（248）

第五问:针刺部位出现了血肿是怎么回事? ……………………………………(248)

第六问:针刺意外事件如何预防? …………………………………………………(249)

第七问:什么是灸法? ………………………………………………………………(249)

第八问:艾灸适合所有人吗? ………………………………………………………(249)

第九问:艾灸应该注意哪些问题? …………………………………………………(249)

第五节　刮痧 …………………………………………………………………………(250)

第一问:什么是刮痧? ………………………………………………………………(250)

第二问:刮痧能治疗哪些常见病? …………………………………………………(250)

第三问:刮痧适合所有人吗? ………………………………………………………(250)

第四问:刮痧工具有哪些? …………………………………………………………(250)

第五问:居家刮痧时刮痧油应怎么选? ……………………………………………(251)

第六问:刮痧有哪些注意事项? ……………………………………………………(251)

第七问:刮痧时发生晕刮怎么办? …………………………………………………(251)

第三十一章　药膳食疗中医养生促健康 …………………………………………(252)

第一节　舌尖上的养生知识 …………………………………………………………(252)

第一问:老年人如何进补? …………………………………………………………(252)

第二问:药膳食疗安全无毒吗? ……………………………………………………(252)

第三问:药膳食疗能够调理疾病吗? ………………………………………………(252)

第四问:药膳烹调有哪些方法和特点? ……………………………………………(252)

第五问:如何理解五色食物养五脏? ………………………………………………(253)

第六问:不同体质老年人药膳食疗一样吗? ………………………………………(253)

第七问:药膳食疗根据其医疗作用分哪几类? ……………………………………(253)

第八问:什么是异病同膳、同病异膳? ……………………………………………(253)

第二节　老年人常见疾病的药膳食疗 ………………………………………………(254)

第一问:冠心病老年人如何选择药膳食疗? ………………………………………(254)

第二问:高血压老年人如何选择药膳食疗? ………………………………………(255)

第三问:高脂血症老年人如何选择药膳食疗? ……………………………………(256)

第四问:糖尿病老年人如何选择药膳食疗? ………………………………………(257)

第五问:脑卒中老年人如何选择药膳食疗? ………………………………………(258)

第六问:老年人消化不良如何选择药膳食疗? ……………………………………(258)

第七问:老年人失眠如何选择药膳食疗? …………………………………………(259)

第八问:老年人便秘如何选择药膳食疗? …………………………………………(260)

第三十二章　老年人四季养生药膳指导 ···（261）

**　第一节　老年人春季养生药膳** ···（261）

　　第一问:老年人春季常用养生膳食有哪些? ·······················（261）

　　第二问:老年人春季宜食用的食材有哪些? ·······················（261）

　　第三问:老年人春季饮食禁忌是什么? ···························（261）

　　第四问:老年人春季如何养肝? ···································（261）

**　第二节　老年人夏季养生药膳** ···（262）

　　第一问:老年人夏季常用养生膳食有哪些? ·······················（262）

　　第二问:老年人夏季宜食用的食材有哪些? ·······················（262）

　　第三问:老年人夏季饮食禁忌是什么? ···························（262）

　　第四问:老年人夏季如何养心? ···································（262）

**　第三节　老年人秋季养生药膳** ···（263）

　　第一问:老年人秋季常用养生膳食有哪些? ·······················（263）

　　第二问:老年人秋季宜食用的食材有哪些? ·······················（263）

　　第三问:老年人秋季饮食禁忌是什么? ···························（263）

　　第四问:老年人秋季如何养肺? ···································（263）

**　第四节　老年人冬季养生药膳** ···（264）

　　第一问:老年人冬季常用养生膳食有哪些? ·······················（264）

　　第二问:老年人冬季宜食用的食材有哪些? ·······················（264）

　　第三问:老年人冬季饮食禁忌是什么? ···························（264）

　　第四问:老年人冬季如何养肾? ···································（264）

**　第五节　老年人四季茶饮指导** ···（265）

　　第一问:老年人春季如何选择茶饮? ·····························（265）

　　第二问:老年人夏季如何选择茶饮? ·····························（265）

　　第三问:老年人秋季如何选择茶饮? ·····························（265）

　　第四问:老年人冬季如何选择茶饮? ·····························（265）

第十篇　外出旅游篇

第三十三章　旅游前准备 ···（269）

**　第一节　旅游前的身心准备** ···（269）

　　第一问:老年人为什么要旅游? ···································（269）

　　第二问:外出旅游前如何评价自身健康状况? ·····················（269）

　　第三问:外出旅游前如何做好心理准备? ·························（269）

第四问:外出旅游前如何合理安排时间? ……………………………………(269)

第二节　旅游季节和目的地的选择 ……………………………………………(270)

第一问:外出旅游前如何选择适宜的季节? …………………………………(270)

第二问:外出旅游前如何选择适宜的地方? …………………………………(270)

第三问:外出旅游时如何选择合适的交通工具? ……………………………(271)

第三节　旅游物资准备 ……………………………………………………………(271)

第一问:外出旅游应该准备哪些物品? ………………………………………(271)

第二问:外出旅游如何选择合适的衣服? ……………………………………(271)

第三问:外出旅游如何选择合适的鞋子? ……………………………………(271)

第四问:外出旅游如何准备常用药物? ………………………………………(272)

第三十四章　旅游过程须知 ……………………………………………………(273)

第一节　老年人的旅游目的和形式 ……………………………………………(273)

第一问:老年人旅游的目的有哪些? …………………………………………(273)

第二问:什么是参团游? ………………………………………………………(274)

第三问:什么是家庭游? ………………………………………………………(274)

第四问:什么是结伴游? ………………………………………………………(274)

第五问:什么是候鸟游? ………………………………………………………(274)

第二节　适合老年人的旅游活动 ………………………………………………(275)

第一问:什么是康体健身游? …………………………………………………(275)

第二问:什么是休闲养身游? …………………………………………………(275)

第三问:什么是交际扩展游? …………………………………………………(275)

第四问:什么是增长知识游? …………………………………………………(275)

第五问:什么是怀旧圆梦游? …………………………………………………(276)

第六问:什么是实现价值游? …………………………………………………(276)

第三节　旅游过程常见问题 ……………………………………………………(276)

第一问:完整旅游活动的六大环节有哪些? …………………………………(276)

第二问:吃喝有哪些注意事项? ………………………………………………(277)

第三问:如何克服水土不服? …………………………………………………(278)

第四问:外出旅游时如何避免疲劳? …………………………………………(278)

第三十五章　紧急情况应对 ……………………………………………………(279)

第一节　心血管疾病突发情况应对 ……………………………………………(279)

第一问:外出旅游时出现心脏不适要注意什么? ……………………………(279)

第二问:外出旅游出现高血压该如何紧急处理? ……………………………(280)

第三问：外出旅游出现低血压该如何紧急处理？ ·······················(280)

第四问：外出旅游出现心律失常该如何紧急处理？ ·····················(280)

第二节　血糖异常突发情况应对 ·······································(280)

第一问：外出旅游出现高血糖如何应急处理？ ·························(280)

第二问：外出旅游出现低血糖如何应急处理？ ·························(281)

第三节　中暑突发情况应对 ···(281)

第一问：中暑是什么？ ···(281)

第二问：中暑的易感人群有哪些？ ·····································(281)

第三问：如何判断是否中暑？ ···(282)

第四问：发生中暑如何紧急处理？ ·····································(282)

第五问：如何预防中暑？ ···(282)

第四节　溺水突发情况应对 ···(283)

第一问：溺水是什么？ ···(283)

第二问：发生溺水时如何自救？ ·······································(283)

第三问：被水草、杂物缠住后如何自救？ ·······························(283)

第四问：发生呛水时如何自救？ ·······································(284)

第五问：发现有人溺水如何施救？ ·····································(284)

第六问：施救溺水者过程中如何自我保护？ ·····························(284)

第五节　其他意外事件的应急处理 ·····································(284)

第一问：发生晕车如何应急处理？ ·····································(284)

第二问：发生食物中毒如何应急处理？ ·································(285)

第三问：迷路时如何应急处理？ ·······································(285)

第四问：走失后如何应急处理？ ·······································(285)

第五问：如何防止老年人走失？ ·······································(286)

第六问：皮肤擦伤如何应急处理？ ·····································(286)

第七问：扭伤如何应急处理？ ···(286)

第八问：骨折如何应急处理？ ···(287)

参考文献 ··(288)

第一篇　饮食篇

民以食为天。对于老年人,尤其是与慢病、失能相伴多年的老年人,却经常为"吃什么"犯愁。随着公共卫生条件的改善、食物品种的多样化及动物性蛋白与脂肪的增加,肥胖等与营养相关的非传染性慢性病发病率逐年上升。老年人随着年龄变化,正常吞咽生理功能、感觉功能、胃肠道功能等出现衰退,同时可能患有糖尿病、高血压、中风等慢性病,甚至与胃管为伴,从此与色香味俱全的美食绝缘,照护者也经常为此苦恼。如果您或者您的家人、朋友有以上困惑,请阅读本篇内容,让具有十余年医养结合老年照护经验的专家团队为您答疑解惑。

第一章

老年人的日常科学饮食

第一节 老年人需要的营养素

第一问:营养素是可以直接购买的营养品吗?

答 不是。营养素是食物经过消化吸收,被人体利用的各种营养物质的总称,它是维持生命所必需的成分,是身体损伤修复自愈的启动器。根据成分,营养素可以分成四类,即宏量营养素,包括糖类、蛋白质和脂肪;微量元素,即矿物质;维生素;其他膳食成分,即膳食纤维与水分。其中蛋白质、脂类、碳水化合物、维生素、矿物质、水和膳食纤维是维持人体机能最重要的七大营养素。

第二问:人体必需的七大营养素,缺少某一种会生病吗?

答 会。这七大营养素就像葫芦娃七兄弟,少一个都不行。首先,水是生命之源;蛋白质是生命的物质基础;脂类是人类身体的能量库;碳水化合物是热量专家,是生命的驱动力;维生素是维持生命必不可少的物质;矿物质是营养的活跃分子;膳食纤维是消化道肿瘤的"天敌"。

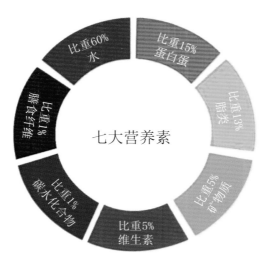

第三问:如何选择富含必需营养素的食物?

答 面对超市或市场中琳琅满目的食材如何科学挑选,可参考下表:

类别	主要功能	营养素	种类	1克产生的热量(kcal)
全谷根茎类	提供身体所需大部分的热量	糖类及一部分蛋白质	大米、面包、其他谷类、南瓜、地瓜等	4
低脂乳品类	维持骨骼发育	蛋白质及钙质	低脂牛奶及其乳制品	9
豆鱼肉蛋类	提供人体所必需的氨基酸以及身体组织成长、修复和维持免疫系统健康之必需营养素	主要提供蛋白质	黄豆制品、鱼、海鲜、鸡肉、猪肉、牛肉、鸡蛋等	4
蔬菜类	提供身体代谢所需微量元素与促进肠道蠕动	主要提供维生素、矿物质及膳食纤维	各种颜色叶菜及根茎类蔬菜,如空心菜、包菜、花椰菜、茄子、胡萝卜等	4
水果类	提供身体代谢所需微量元素与促进肠道蠕动	主要提供维生素C、矿物质及部分糖类	苹果、柑橘、香蕉、小番茄等	1
油脂与坚果种子类	提供身体所需部分热量与必需脂肪酸	主要提供脂质	南瓜子、花生、芝麻、沙拉油等	9

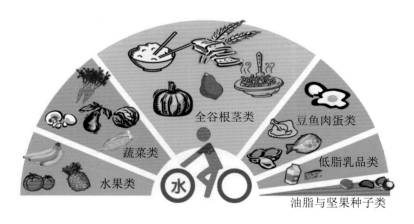

第四问:蛋白质是生命的物质基础,多食用会长寿吗?

答 不会。蛋白质是人体组成的三大营养素之一,主要功能是构成人体肌肉、皮肤、脏器、指甲、头发等,修复身体组织,组成酵素、荷尔蒙,构成白细胞、抗体以调节人体免疫功能。蛋白质分为完全蛋白质、半完全蛋白质和不完全蛋白质,其中完全蛋白质主要指动物性蛋白质;半完全蛋白质主要指大豆、谷物等所含蛋白质;不完全蛋白质能给关节、皮肤提供胶质,如玉米、豌豆、肉皮、蹄筋等所含蛋白质。过多食用蛋白质会增加身体肾脏负担,增加胃肠道负担,产生身体内毒素,造成肥胖、胰岛素抵抗等。

第五问:如何区分食用油是"好脂肪"还是"坏脂肪"?

答　"好脂肪"中含有不饱和脂肪酸,如植物油(如橄榄油、菜籽油、玉米油、大豆油、花生油、葵花籽油等)、坚果(如杏仁、腰果、榛子、开心果、核桃、山核桃等)、鱼油[鱼类的脂肪,尤其富含不饱和脂肪酸(EPA、DHA),可以通过高脂鱼类获取]。特别提醒,"好脂肪"也要注意烹饪方式,高不饱和油脂不能用于煎炸。

"坏脂肪"中含有饱和脂肪酸和反式脂肪酸,如黄油(即牛奶中的油脂)、猪油(来自猪肉尤其是猪肥肉)、牛油(来自牛肉尤其是牛肥肉)、羊油(来自羊肉尤其是羊肥肉)、棕榈油、椰子油;油的配料表里有"氢化植物油"的加工食品可能含有反式脂肪酸,按照我国法规,其必须在营养成分表中标注,购买时可以注意一下营养成分表,但含量在0.3 g/100 g以下可标为"0"。

第六问:糖是老年人应该适当远离的营养素,它到底有哪些危害?

答　糖是黏性的,这是血液和组织中糖分含量过高会产生毒性的原因。身体知道糖有毒,会释放激素对其进行调节,但糖分过多会扰乱激素功能,同时还会通过加速老化的方式扰乱细胞的基本功能。糖还易导致2型糖尿病、引发偏头痛,甚至让我们丧失学习能力,钝化我们的感觉,驯化我们的大脑。我们生活在到处都是糖的世界里,糖有很多障眼法,浓缩甘蔗糖、麦乳精、玉米糖浆、麦芽糖、果糖、甜菜汁等,水果里也有很高的糖分,应适当远离它们。

第七问:维生素有什么作用?

答　维生素是维持生命、促进生长发育不可或缺的微量元素,可分为水溶性和脂溶性两大类。水溶性维生素包含维生素B群、维生素C等,脂溶性维生素包含维生素A、维生素D、维生素E、维生素K。维生素在我们体内无法合成,必须从食物中获得。蔬菜、水果类食物中维生素含量较多。

第八问:矿物质是中老年人健康长寿的必备物质吗?

答　是的。矿物质又称无机盐,是人体内无机物的总称。矿物质和维生素一样,是人体必需的营养素,但人类自身无法产生、合成,必须从食物中摄取。比如钙是人体内含量最丰富的矿物质,是骨骼和牙齿的主要组成物质,需从奶制品、豆制品、海产品、肉类、坚果类等食物中获取,建议摄入量每日以1g为宜。锌是酶的组成要素,参与蛋白质和核酸的合成,其含量较多的食物有牡蛎、西兰花、板栗、粗粮、松子、腰果、白菜、银耳、小米、核桃等,建议每日摄入15 mg为宜。

第二节 "存肌肉"的营养饮食结构

第一问:人到老年,摆脱中年发福就能高枕无忧了吗?

答 您可别在心里窃喜了,千金能买老来瘦已经"过时"啦!随着年龄的增长,在机体正常老化过程中,往往伴随进食量、活动量的减少,一些老年人体重逐渐减轻,身材日渐变瘦,但却不是"老来瘦"所预期的健康表现。他们越来越容易疲劳,时常走不动路、拿不起东西,最麻烦的是越来越爱生病,这就有可能是患上肌少症了。肌少症又叫肌肉衰减综合征,是一种随年龄增加,以骨骼肌质量下降、骨骼肌力量和功能减退为特征的综合性退行性病征。

第二问:肌肉减少对日常生活有什么影响?

答 影响很大。肌肉减少会导致肌力减弱、功能障碍、跌倒风险增加,同时还会出现肌肉松弛、皮肤皱褶增多、体重下降、抵抗力下降、身体虚弱等一系列负面症状。有关研究表明,肌少症易导致胰岛素抵抗和2型糖尿病,影响人体抗病能力和疾病恢复过程,会加剧骨质疏松、关节炎等疾病的发展,增加老年人的致残率和死亡率风险。

第三问:肌肉减少应该多补充蛋白质吗?

答 是的。骨骼肌是机体的蛋白质库,机体60%的蛋白质都以各种形式储存在骨骼肌内,以此促进机体蛋白质的合成,是治疗肌肉减少症的重要措施。老年人蛋白质推荐摄入量为每天每千克体重1g以上,且优质蛋白比例应达50%。日常生活中补充蛋白质比较简单易行的办法就是每餐都摄入高蛋白食物,如肉类、鱼类、蛋类、豆制品、乳制品等。

第四问:如何做到增加肌肉不增加脂肪?

答 要增加肌肉而不增加脂肪,可以遵循以下8种饮食技巧:

(1)一定要吃早餐。每顿早餐都尽量包括以下4类食物:谷类、肉蛋类、奶类、蔬果类。如果4类都有,算营养均衡的早餐,有3类可以算合格,如果只有2类或更少,可能会有营养不良和营养素缺乏的问题。

（2）少食多餐，每 3 h 吃一次。最简单的方法是像往常一样吃三餐，但是不要吃太饱，并在两餐之间少量加餐。

（3）摄入足量的蛋白质。推荐每天每千克体重摄入 1—1.5 g 蛋白质。

（4）每餐都要食用蔬菜和水果。它们中的大多数是低热量的，可以让人在不增加脂肪或体重的情况下吃饱肚子。

（5）锻炼后及时补充碳水化合物。碳水化合物不但可以供能而且能促进肌肉生长，日常的碳水化合物主要是米面类食物。

（6）多吃健康脂肪。食用健康的脂肪，可改善脂肪流失和健康状况。避免食用人造反式脂肪和人造黄油。

（7）多吃全食。全食是指未经加工和未精制（或精制很少）的食品，它们一般为自然状态，如新鲜的猪肉、鱼、家禽、鸡蛋、蔬菜、豆类、水果、大米、燕麦等。

（8）多喝水。在无限制饮水量的情况下，建议每天喝水 1500—2000 mL。

第五问：增加肌肉质量的黄金食物有哪些？

答 增加肌肉最主要的食物是高蛋白低脂肪食物，肉类自然不可少。

（1）牛肉，是增肌食物中的"战斗机"，高蛋白低脂肪，还富含氨基酸、丙氨酸、维生素 B6、锌、镁等制造肌肉的营养素。

（2）"好脂肪"橄榄油，富含多种不饱和脂肪，可以促进脂肪消耗，促进生长。

（3）镁的宝库——紫菜，能促进糖、脂肪和蛋白质的代谢，增强肌肉力量。

（4）锌的宝库——牡蛎，能促进糖的代谢。

（5）增肌水果——木瓜，能促进蛋白质合成和生长激素的产生，提供大量钾，提高肌肉收缩能力。

（6）肌肉增长的"温床"——大蒜，提供肌酸酐参与肌肉活动，能显著提高机体的激素水平。

（7）增肌"助力器"——鲜枣，是维生素 C 含量最高的水果，维生素 C 能促进睾酮分泌从而促进肌肉生长，可使增肌达到事半功倍的效果。

第六问：老年人增加肌肉如何补充钙和维生素 D？

答 《中国居民膳食营养素参考摄入量》建议：50 岁以上人群，每天钙的摄入量为 1 g。钙可以从奶制品、豆制品和绿叶菜等食物中获得，如果担心吃的量不够，还可以选择单片剂量小的钙剂，一片钙含量 200—300 mg。《中国老年骨质疏松症诊疗指南》建议，60 岁以上的老年人每天补充 800—1200 IU 的维生素 D3；从食物中能够获得的维生素 D 有限，虽然也可以通过晒太阳来获得，但通常不够，可以选择相应的补剂。

第七问：饮食疗法能实现"存肌肉"的梦想吗？

答 不能完全实现。饮食疗法是预防和治疗肌肉减少症的"至上利刃"，但运动疗法也是预防肌肉减少的"不二法门"。除了富含蛋白质的饮食外，适度锻炼也非常重要。适合老年人的运动项目有快步行走、音乐节奏拍打、太极拳、广场舞等，也可适当做些家务代替。老年人必须坚持乘坐健康饮食和适度运动"两驾马车"，才能更好地"优雅老去"。

第八问：老年人的错误的饮食观念有哪些？

答 (1)老年人咀嚼即吞咽能力下降，不能吃肉。老年人活动少，用进废退，肌肉流失快，出现肌少症。正确做法：需要补充优质蛋白质，主要是鱼、肉类等。

(2)痛风多年，不能吃豆制品和海鲜。正确做法：饮食清淡，痛风非急性期不需要严格限制豆制品和海鲜，同时多饮水，增加代谢。

(3)牙齿松动或口腔问题，少吃肉。如果只喝肉汤不吃肉，那只能摄入油脂而不能补充蛋白质。正确做法：可以食用肉沫、肉泥等，同时可以选择肉类之外的少刺鱼、鸡蛋、豆腐等质地细腻的食材。

(4)担心胆固醇过高，不吃蛋。正确做法：需要控制，但不宜拒绝，可以让老年人每天吃一颗蛋以补充优质蛋白质。

(5)乳糖不耐受，干脆不喝奶。正确做法：如果乳糖不耐受喝牛奶拉肚子，可以选择无糖酸奶制品，这些是益生菌发酵乳糖，乳糖含量少，不易造成腹泻。

(6)怕肾脏负担重，少摄入或不摄入蛋白质。正确做法：可以限制蛋白质但不能不摄入，蛋白质不足，免疫力会变差，尤其是75岁以上老年人营养均衡非常重要，即便肾不好，也不要严格限制老年人摄取蛋白质的量，建议根据医嘱或营养师的意见摄入蛋白质。

第三节　老年人一日三餐的营养食谱

第一问：老年人平衡膳食需注意什么？

答 《中国老年人膳食指南》指出，老年人要少量多餐细饮，预防营养缺乏，主动足量饮水，积极开展户外活动，积极延缓肌肉衰退，维持适宜体重，摄入充足食物，鼓励陪伴进餐。

第二问：早吃好，吃什么好？

答　早餐的营养成分要注意四点：一是要有较多的优质蛋白，鸡蛋、牛奶、豆浆等至少要有一种；二是要以馒头、面条、米粉等食物为主食，这关系到一个人上午的精力是否充沛；三是要有适量的脂肪，这可以防止在中午12点前就感觉饥饿；四是要有一定量的膳食纤维，预防便秘。

第三问：中吃饱，怎么吃？

答　由于上午人的体内热能消耗较大，午后还要继续日常活动，因此，午餐所含热量应占每天所需总热量的40%。主食根据三餐食量配比，以150—200 g为宜，可在米饭、面制品（馒头、面条、大饼、发糕等）中任意选择。副食应在240—360 g，以满足人体对无机盐和维生素的需要。副食种类的选择很广泛，如肉、蛋、奶、禽类、豆制品类、海产品、蔬菜类等，按照科学配餐的原则挑选几种，相互搭配食用。一般宜选择50—100 g的肉禽蛋类、50 g豆制品，再配上200—250 g蔬菜，也就是要吃些既耐饥饿又能产生高热量的副食使体内血糖继续维持在较高水平，从而保证下午日常活动的开展。

第四问：晚吃少，吃多少？

答　晚吃少需要根据每个人的具体情况而定，但原则上最好只吃七分饱。所谓七分饱，是指胃里还没有觉得胀起来，没有饱腹感，习惯性地还想再吃几口，但是如果当时把食物拿走，也不觉得遗憾，而且晚上睡前不会觉得饿。最理想的状况是，距离睡觉时间至少3 h前吃晚餐。晚餐吃肉最好不要超过50 g，推荐清炖鸡、清蒸鱼、酱牛肉、白灼虾等，因为它们蛋白质丰富，脂肪却要少很多。

第四节　老年人一年四季的营养食谱

第一问：春暖花开，老年人该如何吃？

答　春风吹得百花开，吹得草树绿，也能"吹"来疾病。春天是复苏的季节，也是易感风邪、乍寒乍暖的季节，同时春日的暖阳带来阳气升发，因此我们应该选择杀菌活血的葱、散热抗衰的姜、降糖降脂的蒜、富含维生素C的莴笋、补钙解毒的油菜、疏肝增免的韭菜、滋阴益血的春笋、养血补肝的菠菜、补铁安神的芹菜、营养润肠的香椿、降压抗癌的荠菜、明目利咽的苋菜等。推荐食谱：韭菜猪肝汤、红枣粳米粥、芹菜粥、里脊炒春笋、香椿炒鸡蛋、牛肉烧萝卜、金针菇烩油菜、菠菜鸡蛋羹、鸡丁烧豆腐、小米蒸排骨等。

第二问：炎炎夏日，老年人该如何吃？

答 酷热多雨的夏季，我们的味蕾似乎在远方"度假"，让人精神萎靡、浑身没劲。恰恰因为这样，老年人到夏天更容易出现电解质紊乱，我们需要味蕾速速"上岗"。建议食用消食安神的茼蒿、养心护管的苦瓜、健脑促活的黄瓜、清热解暑的冬瓜、润肠通便的西红柿、调中养胃的莲藕、抑毒催眠的生菜、消暑解烦的茭白、抗衰护肤的茄子、健脑益智的蚕豆、增进食欲的绿豆、生津止渴的海棠、除烦醒酒的橄榄、解暑利尿的西瓜、益气补肝的荔枝、延缓衰老的山楂、抗炎抗衰的鸭肉、健脾利湿的鲫鱼等。推荐食谱：苦瓜粥、丝瓜香菇鲫鱼汤、黄瓜拌海蜇、鱼头炖茄子、香煎藕盒、菠菜牛奶粥、苹果煎蛋饼、西红柿白菜烧丸子、三鲜冬瓜羹、莲藕香茭、菠萝香排骨、西红柿梨烩肉、水果莲子汤、薏米绿豆粥等。

第三问：丰硕金秋，老年人该如何吃？

答 天凉好个秋，在干燥、短暂酷热、多雾的"多事"之秋，养生饮食少不了！我们可以选择扩管润肺的蜂蜜、滋补健脑的莲子、补血安神的桂圆、健脾益胃的山药、止咳滋补的百合、消痰止咳的梨、补钙防癌的银耳、增强免疫的南瓜、安神防癌的扁豆、生津润燥的甘蔗、补铁抗氧的葡萄、延年补肾的板栗、和肾理气的猪腰、强筋健骨的乌鸡、滋阴润燥的鲍鱼、补益五脏的菱角等食物。推荐食谱：南瓜红枣排骨汤、山楂银耳汤、花生鸡爪汤、莲藕牛肉汤、菠菜猪肝汤、萝卜排骨汤、黑木耳乌鸡汤、百合红枣汤、桂圆栗子粥、砂锅炖仔鸡等。

第四问：寒冬腊月，老年人该如何吃？

答 冬季是一个阴盛阳衰的季节，"可恶"的心血管疾病、肾病、呼吸系统疾病、风湿关节病、内分泌疾病都想"趁机而入"，所以需要"未雨绸缪"。建议选择应季的食物如暖胃健脾的鲫鱼、温补壮阳的羊肉、强筋壮骨的牛肉、补血安神的黑豆、温肺定喘的核桃、促进消化的红薯、补肝明目的胡萝卜、和中养胃的土豆、和胃调中的香菜、健脑益智的黄花菜、增强免疫的橘子、生津利水的椰子等。推荐食谱：黑豆红枣粥、羊肉西红柿汤、香葱炒牛肉、土豆炖鸡块、韭菜炒鳝丝、海参烧黑木耳等。

第二章

老年人常见病饮食

第一节　糖尿病老年人的饮食

第一问：糖尿病老年人如何吃"糖"？

答　患有糖尿病的老年人大可不必将甜食拒之千里之外，只要控制得当，也可以适量食用。可以适量食用的糖类有：

（1）果糖。主要存在于水果中。果糖被人体吸收后需要在肝脏中转化为葡萄糖才能被组织细胞利用，在体内的代谢不需要胰岛素，对血液中葡萄糖的影响也较小，而且果糖的血糖生成指数比较低。糖尿病老年人在血糖波动不大的情况下可以适当吃些苹果、梨、桃、杏、樱桃、柑、菠萝、芒果等水果。建议不要榨汁喝，一次吃的量不宜过多。

（2）乳糖。主要存在于乳类和奶制品中。乳糖的血糖生成指数比较低，在胃肠道中消化吸收较慢，食用后不易使血糖升高。而且乳类和奶制品中含有的钙有刺激胰脏β细胞的作用，能够促进胰岛素的正常分泌，因此糖尿病老年人宜每天喝250 mL牛奶，可分早、中、晚三次服用。

（3）多糖。主要存在于大米、面粉等谷物中。糖尿病老年人，尤其是对已经使用胰岛素治疗的老年人，在合理控制总热量的基础上，摄入适当比例的碳水化合物，可提高胰岛素的敏感性和改善葡萄糖耐量。因此糖尿病老年人不需要减少碳水化合物（如大米、面食类）在总热量中所占的比例，不吃主食反而不利于血糖的控制。

（4）甜味剂。甜味剂并不属于糖类家族，无营养型的甜味剂如木糖醇、山梨醇、安赛蜜、阿斯巴甜等，甜度是蔗糖的200—300倍，在食品工业中仅仅是用来改善食品口味的，并不影响血糖水平。因此，糖尿病老年人可以适当食用甜味剂，在满足味蕾的同时，又能达到控制血糖的目的。

第二问：糖尿病老年人每餐饮食如何计量？

答　糖尿病老年人每餐应该吃多少饭、多少肉，根据公式计算后称重当然是最准

确的,但日常生活中最直观的计量方式是手掌法则:主食类每餐吃的量相当于自己一个拳头大小,如米饭、馒头等;蛋白质类食物每餐吃的量集中起来相当于手掌心大小,厚度相当于小指的厚度,包括猪瘦肉、牛肉,如果吃鱼吃的量可以相当于一个半手掌心大小;蔬菜类每餐可以吃一捧绿叶蔬菜;脂肪是最要限制的,每餐吃大拇指指头大小就够了;水果类每天吃一个拳头大小的中低糖水果。

第三问:全谷根茎类和蔬菜瓜果类食物如何代换?

答 (1)全谷根茎类:每份含蛋白质2 g、糖类15 g,热量为70 kcal。代换公式如下:全谷根茎类1份=1/4碗饭=1/2碗稀饭=1/2碗面条(熟)=1/2碗米粉=1片薄吐司=1/2碗番薯(或马铃薯、芋头、南瓜)=3汤匙[①]麦片。

(2)蔬菜类:每份含蛋白质1 g、糖类5 g,热量为25 kcal。代换公式如下:蔬菜类1份=100 g未煮熟蔬菜(可食部分)=半碗蔬菜。

(3)水果类:每份含糖类15 g,热量为60 kcal。代换公式如下:水果类1份=1个橙子(中)=1个苹果(小)=香蕉(大)半根=西瓜、木瓜、哈密瓜、芭乐、凤梨、水梨约饭碗8分满=小番茄13—15颗(约饭碗8分满)=葡萄13粒(约饭碗8分满)。

第四问:如何进行蛋白质及脂类代换?

答 (1)肉、鱼、蛋、豆类:每份含蛋白质7 g、脂肪3—10 g,热量为55—120 kcal。代换公式如下:肉、鱼、蛋、豆类1份=50 g猪肉、牛肉、鸡肉、鸭肉、鱼肉(约三根手指之宽度)=4只草虾=1颗蛋=3汤匙肉松=2汤匙肉丝=1杯豆浆(260 mL、不加糖)=半盒嫩豆腐=传统豆腐约2方格。

(2)油脂类:每份含脂肪5 g,热量为45 kcal。代换公式如下:油脂类1份=植物油1/3汤匙=植物性奶油1/3汤匙=培根1片=开心果10粒=瓜子2汤匙。

第五问:糖尿病"懒人"食谱有哪些?

答 按照糖尿病餐1600 kcal/日,一天4餐推荐食谱。

(1)早餐:主食、肉类或豆制品、油、青菜。

食谱一	素菜包1个、蛋饼1份、无糖豆浆1/2杯。
食谱二	肉丝米粉汤:熟米粉200 g、猪肉丝25 g、豆皮25 g、白菜100 g、油1茶匙。
食谱三	牛奶麦片(脱脂鲜奶半杯,麦片6汤匙)、吐司夹蛋(全麦吐司2片、煎蛋1个、生菜100 g)

---

① 1汤匙≈3茶匙≈15 mL。

（2）中餐：主食、肉类、水果、油、青菜。

食谱一	① 猪肉大馄饨：厚馄饨皮9张、猪绞肉100 g、香油1茶匙。 ② 炒青菜：青菜100 g、油1茶匙。 ③ 小白菜大骨汤。 ④ 苹果1个（小）145 g。
食谱二	① 什锦河粉：河粉180 g、虾仁25 g、海参10 g、猪肉片25 g、墨鱼25 g、胡萝卜片30 g、 　木耳丝30 g、小黄瓜片30 g、香菇片30 g。 ② 凤梨130 g（饭碗8分满）。
食谱三	① 水饺：饺子皮12张、猪绞肉50—250 g、韭菜90 g、麻油1/5茶匙。 ② 豆腐青菜汤：木耳片30 g、胡萝卜丝20 g、笋丝30 g、油1/2茶匙。 ③ 莲雾180 g（饭碗8分满）

（3）晚餐：主食、肉类、豆制品、水果、油、蔬菜。

食谱一	① 五谷饭3/4碗（饭碗8分满）。 ② 葱油鸡（去皮）：鸡胸肉50 g、葱丝、姜丝、油1茶匙。 ③ 炒回锅肉：猪瘦肉片25 g、黄豆干70 g、青椒70 g、油1茶匙。 ④ 炒大白菜：大白菜120 g、油1茶匙。 ⑤ 黄豆芽汤。 ⑥ 水梨200 g（饭碗8分满）。
食谱二	① 糙米饭3/4碗（饭碗8分满）。 ② 清蒸鱼片：鲦鱼75 g、姜少许。 ③ 炒素鸡：素鸡50 g、大头菜片70 g、油1.5茶匙。 ④ 炒青菜：香菇3个、菜心100 g、油1.5茶匙。 ⑤ 紫菜汤。 ⑥ 西瓜300 g（带皮）（饭碗8分满）。
食谱三	① 饭3/4碗（饭碗8分满）。 ② 芥蓝炒牛肉：牛肉75 g、芥蓝菜80 g、油1茶匙。 ③ 四季豆炒百叶：四季豆80 g、百叶25 g、油1茶匙。 ④ 炒青菜：青菜100 g、油1茶匙。 ⑤ 榨菜汤。 ⑥ 香瓜245 g（饭碗8分满）

（4）晚点：脱脂牛奶、主食。

食谱一	脱脂奶粉3汤匙、小餐包1个。
食谱二	脱脂鲜奶1杯（240 mL）、全麦吐司1片。
食谱三	脱脂奶粉3汤匙、燕麦粉3汤匙

第六问：注射胰岛素的老年人，运动前需要补充食物吗？

答　应根据运动前血糖水平来决定。运动前血糖10—15 mmol/L，无需补充食物；4.4—10 mmol/L，补充一份主食或一份水果；4.4 mmol/L以下，补充2—3份主食，如2—3片吐司或一份三明治，每延长1 h再补充一份水果。

第二节　高血压病老年人的饮食

第一问:饮食和血压高低有关系吗?

答　有关系。有研究指出,改变饮食构成,不论是对于血压正常的人还是对于已罹患高血压的老年人,都具有独立降低血压的功效。改变饮食习惯后2周,就开始产生降血压效果,且作用可持续6周以上。建议高血压老年人配合得舒饮食与低盐饮食原则,以利于对血压的控制。

第二问:高血压保健饮食是指什么?

答　高血压保健饮食又叫得舒饮食,是以高血压饮食为基础,并遵守增加新鲜蔬菜水果摄取、增加低脂乳制品摄取、降低脂肪与饱和脂肪酸摄取、增加钾镁钙等矿物质摄取四大原则的饮食。得舒饮食的特色如下:

(1) 富含水果、蔬菜、低脂乳制品,包括全谷类、低脂肉类(家禽及鱼肉)、坚果,同时降低脂肪、红肉、甜食及含糖饮料摄取量,并避免食用含高脂、高饱和脂肪酸及高胆固醇的食物。

(2) 这种饮食中钾、钙、镁的含量比一般饮食形态高出许多,且富含纤维质及蛋白质。

(3) 在选择食物种类方面,原则上应增加蔬菜、水果、低脂食物、坚果类及谷类的摄取,避免摄取高脂食物及甜食、零食等,肉类方面则选择白肉(如鱼肉、鸡肉)取代红肉。

第三问:高血压保健饮食如何搭配?

答　以下高血压保健饮食表是以每天2100 kcal设计的,可依个人需要调整。

食物类别	份数	每份分量	食物举例	营养成分及热量
全谷类	7—8	1/4碗饭、1片吐司、3片苏打饼干	全麦吐司、五谷饭、糙米饭	热量与纤维
蔬菜	4—5	半碗蔬菜	各类蔬菜	钾、镁、纤维
水果	4—5	拳头大小(饭碗8分满)	各类水果	钾、镁、纤维
低脂乳制品	2—3	低脂牛奶240 mL、起司片2片	低脂牛奶、起司片	钙、蛋白质
肉类	≤2	30 g肉类、半盒嫩豆腐	豆制品、鱼肉、家禽、蛋	蛋白质、镁
核果类	1—2	2汤匙	杏仁果、核桃、葵瓜子	热量、镁、钾

14

第四问：常见食物中的钠含量有多少？

答 日常吃的食物中钠的含量如下：

食物名称	分量(g)	含钠量(mg)	食物名称	分量(g)	含钠量(mg)
牛肉(瘦)	100	53.6	鸡蛋	100	94.7
猪肉(瘦)	100	57.5	牛奶	100	37.2
带鱼	100	150.1	大米	100	308
鲫鱼	100	41.2	面粉	100	3.1
对虾	100	165.2	芹菜	100	159
龙虾	100	190	油菜	100	55.8
鸡	100	63.3	黄瓜	100	4.9

第五问：不同调味品中的含钠量，您了解吗？

答 详见下表。

含钠量	调味品（每5g）
0—50 mg	葱、姜、蒜、白糖、白醋、肉桂、五香料、甘草粉、白胡椒粉、黑胡椒粉、花椒粉、咖喱粉、辣椒粉、香蒜粉、八角、杏仁露、香草片、山葵粉、油葱酥、蘑菇酱、香醋、纯米醋、高粱醋、沙茶酱、色拉酱、枸杞、酵母粉
50—100 mg	蒸肉粉(五香)、芥末酱、糖醋酱、番茄酱、海苔酱、甜辣酱、甜面酱
100—150 mg	烤肉酱、沙茶粉、牛排酱、壶底油膏(低盐)、素食乌醋
>150 mg	小苏打粉、味精、低钠盐、高鲜味精、美极鲜味露、鲜鸡精、大骨汁、酱油、低盐酱油、无盐酱油、壶底油精、黑豆荫油、薏仁酱油、虾油、酱油膏、酱油露、蚝油、味噌、豆瓣酱、辣椒酱

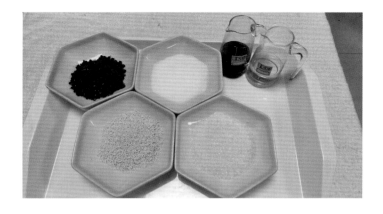

第六问：食盐与各类调味品中的钠含量如何量化转换？

答 钠含量的换算如下：

1茶匙食盐 （2000 mg钠）	≈2汤匙酱油 ≈5汤匙味精 ≈5汤匙乌醋 ≈12.5茶匙番茄沙司

注：食盐中约含有40％的钠，即1 g食盐中含有400 mg钠。

第七问：高血压病老年人适宜清淡低盐饮食有哪些小妙招？

答　教您烹调小技巧，享受色香味俱全的美食！

（1）在烹调时加入柠檬、苹果、凤梨、番茄、芒果、荔枝等水果的特殊酸味，以增加风味。

（2）可使用香菜、草菇、海带、洋葱、香草等味道强烈的蔬菜，来提升食物的香味。

（3）中药材与辛香料的使用：使用人参、当归、枸杞、川芎、红枣、黑枣等中药材及胡椒、八角、花椒、肉桂、香蒜粉、杏仁露、山葵粉等香辛料，可以减少盐的使用量。

（4）低盐佐料的使用：多用酒、蒜、姜及香草片等低盐佐料，达到变化食物风味的目的。

（5）糖醋的利用：烹调时使用糖、白醋、香醋、纯米醋、高粱醋等来调味，可增添食物的酸甜风味。

（6）鲜味的利用：用烤、蒸、炖等烹调方式，保持食物的原有鲜味，以减少盐及味精的用量。

（7）可以使用烤、熏的烹调方式，使食物产生特殊的风味，再淋上柠檬汁，即可降低因少放盐的淡而无味。

第三节　高血脂病老年人的饮食

第一问：高油脂食物有哪些？

答　油炸、油煎或油酥的食物，还有猪皮、鸡皮、鸭皮、鱼皮、蹄髈、肥肉及奶油、全脂奶、冰淇淋、奶酪等。

第二问：高脂肉类有哪些？

答　高脂肉类：每份[①]含蛋白质7 g、脂肪10 g以上、热量135 kcal以上。下图中的

① 猪肘40 g、牛腩45 g、猪大肠100 g、五花肉50 g。

家畜类和加工制品脂肪含量极高,应限制食用。

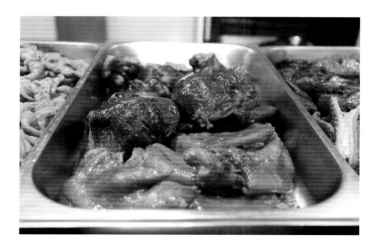

第三问:日常烹调如何做到清淡低油?

答 多采用清蒸、水煮、凉拌、烧烤或清炖等方式烹调食物。炒菜宜选用植物油,也可多选用含不饱和脂肪酸高的植物油(如花生油、菜籽油、橄榄油等);少食用含饱和脂肪酸高的动物油(如奶油、牛油、猪油等)及棕榈油、椰子油;避免使用回锅油,其对身体健康伤害很大。

第四问:如何在超市选购优质油?

答 三步骤:一眼看二手摸三鼻闻。

(1) 眼看:黑心油普遍颜色较深,可能混浊或有沉淀物,初榨油除外。

(2) 手摸:有黏稠或粘黏的现象时,很可能油品已经劣化。

(3) 鼻闻:如果有油耗味、刺鼻味或异于原有风味的情形,可能油品已劣化或混掺了劣质的油。

第五问:高血脂病老年人该怎么吃?

答 得了高血脂,饮食控制少不了,但也别紧张。记住以下原则:少盐、少糖、低脂、低胆固醇。

(1) 少盐:每天食用不超过6 g盐或2400 mg钠。

(2) 少糖:可食用多糖类食物,如全谷根茎类,应避免食用(饮用)精致的甜食、糕饼、含糖饮料、水果罐头等加糖制品。

(3) 低脂:高油脂的食物不但会让血脂升高,还会因热量高而增加体重,故在日常生活中,要懂得控制油脂摄取量。

（4）低胆固醇：先天遗传条件代谢胆固醇能力不佳者，应避免摄取过多胆固醇含量较高的食物，如内脏（脑、肝、腰子等）、虾卵、鱼卵、蟹黄、蛋黄等。另外，摄食后使胆固醇升高的食物也应避免。

第六问：高血脂病老年人可以吃鸡蛋吗？

答 可以吃，但不能多吃。在平衡饮食、合理食用的情况下，每天一个鸡蛋是不会造成胆固醇升高的，但鸡蛋不宜吃过多，若超过人体每天胆固醇的需要量，将导致胆固醇升高；而且鸡蛋吃多了，不易消化，会增加胃、肠、肝、肾等脏器的负担，不利于身体健康。如何安全地吃鸡蛋，可参考下列建议：老年人最好吃蒸熟、煮熟的鸡蛋，这样的鸡蛋容易消化。像溏心蛋、生鸡蛋最好不要吃。没有煮熟的鸡蛋中含有胰蛋白和酶蛋白，它们影响人体对蛋白质的吸收，而鸡蛋中的一些病菌未经高温灭杀，食用易引起腹泻或中毒。

第七问：高血脂病老年人是否要远离动物内脏？

答 建议高血脂者远离动物内脏，我们中国人比较偏爱动物内脏，常认为"以脏养脏"，所谓"吃什么补什么""吃脑补脑""吃肝补血""吃腰补肾"。动物内脏（肝、肾、肠、脑等）大多属于高胆固醇食物，比其他食物的胆固醇含量高出好多倍。因此，为了避免摄入过多的胆固醇，高血脂者应严格限制进食动物内脏。国内外的专家普遍认为，高血脂者首先应降低膳食中胆固醇和饱和脂肪酸的摄入量，通过控制总热量和增加体力活动来保证热量平衡，达到和维持理想体重的健康要求。

第八问：高血脂病老年人可以多吃瘦肉吗？

答 建议少吃。目前社会上广泛流传这样一种观点，认为肥肉脂肪中含有大量饱和脂肪酸，对人体有害，常食肥肉会使人发胖，会引起体内血清胆固醇升高，从而引发高血脂、动脉粥样硬化、脑出血等心脑血管疾病。因此，很多人只吃瘦肉，不吃肥肉。瘦肉脂肪中的饱和脂肪酸低于肥肉是毫无疑问的，但不能笼统地讲瘦肉都是低脂肪的。营养学家对各种动物肉的脂肪进行测定，以100 g重量为例：兔肉为0.4 g、马肉为0.8 g、瘦牛肉为6.2 g、瘦羊肉为13.6 g，而猪瘦肉却高达28.8 g，若把猪瘦肉作为日常膳食结构中主要的食物源，也会发生高血脂、动脉粥样硬化、脑出血等心脑血管疾病。此外，瘦肉中蛋氨酸含量较高，食瘦肉过多，蛋氨酸就会增多，同型半胱氨酸含量也相应增加，增加发生动脉粥样硬化的风险。

第四节 肝肾疾病老年人的饮食

第一问：患慢性肝病的老年人怎么吃？

答 （1）慢性肝炎治疗期和恢复期及稳定期肝硬化老年人应采取均衡饮食：热量为每 30—35 kcal/（kg·d），蛋白质需要量为每天每千克体重 1—1.2 g，欲达正氮平衡或蛋白质热量营养不良的老年人，每天需要每千克体重 1.2 g 以上，且主要蛋白质由蛋、豆、鱼、肉、奶类提供。

（2）肝硬化老年人宜选择少量多餐的进食方式，为避免夜间空腹时间太长引发低血糖，可于睡前食用点心。

（3）合并有食道静脉曲张的老年人应予以软质或流质饮食，同时必须细嚼慢咽，避免摄食过于粗糙、坚硬、体积大及油炸、油煎的食物。

（4）严重腹水的老年人必须选用高热量密度的食物或配方，以减少水分的摄取。每天钠摄取量应低于 2000 mg，而盐分较高的盐渍品、加工食品尽量少食用，以预防水肿的发生。

（5）当老年人出现黄疸或因脂肪吸收不良而导致胀气、腹泻（脂肪痢）等症状时，宜将脂肪摄取量限制在每天总热量的 20%—25%，可用中链脂肪取代饮食中部分的脂肪。

第二问：老年人发生急性肝昏迷时营养如何保证？

答 发生急性肝脑病变昏迷时，应实时诊断并去除病因，积极的药物治疗胜过不当的限制蛋白质，此时不论是静脉营养还是管灌饮食，蛋白质供应量为每千克体重 0.6—0.8 g，一旦老年人恢复意识，蛋白质供应量应逐渐恢复为每千克体重 1—1.2 g。另外，必须避免摄取氨含量高的食物，如各式奶酪、酸乳、鸡肉、香肠、火腿、洋葱、马铃薯等食物，必须摄取足够纤维质，避免便秘。肝功能受损的老年人，应尽量选择天然食物，避免一些含防腐剂、色素及人工香料的加工食品。

第三问：患肝癌的老年人怎么吃？

答 肝癌常见症状的饮食原则：

（1）消化不良：肝脏分泌胆汁功能降低，影响食物脂肪消化吸收，若未限制脂肪摄取，可能会加重肝脏负担及消化不良情形，因此饮食中应减少油脂的摄取。

（2）水肿或腹水：肝脏功能不足，容易导致盐分及水分积留体内。饮食宜采用低盐

（低钠）饮食，避免含钠量高的食物，如腌渍、烟熏、罐头类或腌制等加工的食品，并减少调味料、肉汁的使用。

（3）消化道出血：随着病情发展，老年人可能有消化道出血等症状，可多食用与造血有关的含维生素B、维生素C、维生素K丰富的食品，如绿色蔬菜、柑橘类水果、瘦肉等食物。

（4）腹胀、腹痛：排便顺畅能够帮助代谢废物的排出，并缓解腹胀、腹痛等症状，因此应摄取适当新鲜的蔬菜、水果以增加纤维摄取量并摄取适量水分。

（5）食道静脉曲张：避免摄取过于粗糙、坚硬、体积大、油炸及油煎的食物，同时必须细嚼慢咽，必要时给予软质或流质食物。

第四问：患慢性肾病未透析的老年人如何吃？

答 （1）适量地减少饮食中蛋白质的摄取量。50 g肉类、50 g鱼类、1颗鸡蛋、240 mL鲜奶中约含1份蛋白质。

（2）米饭及面食类是每日热量的来源，但因所含蛋白质质量较差，所以要限量食用。尽量避免食用含较多劣质蛋白质及磷的面食类制品，如面筋、面肠、烤麸等。

（3）保证摄入足够的热量。当热量摄取不足时，吃进去的蛋白质不能被有效利用，会引起体内肌肉蛋白质分解，导致尿毒的产生。

（4）水分控制。每天排尿量加上500 mL，就是每天可以喝的水量，这些水包括三餐饭菜中的水、水果的水分和服药时的水。应每天测量体重，假如体重增加太多，表示盐分和水分摄取太多，要严格限制。

（5）盐量控制。调味品如食盐、味精、酱油等必须按照指示摄取，高盐分的食物应避免食用以避免引发高血压及水肿。

（6）少吃含钾高的蔬菜、水果。蔬菜类应先以热水氽烫过后，再用油炒或油拌，因为蔬菜中的钾经水煮后，可溶于水中，而减少摄入量。少吃生食（包括生鱼片等）、凉拌蔬菜等未煮熟的食物。一般中草药、咖啡、茶、鸡精、低钠盐、薄盐酱油、代盐高汤（肉汤、鸡汤、火锅汤底等）中钾离子含量高，应避免食用。杨桃（汁、干）因有不明神经毒性物质，患肾病老年人食用后可能会出现副作用，应避免食用。

第五问：透析老年人如何补充蛋白质？

答 进入透析阶段后，每次透析只能提供正常肾脏1/10的解毒功能，故饮食仍需留意。摄取足够的蛋白质可增加老年人抵抗力，且足够的热量可增加蛋白质的利用率及减少尿素氮的产生。蛋白质摄取约每天每千克体重1.2—1.4 g，热量的摄取约每天每千克体重30—40 kcal（必须由专业人员评估）。建议每日摄取的蛋白质，最好1/2—2/3来自高生理价值的蛋白质，如蛋类、奶类、肉类。因为每次透析之后蛋白质流失量约为6

g(约一个鸡蛋的蛋白质量),为避免加重肾脏负担,建议摄入的蛋白质以动物性蛋白质为主。

第六问:透析老年人如何控制水量?

答 水分的来源除了牛奶、水果、饮料外,食物中也含有水分,具体控制方法如下:

(1)少吃腌渍加工品或罐头食品,味精不可吃太多,以免容易口渴。主食以干饭、干面等取代稀饭、汤面等。

(2)可将一日可喝的水,用固定的容器装好,并将这些水平均分配饮用,最好饮用温水,因温水较能解渴。

(3)口渴时用棉棒蘸水湿润嘴唇或漱口,实在口渴时再喝一口水。

(4)可嚼口香糖以减少口渴感。

(5)可将一日可用的水分一部分混合柠檬汁结成冰块,口渴时含一粒冰在口中,让冰块慢慢溶解。

(6)每日最好能在固定时间运动,一方面可促进身体排汗,另一方面可减轻口渴感。

(7)涂抹润唇膏。

第七问:肾病老年人可以食用低钠盐吗?

答 不可以,肾衰竭的老年人,由于排泄钾离子的功能降低,钾不能有效地被排出体外,逐渐堆积于体内造成血钾过高,血钾太高会引起肌肉无力、心律不齐、心肺衰竭等危险,所以肾衰竭老年人的饮食必须限制钾质摄取,而市售低钠盐,是一种以钾取代钠的食用盐,其钾含量高,不适用于肾衰竭老年人。

第三章

进食困难老年人的饮食

第一节　进食困难老年人的饮食讲究

第一问：吃饭难以下咽，这是怎么了？

答　这是老年人常见的吞咽障碍症状，吞咽障碍有两种类型：一种是器质性吞咽障碍，主要因为存在进食通道异常，如头颈部手术切口、喉部或气道切开、化学物质灼伤或烧伤等。另一种是功能性吞咽障碍，这种类型的进食通道基本完好，但参与进食活动的肌肉失去了神经控制或者肌肉运动不协调。随着年龄的增长，牙齿松动会造成咀嚼时间延长，嘴唇及舌头肌力下降、协调性变差，影响吞咽保护反射——舌骨活动时间延长，咽喉延缓上提，因此需要较长的呼吸暂停，易发生吞咽完马上吸气的情况，此时若大口喝水或吞咽时分心讲话，则更容易被食物呛到。

第二问：有吞咽障碍的老年人如何顺利进食流质食物？

答　有吞咽障碍的老年人可以和常人一样喝美味的奶茶，虽然在喝奶茶或果汁等流质时，液体会在重力作用下流入气道引起呛咳或误吸，但糊状食物则会顺着吞咽动作流向食道。因此有吞咽障碍的老年人在享用可口的奶茶、果汁等流质时，只要按要求加入增稠剂让奶茶和果汁变成糊状或果冻状，就可在丝毫不影响流质原味的前提下，顺利进食。可按照下表添加增稠剂（凝固粉）。

浓度（档）	水（mL）	凝固粉（勺）	模拟食物状态
1档	100	1	橙汁、苹果汁
2档	100	2	米汤、番茄汁
3档	100	2	杏仁露、核桃露
4档	100	4	芝麻糊、奶昔
5档	100	5	奶酪、雪糕

第三问：天天吃糊状饮食，如何换花样？

　答　有吞咽障碍的老年人的饮食也是要科学安排的。

（1）食物的性质：应先从稀饭、麦糊、婴儿食品等质地较密的食物开始，逐步过渡到颗粒状的食物，如果冻、布丁、浓汤、蛋色拉、蒸鳕鱼等。

（2）食物的黏稠度：由糊状物开始，逐步降低黏稠度，过渡到有味道的果汁及饮料、没味道的开水、茶；由冷饮渐进到热饮。对于有吞咽障碍的老年人，我们需要耐心观察其进食反应，若能够一次或多次吞咽不呛咳，就可以有序过渡。

（3）推荐食物种类：温和软质食物、切小细碎食物、半流质食物、浓稠食物、较浓稠食物。

（4）推荐烹调方式：以软质食物为主，经煮熟后，利用马力大的搅拌机将食材搅拌成无颗粒状均质化的浓稠液体。我们可逐步增加食物的品种，将不同食物分开打碎并放置成各种形状，如青菜状、鱼形等，以增加进食的乐趣。

（5）推荐食材：

水果：香蕉、木瓜或果汁、果泥。

蔬菜：嫩而纤维含量低的蔬菜，如瓜类或蔬菜嫩叶。

鱼类：无刺软鱼片。

肉类：嫩而无筋的瘦肉，如去骨鸡腿、珍珠丸子。

蛋类：蒸蛋。

加工后的豆制品：豆腐、豆干。

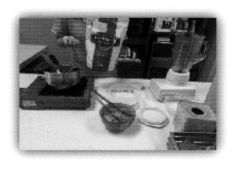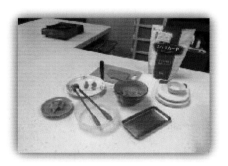

第四问：哪些食物不适合老年人？

　答　世间食物千万种，不适合老年人的食物有：

（1）容易胀气的食物及饮品：糯米、口香糖、地瓜、栗子、红豆、绿豆、洋葱、蘑菇以及啤酒、汽水（如可乐）。

（2）增强粪便气味的食物（不宜多吃）：洋葱、葱、豆类、大蒜、奶酪。

（3）老年人腹泻时应避免以下食物：黑枣、蜜枣、红枣、梅子、李子及其所制成的果汁。

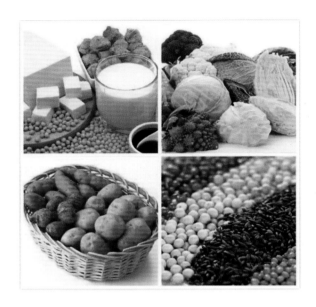

第五问：有吞咽障碍的老年人，吃饭前要做什么准备？

答 磨刀不误砍柴工，对于有吞咽障碍的老年人，吃饭前的准备工作十分重要。首先要选择就餐环境，应在安静的环境中就餐；其次选择圆润、无尖角、光滑、安全舒适型辅助餐具；再次选择正确的姿势：坐位，双脚平稳接触地面，双膝关节屈曲90°，躯干挺直，双上肢自然放于桌面；卧位，卧床的老年人采取坐位或半卧位，颈部轻度屈曲约45°，无力者必须给予适当支撑保持微低头15°姿势；小口进食，用小汤匙控制入口分量；必须注意的是，进食困难的老年人必须有家人或照护人员陪伴。

第六问：有吞咽障碍的老年人"餐桌礼仪"有哪些？

答 执行"餐桌礼仪"是有吞咽障碍的老年人安全进食的重要保障。进餐前需要向老年人介绍食物的烹调方法和食材等，让老年人看见食物以促进食欲；用餐时餐具尽量不与牙齿接触；食物大小要合适，进口时放在舌的中央，不要放在口腔深处；不要将不同形态的食物混合在一起食用，防止液体部分流入咽部导致误吸；进食中需要检查老年人的口腔，如果口腔和上颚有残留食物，就需要暂停进食，指导老年人进行"空吞咽"和"交互吞咽"；进食量少的老年人，需要先给予高蛋白、高维生素食物，保证一定营养的摄入。

第七问：老年人吃饭后需完成哪"四部曲"？

答 要保障老年人的进食安全，让我们一起来完成饭后四部曲吧！一查，即餐后要检查老年人的口腔是否有食物残留；二洁，协助漱口或者进行口腔清洁，这也是防止误吸和减少肺部感染非常重要的一环；三禁，在进食30 min内避免大量饮水或剧烈运动；四静，卧床的老年人进食后维持原来的体位30 min以上，同时避免翻身、吸痰等刺激性操作。

第八问：居家吞咽训练有哪些妙招？

答　对于老年人不同阶段的吞咽障碍应配合不同的康复训练方法，如修正吞咽姿势、改变食物黏稠度或用柠檬冰水刺激咽部来增强口腔感觉等，当然也可针对个别老年人的需求设计加强性运动，包括增进舌部灵活度（伸舌运动）、嘴唇与脸颊运动（张嘴及鼓气运动）、吸允练习（使用吸管或者奶嘴）、咽喉部运动（空吞咽）以及口腔周围按摩等。

第二节　留置胃管老年人的照护

第一问：为什么需要进食"小助手"——胃管？

答　若老年人无论食用流质食物还是糊状食物，都出现呛咳，并经洼田饮水实验评估，吞咽障碍达到3级以上，为保障这类老年人的进食安全和营养需求，需要留置胃管。我们可通过胃管为老年人提供足够的能量、蛋白质和微量元素，维持或促进老年人的营养摄入及生活质量，使老年人再不用担心饮水呛咳、营养摄入不足等问题。这是一根重要的"救命管"。

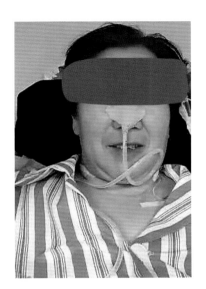

第二问：什么是管饲饮食？

答 管饲饮食是指将食物（如鱼肉、蔬菜、水果等）煮熟后用破壁机搅碎，制作成均匀的糊状或液体，经由鼻腔至胃，经鼻腔至十二指肠，经鼻腔至空肠或食道造口、胃造口、空肠造口等途径进入体内的饮食。管饲饮食包括家常制作的辅食，日常营养补充制剂如牛奶、蛋白粉、医用肠内营养制剂等。

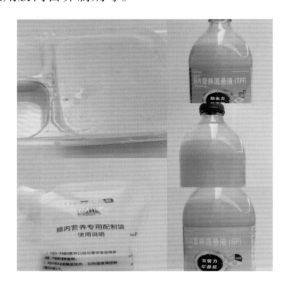

第三问：经胃管输注食物，您知道具体怎么操作吗？

答 （1）完成各项治疗（如拍背、抽痰、翻身）后再鼻饲。

（2）准备鼻饲前先洗手及确保食材、器具及环境清洁卫生。

（3）鼻饲前先确定鼻胃管位置，观察口腔内有无鼻胃管绕圈，确定管道有无滑脱，核对刻度。

（4）鼻饲时可坐着（将老年人头部及颈部抬高30°—45°），无法坐着或需卧床者，床头至少应抬高30°—45°。灌食完后约1 h才能平躺，以避免食物被吸入肺部。

（5）每次鼻饲前应先检查胃残留量，如果小于100 mL可继续灌食，但反抽物超过上一餐灌食量的50%或大于100 mL，反抽物必须再灌回。待30—60 min后再抽一次，若反抽量少于60 mL，可输注下一餐。如持续消化状况不佳应及时告知医师或营养师。

（6）每次回抽除观察反抽物的量外，还需注意反抽物的颜色及性状。反抽胃内容物颜色判断：澄清液带乳白色凝块，代表消化中食糜，可鼻饲；不易抽出且感觉很紧，代表食物全部消化完，可灌食；咖啡色泽状物或血色，有肠胃出血的可能，必须告知医护人员。

（7）依食物浓稠度决定推注的速度，而鼻饲速度应缓慢、适中（500 mL需15—20 min、200 mL约3 min）。

（8）鼻饲后以温水30—50 mL冲洗胃管，并于30—60 min后才可平躺，以免发生吸入性肺炎。

（9）注射器冲洗干净，以备下次使用。

第四问:如何做好留置胃管老年人居家日常护理?

答　（1）如果需要长期留置胃管，可选择聚氨酯或者硅胶材质的胃管，硅胶胃管至少每3周更换1次，聚氨酯胃管每月更换1次。

（2）可采用黏着性棉布伸缩包带固定鼻胃管，并在受压部位使用减压装置。

（3）持续鼻饲时，每4 h用20—30 mL温水脉冲式冲管1次;间歇或分次喂养时，每次喂养前后用20—30 mL温水脉冲式冲管;如果管壁有油脂或者食物成分残留，可以在鼻饲后输注少量可乐等碳酸饮料，维持挂壁清洁。

（4）每次鼻饲后都要认真清洁胃管外接口，防止滋生细菌。

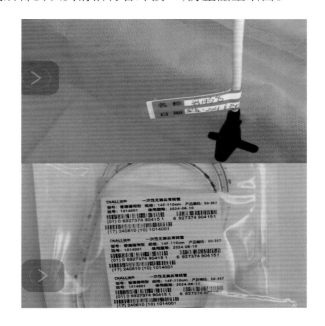

第五问:留置胃管期间,口腔护理如何做?

答　留置胃管的老年人除了需要精心照护好胃管外，更需要注意口腔清洁，每天至少需要清洁口腔2次。发生呕吐等特殊情况时必须及时做好口腔清洁，防止滋生细菌。老年人牙齿松脱，面颊部肌肉及口腔肌群力量减弱，食后易藏食，建议用温水含漱或用"纱布牙刷"或"洁牙棒"清除口腔内表面残渣;用冰水浸透"纱布牙刷"或"洁牙棒"分别擦洗颊部、上腭、舌面及舌下黏膜、口唇;用温水刷牙并反复擦拭的同时也可对牙床进行按摩。

第六问:您了解鼻饲与经口进食之间的转换饮食吗?

答 转换饮食是我们俗称的过渡饮食,即由鼻饲饮食转为经口进食的饮食过程,视疾病进展程度及咀嚼能力而选择适当饮食形态。

(1)中风吞咽困难饮食转换:糊状物→降低黏稠度→稀状食物;口腔外科术后饮食转换:稀状物→增加稠度→糊状食物→固体食物。转换期间,仍应保持鼻胃管留置等,以补充水分和营养。

(2)转换饮食种类:全流质饮食、浓粥饮食、细碎饮食、半流质饮食、软质饮食。

① 全流质饮食:利用果汁机将煮熟的食物打成类似浓汤状,在室温或体温下为液态的食物,含少量纤维质,且营养均衡,如有需要可长期食用。

② 浓粥饮食:将半流质饮食经机械(如果汁机)绞打成糊状,不经咀嚼即可吞咽的饮食。

③ 细碎饮食:将固体食物以剁碎、绞细的机械方式处理,只要稍加咀嚼即可吞咽的饮食。

④ 半流质饮食:把固体食物经过剁碎或绞细等处理后,加入汤汁制成不需咀嚼或稍微咀嚼就能吞咽的饮食。

⑤ 软质饮食:质地软、容易咀嚼、容易消化且不含粗糙纤维的食物,是介于正常饮食与半流质饮食之间的一种饮食。

第三节　胃造瘘老年人的照护

第一问:什么是胃造瘘?

答 胃造瘘又叫经皮内镜下胃造瘘,是指在纤维内镜的协助下,经腹壁将导管置入胃内形成造瘘,以达到对不能经口进食的老年人行胃肠内营养或胃肠减压的目的。适用于各种不同原因导致的吞咽、进食困难,意识不清,经口腔或鼻饲补充营养有困难以及神经性厌食及神经性呕吐老年人。

第二问:胃造瘘输注食物需注意什么?

答 (1)掌握食物的浓稠度、食物和药物之间的配伍禁忌,单次不宜超过200 mL,每日总量不宜超过2000 mL。

(2)在没有禁忌证的情况下,可将床头抬高30°—45°,以防止胃内容物反流或误吸,并在肠内营养输注结束后至少保持1h。

（3）保持管道的清洁卫生，每天输注食物后要清洗管道外围。

（4）密切观察造瘘管的位置有无移位，可以在造瘘管体外部分做好标识。

（5）密切观察管道周围有无红肿热痛症状，发现炎性反应及时到医院进行处理。

第三问：如何判断胃残留量？

答 对于连续进行肠内营养输注的老年人，前48h应每隔4h测量1次老年人胃残余量，对于间断肠内营养输注的老年人，应在每次给药前或输注肠内营养前测量胃残余量。若残留量为100—150 mL，应减慢输注速度；若残留量大于200 mL，应暂停输注。

第四问：如何预防胃造瘘常见并发症？

答 （1）瘘口周围感染：注意观察瘘口有无红、肿或胃内容物渗漏，老年人是否感到热、痛，要保持造瘘口周围皮肤清洁、干燥，防止感染。置管7—10天后，可以用流水和蘸有无香味肥皂的干净布清洗瘘口，如有上述感染症状需及时就医。

（2）腹泻、腹胀：降低营养液的浓度并适当加温，调整输注速度，开始时宜慢，以后可根据老年人的适应情况及每日所需量调整输注速度。

（3）瘘口周围肉芽组织增生：固定造瘘管，减少造瘘管的移位和对周围组织的摩擦，预防瘘口周围肉芽组织增生。

（4）包埋综合征：包埋综合征是内镜下经皮胃造瘘术后较少见但严重的并发症之一，多数于内镜下经皮胃造瘘置管后3—6个月出现。主要是由于在置管护理过程中过度牵拉管道，或腹壁脂肪增厚、腹腔积液增多等。手术24h后，需旋转胃造瘘管1周，之后每周重复此操作至少1次，但每日最多1次，可预防包埋综合征的发生。此外对于长期置管的老年人，建议外固定装置应与皮肤保持间距0.5 cm，避免内外固定装置间张力过大，以减少包埋综合征的发生。

第四节 留置空肠营养管老年人的照护

第一问：空肠营养如何选择营养液？

答 根据老年人的胃肠功能恢复情况、疾病及所需营养来调配，开始应滴入水及米汤、果汁、菜汁、豆浆、鱼汤等流质作为管饲营养液，在医院较多应用肠内营养乳剂、复方氨基酸，亦可根据病情配制适合老年人自身的营养液。

第二问:日常照护中如何维护空肠营养管?

答 (1)营养管应妥善固定。通常用防过敏胶布剪成蝶形状,将上端固定于鼻翼处,下端固定在营养管上,压平捏紧;营养管另一处固定在老年人的耳郭处,采用高抬低压的方式固定,防止滑脱及活动引起不适。

(2)输注食物的最大速度为125 mL/h,输注过程应注意老年人有无呛咳或反流现象。温度宜控制在35—37℃,温度过低易引起腹胀、腹泻、腹痛等不适,过高易烫伤肠黏膜。

(3)每次输注前应观察营养管位置,确定无滑脱方可输注。操作前常规洗手,用乙醇棉签擦拭营养管外口,输注前和结束时需用温开水20 mL冲管以防止堵管。

(4)每天护理口鼻腔2次,防止局部感染,并定期给予石蜡油润滑。

(5)出现呕吐、腹胀、腹泻或胃滞留量≥200 mL等情况时,应调整喂养速度或暂停输注。

第三问:空肠营养管输注营养液,如何预防并发症的发生?

答 输注后出现心慌、出汗,多为输入物渗透压过高,应加温水稀释并减慢输速;腹泻多由于输注过快、渗透压过高、油脂过多引起,可减慢滴速,必要时暂停输注;腹胀时应注入肠动力药物。总之,应根据情况灵活控制输注速度及营养液浓度。

第四章

饮食中常见意外事件的应急处理

第一节　解决呛咳刻不容缓

第一问：老年人喝水或吃东西时为什么容易发生呛咳？

答　老年人喝水或吃东西时呛咳，我们需要警惕是否存在"吞咽功能障碍"，呛咳后会导致吸入性肺炎甚至窒息而危及生命。其发生的主要原因有以下两种：

（1）生理性因素：自然衰老导致与吞咽功能相关的解剖生理功能、神经调控能力发生一系列退行性改变，因此老年人易出现进食缓慢、呛咳、误吸等吞咽障碍表现。

（2）病理性因素：脑卒中、脑外伤、帕金森病、阿尔茨海默病及其他痴呆综合征等疾病均显著增加老年人吞咽障碍的风险，严重影响老年人的生活质量。

第二问：有吞咽障碍的老年人发生误吸，是不是都有呛咳症状？

答　随着年龄的增加，老年人因咽喉黏膜、肌肉退行性变化或神经通路障碍、协调功能不良、吞咽功能下降、咳嗽反射减弱等因素，易导致吞咽障碍。有些老年人出现吞咽障碍时表现为进食过程中或进食后有明显的呛咳症状，而部分老年人因为咳嗽反射消失或咳嗽力量差并不会出现呛咳，但有可能已发生了误吸，即吃进去的食物"跑"到肺里，导致吸入性肺炎。

第三问：如果发现老年人喝水出现频繁呛咳，怎么办？

答　首先停止饮水，帮助清除口咽部的异物或分泌物，帮助老年人取身体前倾位，并指导其低头，手掌呈C字形空心掌对老年人背部进行反复叩击，鼓励老年人用力咳嗽，我们还可以用衣服或纱布等包住两手指，从口腔侧面伸进口腔将异物抠出，直到帮助老年人排出误吸的液体及分泌物；如果老年人症状改善不明显，立刻采用海姆立克法进行急救。急救结束后，需要带老年人到医院进一步检查吞咽功能及异物排出情况。

第四问：如何判断老年人出现了食物卡喉或噎食？

答 噎食是指老年人发生吞咽功能障碍后食团未进入食管，嵌顿在咽喉部或者进入气管内造成老年人窒息，是吞咽困难最为严重的并发症之一。如果老年人进食后出现呼吸困难、呛咳、面色口唇青紫、面容痛苦、双眼直瞪，双手呈"V"字形放于颈部或双手乱抓，提示出现噎食症状。严重者会因缺氧丧失自主呼吸，可能出现大小便失禁、意识丧失、全身瘫软和四肢发凉等。

第五问：发现老年人噎食后，如何用"剪刀、石头、布"救命？

答 发现老年人噎食，可使用"剪刀、石头、布"海姆立克法急救。立即让老年人分开双腿，自己迈开一条腿顶住老年人腰部，此时伸出我们的剪刀手，用来定位脐上两横指作为我们的冲击点，另一只手握拳，虎口向内顶住冲击点，剪刀手变成布包住我们的拳，斜向上用力地冲击，目的是为了通过这个冲击力，将老年人气道内的异物排出，那么在冲击几次之后，我们要注意观察老年人口腔异物的情况。抢救的黄金时间是4—6 min，如果阻塞物没有清除，上述急救动作可重复操作，并立即拨打120急救电话，继续救治直到救援人员到达。如呼吸、心跳停止，应立即进行胸外按压、人工呼吸等急救措施。

第六问：老年人噎食后如何自救？

答 如果是自己发生噎食，旁边没有其他人，这时需要冷静地找到一个物体的边缘（如桌子边缘或者椅子背部），稍稍弯下腰去，靠在固定的水平物体上，以物体边缘压迫上腹部，快速向上冲击。重复之，直到异物排出。如果阻塞物没有清除，上述急救动作可重复操作，继续救治直到救援人员到达。

第七问：对于有吞咽障碍的老年人，如何预防误吸？

答 对付"误吸"，需要讲究战略战术。接下来先了解标准进食流程并加以遵循，预防和减少误吸的发生。

（1）进食前：首先需要评估老年人的吞咽情况，根据吞咽情况给予相对应的食物。保证老年人在安静的环境中缓慢进食，且精力集中，不与他人谈话及思索问题，以免精力分散引起呛咳。对于刚睡醒的老年人，应给予适当的刺激，使其在良好的觉醒状态下进餐。

（2）餐具选择：选择圆润、无尖角及表面光滑的安全舒适型餐具，避免使用刀、叉等不安全餐具，饮水禁用吸管。汤匙以钝厚且匙柄较长、容量为5—10 mL为宜。

（3）进食体位：意识清楚的老年人进食时宜保持坐位，双脚平稳接触地面，双膝关节屈曲90°,躯干挺直,双上肢自然放于桌面。卧床的老年人采取坐位或半卧位,颈部轻度屈曲约45°;食后不要立即躺下,保持进食姿势30—40 min。无力者需给予适当支撑保持微低头15°姿势。

(4)进食中:"一口量"即最适于吞咽困难的老年人每次的摄食入口量。一般正常人一口量:稀液体1—20 mL、布丁5—7 mL(约两矿泉水瓶盖)、浓稠泥状食物3—5 mL(约一矿泉水瓶盖)。对有吞咽障碍的老年人,如果一口量过多,食物会从口中漏出或引起咽部残留导致误咽;过少,则会因刺激强度不够,难以诱发吞咽反射。一般先以少量试之(稀液体1—4 mL),然后酌情增加。

(5)进食后:认真检查评估老年人口腔内是否残留食物。若有残留物,应及时帮助老年人彻底清除,若不及时清理口腔内残留物,因老年人的体位改变容易导致残留食物被误吸入呼吸道。

第八问:老年人发生误吸,如何进行急救处理?

答 立即停止进食,应尽快调整体位,头部偏向一侧,鼓励并协助老年人咳嗽;阻塞呼吸道者,应立即清除口腔食物,拍背协助老年人尽快咳出异物;有条件者应用负压吸引器吸净口、鼻腔及气管内液体;尽早吸出异物和气道内分泌物,这是改善肺通气换气的关键,可为抢救老年人的生命争取宝贵时间。

(1)立即拨打120急救电话,等待救援。

(2)若条件允许,立即给予老年人吸氧,以改善缺氧状况。

(3)观察老年人生命体征变化,如出现呼吸心跳停止,立即进行心肺复苏。

第二节 不要让烫伤成为一种难言的痛

第一问:"趁热吃"在坑您,灼伤食道怎么办?

答 中国人的饮食一直离不开"热"这个字。有研究显示,饮食过热与食道癌等多种消化道疾病息息相关。这是因为人的食道壁是由黏膜组成的,非常娇嫩,只能耐受50—60℃的食物,超过这个温度,食道的黏膜就会被烫伤。一旦发生食道被烫伤的情况,可通过以下方法进行处理:可口服牛奶、蛋清、豆浆等;适量喝些橄榄油,可促使食道黏膜新生;补充营养,如蛋白质、维生素;口服药物,保护食道黏膜(服药遵医嘱);不吃过于粗糙的食物,以防摩擦新生的食道黏膜;日常应注意饮食卫生,不吃过酸、过热、过烫的食物。日常最好饮用温水,即水温在18—45℃。即使在冬天,水温也不宜超过50℃。

第二问:老年人吃饭时烫伤,家人如何应急处理?

答 居家处理的原则为:去除伤因、保护创面、防治感染、及时送医。烫伤处理的简要五字为:冲、脱、泡、盖、送。冲——对伤处冲水处理或将伤处浸于水中,如无法浸水,可用冰湿的布敷于伤处,直到刺痛火辣的感觉改善为止(时长 10—15 min)。脱——除去伤处的衣物或饰品,若被黏住了,不可硬脱,可用剪刀小心剪开衣物,保留黏住的皮肤。泡——将患处浸泡于 15—20℃ 水中 15 min(若发生颤抖现象,要立刻停止泡水)。盖——用干净纱布或毛巾轻轻盖住烧烫伤部位,如果皮肤起水疱,不要随意刺破。送——送医院进一步处理,避免用有色药物(碘酊、龙胆紫)涂抹创面,也避免用酱油、牙膏、蜜糖涂抹伤口等土方法,以免增加伤口处理难度。

第三问:居家烫伤应急处理有哪些注意要点?

答 (1)烧、烫伤后最好不要于灼伤处吹气或自行涂一些药物或食品,如牙膏、麻油、酱油、护肤膏等。否则,轻则污染创面,重则引起化学反应,加重伤情。

(2)严重烧伤、烫伤者不可让其喝水。因为伤情重,喝了水会导致水肿、胃肠道应激反应,病情反而加重。

(3)不要自行将水疱挑破,在短时间内水疱可起到保护创面作用。

(4)手臂烫伤时,应及时去掉手表、手镯、戒指等,防止伤处肿胀时被这些物品卡紧,影响血液循环而发生坏死。

第四问:如果不小心身上着火,如何自救?

答 请冷静处理,记住以下"三字经":

(1)停:停止移动,保持冷静,不要奔跑,因为风会助长火势。

(2)躺:立即躺下,若手部没有着火,以手掩脸,就地卧倒。

(3)滚:翻滚身体,或用大块布包住着火的地方灭火,之后就近跳进水池或盛水容器里。

第五问:烫伤后的水疱,到底要不要戳破?

答 水疱是皮肤最好的保护膜,可以防止感染,最好保持局部干燥,让其自行被吸收;遇到大水疱时必须在专业人员的指导下将其戳破,但一定要记住在戳破水疱之前,一定要对针头进行消毒,之后再将水疱内的液体轻轻挤出来,用无菌敷料进行包扎。如果水疱处已经感染,要及时到医院就医。

第六问:被食物或开水烫伤后能用冰敷吗?

答 不能长时间进行冰敷,要避免体温流失,特别是老年人,最佳方式是用15—20℃流动的冷水冲到不痛为止。轻度或小面积烫伤后,用流动冷水冲洗烫伤部位,或将患处浸泡在冷水中进行冷处理,这几乎是人尽皆知的烫伤急救常识。但是,对于具体方法怎么实施、所使用的水的温度、冷处理持续的时间等,并不是每个人都十分清楚。研究认为,烫伤发生后,立即使用自来水对伤处局部进行连续冲洗20 min可以获得终止热损伤的最佳效果,局部冷处理可以收缩局部血管,减少渗出和水肿,减轻炎症和疼痛,还可对局部起到清洁作用,但对烫伤部位进行冰敷或者使用冰水冲洗可能会造成局部冻伤而加重损害。

第三节 留置胃管进食意外事件的预防与处理

第一问:留置胃管,如何留住它?

答 留置胃管的老年人及其家属或照护者都遇到过意外拔管,为更好地留住胃管,我们有妙招:

(1)妥善固定是关键。对于留置胃管,我们需要采用安全有效的固定方法,如鼻贴固定、盘带固定、胶布蝶形固定等。

(2)疏通情绪很重要。要多与老年人沟通,操作前后多交流,取得老年人的信任与配合。

(3)日常维护仔细做。要定期更换固定装置,保持鼻腔和固定装置的清洁。

(4)健康教育挂心间。要经常与老年人讨论胃管使用情况和舒适度,促进舒适、保证营养是根本。

(5)康复训练不间断。要在康复师的帮助下坚持为老年人做安全进食训练。

第二问:如何固定留置胃管?

答 胃管的固定方式需根据老年人情况而定,可以按常规方法固定,也可以创新固定方法,以不易脱落、舒适美观为原则。胃管鼻贴面颊双重固定的方法有以下几种:

(1)鼻贴固定。

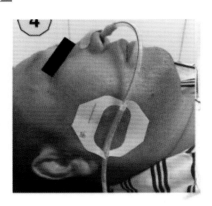

（2）盘带胶布固定。

（3）水胶体透明贴固定。

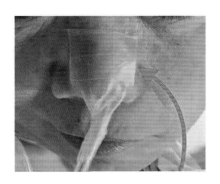

第三问：如何预防胃管堵管？

答　鼻饲期间淤积的营养液或药物凝固成块致使胃管不通称为胃道堵塞。轻度堵管时回抽无胃液，可通过加大力量推入温水加以疏通；严重堵管时回抽无胃液，鼻饲推入时阻力大，推入温水不能疏通。预防胃管堵塞要注意以下几点：

（1）应正确配置和输注鼻饲流质饮食，掌握食物的浓稠度和食物输注方法。

（2）服用药物要充分研碎，注意药物之间的配伍。

（3）要掌握封管相关知识，鼻饲后要输注温水不少于30 mL，且需要边冲边停地脉冲式冲管，如有食物残留管壁，可输注少量可乐溶解。

（4）经济条件允许时尽量使用复尔凯胃管，如选择普通硅胶胃管，在置入前可在末端剪2—3个侧孔并用开水将胃管泡软，预防胃管堵管。

（5）如果出现堵管，请及时到医院就医。

第四问：鼻饲如何防止腹泻？

答　（1）老年人对鼻饲有一段适应过程，开始时膳食宜少量、清淡，逐渐加量，中午食量稍大于早晚,每日5—6次。

（2）食物、餐具和输注时应注意卫生,膳食应新鲜配制。

（3）注意膳食的调节,如排便次数多、大便酸臭,可能是摄入过多的糖类所致;大便稀臭,呈碱性反应,可能为蛋白质消化不良。

（4）鼻饲液温度应保持在38—40℃,避免过冷或过热;新鲜果汁与奶液应分别输注,防止产生凝块;药片应研碎溶解后注入。

（5）如果出现腹泻,请及时到医院就医。

第五问：鼻饲出现食物反流、呛咳,有哪些原因?

答　（1）意识障碍:老年人处于昏睡或昏迷状态时,因咽部感觉迟钝、咳嗽反射减弱,导致流入口腔的胃肠液被吸入气管。

（2）生理功能退化:老年人吞咽及咳嗽反射迟钝,食管下括约肌松弛,防止胃食管反流的生理屏障功能减弱,易发生食物反流,甚至导致吸入性肺炎发生。长期卧床的老年人,胃肠蠕动减慢,容易造成食物在胃内潴留,从而导致误吸。

（3）体位不当:在鼻饲中和鼻饲后持续仰卧、平卧或床头角度过低时,老年人不能吞咽反流的胃内容物,从而引起误吸。

（4）胃管原因:留置胃管刺激呼吸道和口腔分泌物增多;鼻饲管径越大,对食管下段括约肌的扩张开放作用越大,误吸的可能性就越大。

（5）输注:输注液体过冷或过热或输注速度过快,容易引起呕吐,导致误吸。

第六问：留置胃管的老年人胃内残留液多,怎么处理?

答　（1）胃内容物小于100 mL可继续鼻饲,但应减慢速度。

（2）胃内残留量大于100 mL,提示有胃潴留,需延长输注间隔或暂时停止鼻饲,或将胃内潴留物抽干净后,按常量减半进行鼻饲,同时可加服胃动力药,如吗丁啉、西沙比利,以促进胃排空。若抽出物为咖啡色液体,则很可能有胃出血发生,应抽出胃内容物,观察出血量大小。

第二篇 活 动 篇

  饭后百步走,活到九十九!活动能增加肌力,提高机体的抵抗力,促进心理健康,改善大脑认知和心肺功能。老年人随着年龄的增长和受慢性病的侵袭,活动能力下降,机体功能衰弱,相继出现肌少症和肢体挛缩,生活空间只限于床边或床上,这时活动成为一种奢望!生命在于运动。无论您现在健步如飞,还是步履维艰,您都需要活动或有活动的意念!如果您或者您的家人、朋友有以上困惑,请阅读本章内容,让具有十余年医养结合老年照护经验的专家团队为您答疑解惑。

第五章

生命在于运动

第一节 "银发族"的活动

第一问：老年人为什么要动起来？

答　随着年龄的增长，人的身体的各个器官也在不断衰老，所以不建议老年人做剧烈的体育锻炼，但也并非静养而每天不运动，否则会加快衰老。老年人不运动，身体可能会出现种种不适，如感到浑身没劲，做什么事都提不起兴趣，容易引发高血压、冠心病等疾病，严重时会出现脑供血不足。

第二问："活动"可以降低血脂吗？

答　可以。运动能增加血液中高密度脂蛋白的含量，而人体血液中的脂肪排出体外的前提是血管中的脂肪必须与高密度脂蛋白结合，高密度脂蛋白含量越高，脂肪就越能够有效地被排出，起到降低血脂的效果。人在进食富含脂肪饮食1—2 h后，做一些适当的运动，体内的高密度脂蛋白含量就会明显增加，使血液中的脂肪在未沉积于血管之前就能被排出；同时运动还能加快心脏搏动，加快血液循环，促进脂肪能量代谢。

第三问：运动能让老年人晚年生活更精彩吗？

答　在生活中经常见到老年人在退休之后因为不工作而变得无所事事，而运动可以起到调节情绪和增加生活乐趣的作用。一群老年人边运动边交流更能减少老年人的不良心理因素，同时运动中分泌的激素也会让老年人更加轻松和开朗，让他们晚年生活更精彩。

第四问：重要运动参与者——肌肉骨骼系统，您了解吗？

答　骨骼系统包括骨头、骨头之间的连接部分（关节）、将不同部分维持在一起的肌腱和韧带。肌肉系统包括肌肉和肌腱，所有的肌肉都附着在至少两块骨头上，跨越一个或更多关节。骨骼系统和肌肉系统的相互作用产生了肌肉骨骼杠杆系统,并产生运动。运动在维持强健、高效的肌肉骨骼系统中起着关键作用,若骨骼缺乏运动,肌肉骨骼系统产生的力量就会缺乏,这是骨骼改变和骨质流失的重要因素。

第五问:运动能让降糖生活更轻松吗?

答 能。得了糖尿病不可怕,可怕的是您从此"趴下了"。运动是一种非常重要的糖尿病非药物治疗方式,糖尿病老年人量力而行地进行有氧运动,有利于对血糖水平的控制,减少并发症的发生,使身体各方面都达到一个比较好的水平。"管住嘴、迈开腿"这是一个很实用的健康格言,它强调了饮食和运动的重要性。

第六问:高血压老年人在运动中需注意什么?

答 高血压老年人在运动中的心脏反应,依据高血压程度、用药情况和个体差异的不同而千差万别。研究表明,低强度的有氧运动似乎对降血压更有效,一定情况下更优于高强度的运动。低到中强度的运动可以降低血压,同时大大降低高血压训练者的心脏病患病风险。等长收缩运动(无关节移动的强烈肌肉收缩运动)会增加收缩压和舒张压,因此不是高血压老年人的最佳选择。

第二节 老年人活动前的热身

第一问:什么是热身运动?

答 热身运动是某些全身活动的组合,好的热身运动对于身体舒展开来可以起到很好的帮助作用。在身体活动之前,热身运动以较轻的活动量,先行活动肢体,为随后更为强烈的身体活动做准备,目的在于提高激烈运动的效率与安全性。

第二问:老年人活动前热身有什么好处?

答 (1)热身运动能增加肌肉收缩时的速度及力量,加强肌肉协调能力,还能起到预防或减少肌肉、肌腱、韧带的损伤的作用。

(2)热身运动能改善肌肉的黏滞性,促进血红蛋白结合和释放氧气,使人体的代谢功能得到加强,进而减少血管壁对血液循环的阻力。

(3)热身运动还能产生积极的情绪,增强运动者的信心,使其以更好的状态投入到运动当中。

第三问:简单的热身运动怎么做?

答 (1)直立压腿:双脚并拢直立,手掌交叉互扣,掌心向两脚背躬身下压,注意两腿绷直,重复做10组。

(2)侧压腿运动:左侧压腿,躬身,左脚尖踮起半蹲,左手置于左脚膝盖部,右腿侧向伸直,右手置于右腿膝盖处下压右腿,完成后换右侧压腿躬身压左腿。

(3)踢腿运动:自然站立挺直腰背,两手臂侧平伸与肩同高,左脚向前迈一小步,右脚笔直踢腿与腹部齐高,待右脚落地后换左脚踢腿。

(4)原地踏步运动:原地站立,两手屈臂,右手前左手后,呈跑步状。左脚站立,右脚弯曲抬起大腿,与地面平行。摆臂换腿,原地踏步,适当加快摆臂踏步速度,重复此运动1 min左右。

(5)扩胸运动:两腿自然站立,两手向前平伸握拳,然后屈臂扩胸向后,还原到两手向前平伸握拳,手臂伸直,向两侧后方扩胸。

(6)头部运动:两手叉腰,两脚与肩宽站立,脖子前后左右做下压运动,各下压2次,完成后脖子再往左、往右各绕圈2次。

(7)腰部运动:两手叉腰,自然站立,手与腰部一起做扭腰画圈状运动,左三圈、右三圈。

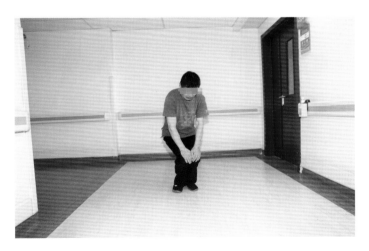

第四问:冬季活动热身时间要不要延长?

答 要,一般情况下,运动前的热身活动在5 min左右,但冬季由于气温低,肌肉收缩性差,所以热身活动最好适当延长至10—15 min,特别是户外运动,热量积蓄比较慢。充分的热身可以克服身体在低温情况下的惰性,刺激神经,促使皮肤温度增加,提高身体肌肉伸展和收缩性,使关节灵活,从而避免肌肉拉伤、关节扭伤等运动损伤的发生。

第五问：老年人起床前热身活动，您做对了吗？

答 （1）起床前应做好热身活动。心脑血管及颈椎病老年人，醒后应平躺，先外展肩关节，再前伸肩关节，各10下。起坐于床上或床沿后，后展、环转肩关节，并扩胸，各10下。目的是使僵硬或粘连的颈部松解，使疼痛的肩、肘关节活动开。腰腿痛病老年人在醒后，则于仰卧位先做30下腹式深呼吸；再双手交叉抱头枕部，抬颈10下，然后双髋、双膝关节伸、屈活动各10下，使腰骶部均衡、协调、平和，然后自然地下床。

（2）正确的起床程序是：先将身体由卧位变为半卧位，再慢慢转身，臀部、大腿坐至床边，双手支撑床面，双小腿下垂，然后全身下地，直立，头颈部肌肉缓缓绷紧，稳定头颅，再迈步洗漱或如厕。如已落枕，颈部本来就很痛，则晨起时应由仰卧直接改俯卧位，俯身慢慢滑下床，依靠颈后肌的强力收缩抬起头颅，可减轻颈椎负荷及颈椎间盘压力，不会加重病情。腰椎间盘突出急性发作期老年人，更宜转俯卧位下床。

（3）正确的起床时间。应坚守"3个半分钟"原则：醒后平卧半分钟，背靠床头半卧半分钟，移至床边再坐半分钟。然后下床。这就减缓了起床节奏，对心脑血管病老年人的安全有利。

下图为常规起床步骤。

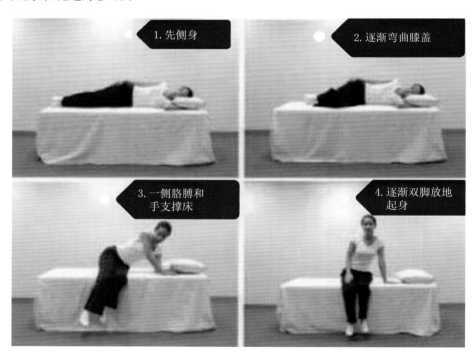

第六问：老年人活动"五不宜"，您知道吗？

答 老年人活动"五不宜"为：不宜迟、不宜空、不宜露、不宜激、不宜急，具体如下。

（1）不宜"迟"。俗话说"一日之计在于晨"。夏日的清晨,空气清新,气候凉爽,是锻炼的黄金时间,故而应选择此时锻炼身体为佳。应避免在中午或下午锻炼,因这时暑热湿盛,骄阳似火,容易引起中暑或其他意外。

（2）不宜"空"。夏季天气炎热,锻炼时,人体出汗多,水分消耗大,因此要及时补充足量的水分和盐分,以保持机体水分和电解质平衡。锻炼前,最好适量喝些淡盐开水或绿豆汤等,不仅可以补充水分,还有利于清热解暑。

（3）不宜"露"。锻炼的地点应选择在有树的阴凉地带,不宜在日光照射下锻炼,更不宜赤膊露体锻炼。当感到太热出汗时,可适当减小运动强度,放慢速度或休息一下,千万不可脱掉衣服,让凉风直吹身体;否则极易遭风邪侵袭而患病。

（4）不宜"激"。老年人对高温环境适应性差,耐受力弱,运动时一定要量力而行,循序渐进,以舒适为宜,不可逞强,不宜激烈和持久。一般宜做些舒缓的活动,如散步、打太极拳、做广播操等。实践证明,激烈的运动不仅会消耗大量的体力、精力,而且极易诱发心脑血管疾病。

（5）不宜"急"。即不要做无准备活动的锻炼。因老年人晨起后肌肉松弛,关节韧带僵硬,四肢功能不协调,故锻炼前应先活动一下躯体,扭扭腰,抬抬腿,放松肌肉,活动关节,以提高运动的兴奋性,防止因骤然锻炼而引发意外损伤。

第七问:老年人的热身运动能代替正式活动吗?

答 这种理解是完全不对的,有些老年人会把热身的动作作为健身主项,从而喧宾夺主,事与愿违,有颈椎病的老年人长期并且长时间做颈椎锻炼动作就会感到头晕,因为这个动作只能作为热身专用动作,不能作为锻炼的主项。

第八问:卧床多年了,还有必要活动吗?

答 有必要。有些老年人因肌肉长期弃用、肌肉流失引起功能障碍,在长期卧床或卧床不起的老年人中,适当地运动可以显著恢复受影响的关节或肌肉的功能,碰到由于损伤而引起的功能障碍时,可由物理治疗师来判断哪类运动对于受伤关节和肌群是合适的。有了正确的运动方式,即使卧床多年,也可能提升参与者的运动功能和水平。像一些被动运动或被动练习是有益的,例如,踝泵练习:脚踝下蹬上勾、用脚尖做环形的动作;下肢肌肉力量练习和肢体抬高动作等。

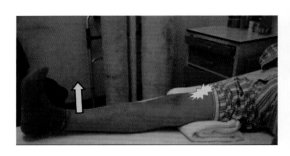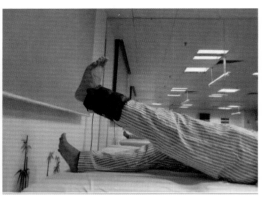

第三节　老年人的健身活动

第一问:老年人健身活动项目怎么选择?

答　老年人健身活动要让自己的身体保持健康的状态,达到强身健体的目的。选择的项目应让自己感兴趣,使运动得以持久并可陶冶情操,更重要的是要符合自身生理、体力的特点。选择多数人容易接受、喜爱的群体项目,便于互相督促,感受集体运动的娱乐性、趣味性。建议根据自身情况酌情选择以下项目:气功,五禽戏,八段锦,太极拳,太极剑,步行,徒步旅行,乒乓球、排球、羽毛球等球类运动,舞蹈,扭秧歌,骑自行车,游泳,旅游,原地跑,慢跑,唱歌,下蹲,做操等。

第二问:广场舞活动,您踩到"雷区"了吗?

答　跳广场舞是老年人健身活动的主要项目,但您是否也存在以下误区:

(1)误区一:不热身。认为在跳广场舞的过程中就有热身。如果立即投入到某些节奏明朗欢快、动作幅度较大的广场舞中,会有肌肉拉伤的风险,即使肌肉未被拉伤,也会有很多肉眼观察不到的肌纤维被拉断。

(2)误区二:锻炼的种类繁多。在广场舞的编排上并没有明确的锻炼部位和锻炼目的,五花八门的动作都在广场舞中出现。有的动作幅度很小,完全不能达到锻炼的目的;有的动作幅度很大,甚至出现一些大的跳跃动作,这些动作对于老年朋友来说属于危险动作,不仅会伤害到踝、膝关节,而且还会对心脏造成很大的压力,尤其是对有高血压、冠心病等慢性疾病的老年朋友更为危险。

(3)误区三:缺乏正规的动作指导。现在的广场舞健身锻炼多为自发的、民间的且组织并不完善的活动形式。在锻炼中也多是一人跟随教学视频学会大致动作,再进行普及,没有规范动作示范,也没有标准动作,容易造成损伤。

第三问:老年人运动强度和时间如何把控?

答　(1)老年人健身要适度、循序渐进、动静结合。比较科学地反映运动强度的有效方法是心率储备法:运动时的心率=(210-年龄-安静心率)×(40%～65%)+安静心率。

(2)运动时间选择及注意事项:① 晨练时间应选择太阳升起后。这时阳光比较充足,空气质量也是一天之中比较好的。② 在晨练时要补充水分,尽量选择喝一杯温水或蜂蜜水。③ 不要空腹晨练,尤其是患有慢性疾病的老年人,要吃一些易于消化的食物。④ 晨练之后擦干汗水,换下运动时的衣物,避免感冒。⑤ 晚餐后锻炼应在餐后至少30 min以后才能进行,因为餐后马上运动,会增加胃的负担。⑥ 晚练不宜太剧烈,否则会影响睡眠质量。宜选择走步、慢跑等较小运动量的活动方式。

第四问:老年人可以选择登山运动吗?

答　登山健身是一项老年人喜爱的运动,老年朋友在登山过程中可以从中享受运动的乐趣、欣赏大自然的美景,不仅可以锻炼身体肌肉和心血管机能,还可以调节身心,放松眼睛,所以深受很多老年人的喜爱。但需提醒老年人的是,登山要量力而行,高龄老年人最好不要选择登山运动,因为老年人的膝关节已经出现退行性的变化,不能承受很大重量,登山易损伤关节。

第五问:全民健身来袭,您听说过音律活化操吗?

答　音律活化操针对的是55岁以上身体功能较弱的老年人(包含长期罹患慢性疾病如精神相关疾病、中风、帕金森病、癌症等病症的老年人)以及失能者。强调基于健康促进的概念,增强老年人的自主能力,帮助老年人赢得生活的尊严,使其能够主动运动起来。鼓励行动困难甚至是偏瘫的老年人都能够动起来。音律活化操以引导老年人进行生活体态的修正与调整为目标,可有效防治中老年人慢性病、新陈代谢疾病及老年人跌倒问题。

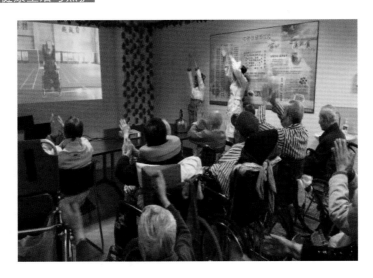

第六问：音律活化操的动作设计与配乐有什么"讲究"？

答 音律活化操，顾名思义，指按照音乐的节律活动。其不仅破解了银发老年人孤独无事的老年状态，更能让他们重新找回属于自己的健康体态。

（1）音乐选择：以当地流行歌曲、民谣为主，兼以治疗性音乐等。每首曲目大致从简易到困难分为1—5五个层级，依据对老年人的身体状态评估情况分别加以使用。

（2）动作设计：含有瑜伽、太极、拍手功、笑笑功、舞蹈等运动项目，以及基本关节活动、肌力锻炼训练、伸展运动、等长运动、等张运动、间歇运动、感觉统合运动等。

（3）参与人群可以从社区一般群众开始，逐步发展到高龄老年人、慢性病老年人以及轮椅族和失智老年人。

第七问：预防痴呆症，该怎么活动？

答 "水不流变臭，脑不用生锈"，大脑保健的重要性自然不言而喻。通常人们为了防止脑衰退会从营养、运动、情绪等多方面去调节，但最有效的途径其实是勤思考、常用脑、多学习，大脑经常进行思维训练是延缓大脑生理变化的有效途径。例如，棋牌活动可以阻止大脑衰退，包括围棋、跳棋、军棋、五子棋、陆战棋、象棋、桥牌、麻将牌等活动。因人而定，每周3次，每次1—3 h。同时健身走也有利于脑保健。感觉轻松即可，一般每次连续走200步，每周3—5次。

第四节　老年人的趣味活动

第一问:老年趣味活动,您为啥要参与?

答　趣味活动可以陶冶情操,愉悦精神,交流思想,锻炼身体,丰富老年人的晚年精神文化娱乐生活,增进老年人之间的交流与了解。我们呼吁更多人去关注老年人。敬老爱老,让他们时时刻刻能够感受到社会大家庭的温暖,引导更多老年人积极参加各种力所能及的强身健体活动,以达到老有所学、老有所乐、老有所为、健康长寿的目的。

第二问:老年人的趣味活动有哪些?

答　(1)击鼓传球。游戏规则:老年人围成圈,其中一人拿球,主持人闭着眼睛放音乐或者击鼓,声响传球,声停球止。球在谁手中谁就"中彩",中彩者可展示一个小才艺,朗诵、唱歌、讲笑话均可。此小游戏能适当提高老年人专注力和紧张感,还能增加老年人之间的沟通。

(2)挑战数数字。游戏规则:老年人围成一圈,每人按照顺序(顺时针或逆时针)一个人数一个数,从1数到50,遇到9或9的倍数时,就以拍巴掌表示。然后改变方向继续数。比如,开始按顺时针方向数到8以后,数9的人拍一下巴掌,然后按逆时针方向数10,当数到18的时候,拍一下巴掌,方向又变为顺时针,如此类推,直到数到50。这个小游戏考验老年人思维的灵敏度,可以提高老年人的反应能力,能够有效预防痴呆症。

(3)套圈夺宝。游戏规则:用易拉罐或其他瓶罐摆成三排,老年人在一定距离处用铁圈套罐,套中者则加分。一轮下来分数最低的人表演才艺。此小游戏可以增强老年人的感知觉,保持对距离和力度的把握度。

(4)剪纸花。由于步骤比较复杂,先学会的老年人可以教还没学会的老年人,在互帮互助的过程中,加强彼此情感的联系。剪纸花等手工活动,可提高老年人活动的积极主动性、耐心,锻炼老年人的动手能力,延缓老年人衰老速度,降低老年人多种病症的发生率。

(5)贴鼻子。在白板上画一人像,无鼻子,老年人于一定距离处蒙眼前行,队友在旁边协助,在白板上贴上人像鼻子。以位置的准确与否为加分条件。该活动能增强团队的凝聚力,增强老年朋友彼此间的信任感。

(6)猜谜语。出题者公布谜面,适当提示答案,老年人可以举手抢答,最先答对者加分。这是一项智力游戏,老年人开动自己的脑筋,主动参与活动,可以延缓老年人衰老速度,降低老年人患老年痴呆症的概率。

第三问:开展趣味活动注意事项有哪些?

答 (1)友谊第一,欢乐第二,比赛第三。注意行动切勿莽撞。

(2)在活动过程中,老年人应该注意安全,比赛现场也应有多位工作人员保护老年人。

(3)在活动过程中,老年人如有挫伤、扭伤、肌肉拉伤、呕吐、眩晕等身体不适情况,让其立即报告,不能隐瞒。

(4)请老年人提前告知身体状况,如心脏病、高血压、骨类疾病或动过手术不久等情况。

(5)一旦老年人出现剧烈呕吐、眩晕、骨折、休克等较重症状时,要采取以下措施:与医院联系,让医院做好抢救的准备工作,并安排应急车辆护送伤者到医院救治。

(6)要准备好常用医疗包,方便有突发病状时医药可以及时到位。

第六章

患有常见疾病的老年人的活动

第一节　患有心血管疾病的老年人的活动

第一问：患有高血压病的老年人的健心运动有哪些？

答　以下介绍两种健心运动：

（1）下蹲运动：双脚分开站立，比肩稍宽，双手自然伸至头顶，同时脚跟提起，吸气。双手平举，下蹲收腹，提肛并呼气。两手模拟拉绳子的动作，左右手交替向体侧收缩，直至与肚脐相平。深吸一口气，慢慢站直身子。反复进行10—20次。

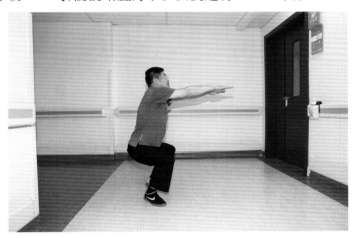

（2）倒向散步：步行时，两手背放于肾俞穴处，缓步倒退走50步后再向前行100步。反复5—10次。

第二问：患有高血压病的老年人如何做有氧运动？

答　体育运动分为有氧运动和无氧运动两种。有氧运动是指通过运动中的呼吸，有效吸入氧气，并产生热能的运动。有氧运动就好比是汽车的发动机，利用氧气使汽油燃烧，产生动力。同样，人类在运动中也要燃烧燃料，这些"燃料"就是人体的三大营养物质——糖类、蛋白质和脂肪。低强度、长时间的运动，基本上都是有氧运动，比如，步行、慢跑、长距离慢速游泳、骑自行车、跳舞、打太极拳等，长时间的有氧运动有助于增强心脏功能，消耗多余的脂肪，不易疲劳，且不易使血压骤然升高，因此，我们提倡患有高血压病的老年人进行此类运动。

第三问：患有高血压病的老年人每天运动应消耗多少卡路里？

答 通过运动疗法，我们希望患有高血压病的老年人每日能消耗摄入热量的10%—20%。也就是说，如果一天的摄入热量为1600 kcal的话，运动疗法要求消耗160—320 kcal的热量。运动疗法也要讲究循序渐进，对于平时不怎么运动的人来说，一开始不妨选择160 kcal；如果平时偶尔有运动，可以选择240 kcal；如果平时经常锻炼，直接选择320 kcal。但是，这仅仅是运动疗法的基本要求。

第四问：患有心脑血管疾病的老年人需要开展"微笑运动"，您了解吗？

答 老年人运动完了气喘吁吁、上气不接下气，这不是我们希望看到的效果。适合患有高血压病的老年人的运动，应该以轻松、易承受为前提，在运动的过程中，老年人还能够面带微笑地进行交谈，这种轻松的运动，不少人称之为"微笑运动"。"微笑运动"不会使肌肉酸痛，不易使人疲劳，运动结束时，浑身会透着一股爽劲。因此，当您决定开始运动疗法时，一定要注意选择适合自己的"微笑运动"。

第二节　患有糖尿病的老年人的活动

第一问：患有糖尿病的老年人可以选择哪些运动方式？

答 运动方式有多种，主要为耐力运动，如步行、慢跑、跳绳、游泳、骑自行车、打太极拳、简易体操等。老年人可根据身体情况选择1—2项，其中步行应作为首选。对于简易体操，糖尿病老年人在家可做以下四种运动：

（1）踮脚尖运动：立位，将手扶在椅背上，踮脚尖（即左右交替提足跟）10—15 min。

（2）坐立运动：屈肘，两手扶上臂，将背部挺直，椅上坐、站立反复进行，做多久依自己体力而定。

（3）立位运动：将双手支撑在墙壁上，双足并立，使上体前倾，以增加肌肉张力，每次支撑15 s左右，做3—5次。

第二问:患有糖尿病的老年人运动前如何做热身运动?

答 首先保证自己的血糖、血压都控制得比较稳定,无其他不适,就可参加;准备好合适的服装、鞋等。其次要做运动前热身运动:

(1)颈部运动:用手把头拉向一侧,另一侧肩膀不要抬起,保持牵拉感,持续20—30 s,换另一侧。

(2)膝关节运动:身体半蹲,双脚并拢,两手扶膝,顺、逆时针各扭动3—4个8拍。

(3)箭步蹲运动:身体保持正直,前腿膝盖与地面成90°,不要超过脚尖,全脚掌着地,保持20—30 s,换另一侧。

(4)踝关节腕关节运动:双手相握,踮起一只脚,随意地扭动腕关节和踝关节,幅度不可过大,保持20—30 s,换另一侧。

第三问:糖尿病老年人运动中有哪些注意事项?

答 运动量因人而异,一般以每次20—30 min最为适宜,运动时间过短或过长均达不到降低血糖的目的,以运动后微出汗、有轻度疲劳感但不气喘吁吁、运动中每分钟脉搏次数不超过170减去年龄之数为适宜。另外,还要注意,在运动前测量血糖,血糖过高(大于16 mmol/L)或者血糖过低(小于3.6 mmol/L)都不能进行运动,否则会引起代谢紊乱。运动开始时应做些准备活动,切忌操之过急。不要空腹运动,以免出现低血糖休克。最好随身携带一些饼干、糖块、巧克力或含糖的饮料和水,尤其是在运动量相对较大时,一定要及时补充糖和水分。有并发症或合并其他系统疾病如严重肝肾衰竭、心律不齐、动脉硬化、重度高血压和血管栓塞等的糖尿病老年人,应在医师指导下进行运动。

第四问:患有糖尿病的老年人运动后要如何做拉伸?

答 (1)肩膀拉伸:使一侧手臂压住另一侧,保持牵拉感,保持20—30 s,换另一侧。

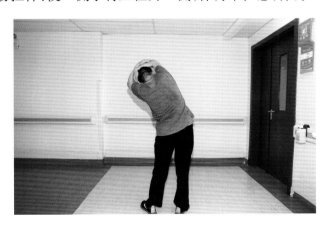

53

（2）小腿拉伸：找一面墙，使一只脚的脚掌踩在墙壁上，膝盖不要弯曲，活动髋关节使身体向前倾向下发力，保持20—30 s，换另一侧。

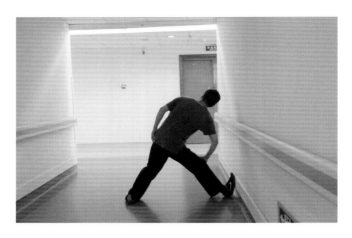

（3）大腿前侧拉伸：一只手扶住墙壁，另一只手抓住同侧脚面，脚后跟贴近身体臀部，大腿向后摆动增加牵拉感，保持20—30 s，换另一侧。

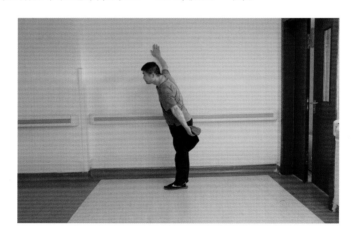

第五问：降血糖必须加大运动量多出汗吗？

答　一提到运动，大家首先想的是跑步、快走、游泳等有氧运动，甚至有人误以为：只有大汗淋漓的运动才能更多地消耗能量，进而更好地控制血糖，这是对运动的误解。首先，出汗多少与运动量的大小无必然联系；其次，运动的效果并非只体现在心率增快上，还包括肌肉的刺激、韧带的拉伸等，所以，看似安静的运动，也潜藏着"力量"。

第六问：患有糖尿病的老年人适合安静的中医运动项目吗？

答　适合，中医传统运动主要包括太极拳、八段锦、五禽戏和易筋经等。与现代的运动有所不同，中医传统的运动疗法十分重视人与自然环境的联系，强调天人合一的概念,要做到"以心合意、以意调气、以气促形、以形合神",使心、意、气、形、神合为一体;也要求把人的形体活动、呼吸吐纳和心理调节三者结合起来,以达到协调脏腑、行气活血、舒经活络的功效。有研究表明,对于中老年糖尿病老年人来说,渐进式的中、低强度的有氧运动有利于对血糖的控制。太极拳属于中低强度的有氧运动,有助于降低血糖、增加胰岛素敏感性、改善胰岛素抵抗,从而控制疾病进展。此外,随着糖尿病病程的发展,各种慢性并发症接踵而来,而太极拳对人体的神经、免疫、内分泌系统均有一定的调节作用。

第七问:有糖尿病并发症的老年人,运动时该注意什么?

答　糖尿病的慢性并发症应注意早期预防、早期治疗。对于已经发生并发症的老年人,运动时应慎重考虑。根据老年人体能,选择一些低强度的运动项目,如步行、太极拳、静气功等。

(1)对于并发末梢神经病变的老年人,运动前应进行感觉神经和自主神经的检查。如存在感觉损害,在运动时宜穿合适的袜子和软底运动鞋。足底有轻微破损时,应停止运动,并及时给予处理,防止破损扩大。预防糖尿病足的发生,可做简易家庭体操。

(2)患有高血压病的老年人合并糖尿病的非常多见。运动初期应在心电监测下进行,运动中避免闭气用力的动作,如举重物、用力地静态收缩等。步行的运动强度应为最大耗氧量的40%—60%。服用β受体阻滞药的老年人,由于心率变慢,运动时心率对运动的反应性减低,此时的靶心率按照比安静时心率增加20次/min计算为宜。停药后再适当提高靶心率。

(3)对于有眼底病变的老年人,如增殖型糖尿病视网膜病变,应避免进行剧烈运动、低头动作或闭气动作,以避免视网膜脱离和玻璃体积血。

第三节　患有骨关节病的老年人的活动

第一问:患有骨质疏松症的老年人的活动原则是什么?

答　(1)应强调的是早参加、多参加体育运动,养成自觉锻炼的习惯并持之以恒,这样有益于增进健康、提高生活质量,也有益于家庭和社会。另外,如已患有骨质疏松症或绝经后才开始运动者要循序渐进,适度锻炼,逐步增大运动量,不可急于求成。

(2)活动必须加强医务监督,避免运动带来的损伤,以及造成骨折或其他疾患。

(3)注意饮食习惯和日常生活方式,不宜进食过饱,要增加富含钙质的饮食。

（4）依据运动对骨的刺激作用特点，健骨运动应尽早进行，以期获得较高的骨峰值，并且必须持之以恒，才能达到维持较高的骨量或延缓骨量丢失的目的。坚持每周运动3—5次，每次30—50 min，以有氧运动为主，适当增加有规律的负重训练等。

（5）慢跑、快走、登台阶等能够直接刺激骨形成并抑制骨流失，增加骨量。常见的走跑交替，即走一段跑一段的锻炼方法，先走后跑交替进行。可根据自身的适应程度逐渐增加走、跑的时间、距离。这种方法既有增强体质的显著效果，又便于从实际出发灵活掌握运动量，活动不剧烈且容易坚持，是一种适合老年人锻炼的较好方法。

第二问：患有骨关节炎的老年人如何活动？

答　可借助一系列的康复器械或通过关节体操等途径进行，主要包括肌力训练、低强度有氧运动和关节活动训练。患有膝骨关节炎的老年人的运动处方的制定应遵循个体化原则，需要考虑老年人的年龄、病史、合并症、活动能力和运动偏好，同时应进行详细的康复评定，包括下肢肌力、关节活动度、平衡协调能力等。需要注意的是，在遵循自我管理锻炼计划进行家庭运动疗法时，应强调环境安全，从而避免老年人跌倒和受伤。肌力训练典型动作包括踝负重下等张膝伸展和屈曲训练、下蹲和爬梯训练，以及仰卧位膝关节伸展时等长股四头肌收缩训练。

第三问：老年人肩部疼痛怎么活动？

答　在没有急性损伤或者明显问题时，拿哑铃或用空瓶装水进行相关部位肌肉训练，渐进增加重量0—2 kg，不可超重，以免造成疼痛受伤。握瓶子时，瓶口在虎口（食指与拇指交界处）的一端。也可以进行肩部伸展操活动，需要注意以下事项：

（1）正确的伸展是轻松而没有痛苦的，因此请老年人注意自己的身体状况，一旦感到疼痛即代表做法错误。

（2）需要稳住重心，伸展角度停在紧绷感的位置，维持缓和而有规律的呼吸，紧绷感将会减弱或消失。不可以振动，振动易导致伤害。

（3）左右两边轮流做，至少两次。

第四问：置换人工髋关节的老年人如何活动？

答　保持双膝分开、髋关节弯曲勿超过90°，按照医师嘱咐进行正确姿势的练习。术后3个月活动要点：人工髋关节术后3个月内睡觉时双腿间需夹枕头；使用助行器或枴杖。床、椅、马桶加高至膝上5—10 cm。术后6—8周内不宜久坐、淋浴或浴缸坐浴。术后6周后可驾车。术后6个月后可温和运动，如散步、游泳。

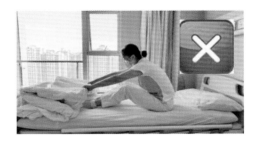
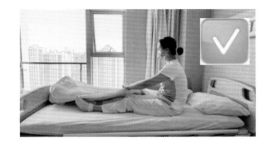

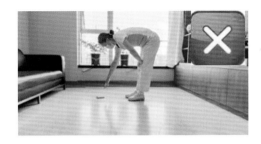
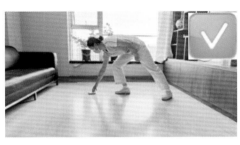

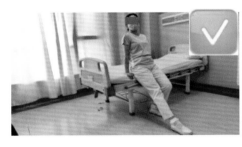
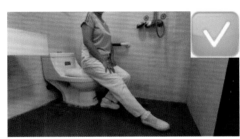

57

第四节　偏瘫老年人的活动

第一问：偏瘫老年人居家锻炼的黄金时间是哪一段时期？

答　不少中风老年人在出院回到家中后，因为没有继续进行康复锻炼，导致身体关节功能急速退化，出院后6个月内到1年间是中风者的黄金康复期。坚持康复锻炼除了可让他们的生活功能逐渐恢复外，也可降低照顾者的负担。如果错过或忽略此时的复健治疗，老年人的身体功能会急速恶化。

第二问：为什么偏瘫老年人要做居家康复锻炼？

答　促进乏力肢体的恢复，维持正常的关节活动度，保持正常生活作息，诱发心情愉悦感，提升偏瘫老年人自我照顾能力，预防二次伤害；增进动作的协调性、精确性与灵活度,增进平衡方面的稳定性,维持日常功能活动的水平与独立性,维持并增进心肺功能等,减少并发症的发生。

第三问:偏瘫老年人日常生活中可以做哪些运动?

答 (1)擦桌子运动:增加外展与内收肩关节活动力,3—4次/天,15—20遍/次,视老年人当天体力或兴趣而定。

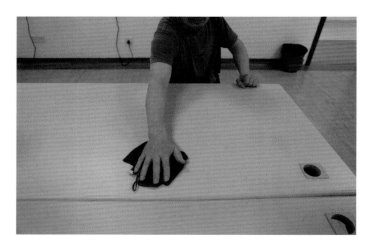

(2)堆积木运动:增加肩关节稳定度与手部精细动作,3—4次/天,15—20遍/次,视老年人当天体力或兴趣而定。

第四问:偏瘫老年人关节活动的被动运动怎么做?

答 被动运动可维持或改善肢体的柔软度与循环,促进运动反射并且刺激屈曲反射、伸展反射。被动关节运动的方法:执行关节被动运动前,需先向老年人说明并取得配合。每一关节每次要做10—20次,约每5次中要有一次做到关节角度的极限;施予一较小压力以使关节超过原有的活动角度,从而达到矫正的效果,老年人可能会感到疼痛,但只要停止后疼痛消失,就可继续下去。要有规律地做,每个关节都需做到位且不能中断。做被动运动时,一定要先固定所有的近侧肢体。

第五问:轻度偏瘫老年人如何主动运动?

答 (1)穿脱衣物:增加手部关节的活动力,3—4次/天,15—20遍/次,视老年人当天体力或兴趣而定。

(2)扣纽扣拉拉链:增加做精细动作的灵活度,3—4次/天,15—20遍/次,视老年人当天体力或兴趣而定。

(3)做手工、折纸等:增加做精细动作的灵活度及手部翻转力,3—4次/天,15—20

遍/次,视老年人当天体力或兴趣而定。

第六问:偏瘫老年人如何自行穿脱衣物?

答　偏瘫老年人自行穿脱衣物详见下图。

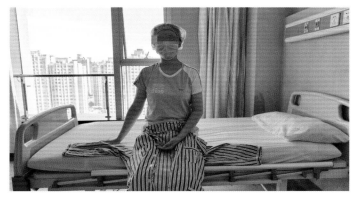

（1）

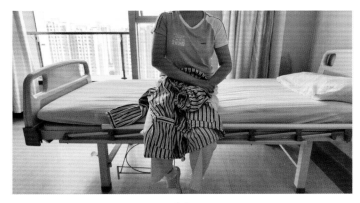

（2）

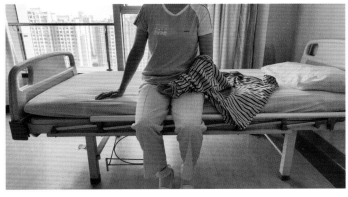

（3）

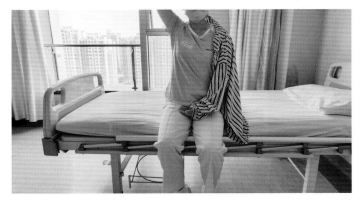

（4）

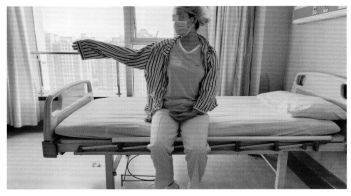

（5）

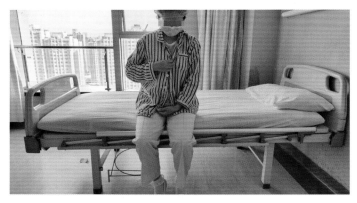

（6）

第七章

失能半失能老年人的活动

第一节　失能半失能老年人的活动

第一问：如何为失能半失能老年人选择音乐和进行活动设计？

答　（1）音乐选择：同前述音律活化操。

（2）动作设计：同音律活化操。

第二问：卧床老年人离床后可以进行哪些活动？

答　卧床老年人离床后，应多参加适合自己的小游戏，既能益智又能锻炼身体。

（1）名字大串烧：首先让老年人围成一个圆圈，第一位老年人说出自己的名字，第二位老年人先说出前一位老年人的名字，然后再加上自己的名字，第三位先说出前两位老年人的名字，然后再加上自己的名字，由此类推，直至最后一位成员说出所有老年人的名字。

（2）您来比划我来猜：拿出一些卡片，上面写一些水果、动物的名称或一些成语，如"老虎""西瓜""抓耳挠腮"等。参与的老年人两人一组，一个比划一个猜。

（3）抢香蕉：老年人们相对而坐，中间放一张桌子，由照护人员置一根香蕉于桌上，喊开始后看谁先抢到，且进行几轮比赛，以锻炼老年人的反应能力和协调能力。

（4）嘴巴手指不一样：老年人围坐在一起拍手，并喊"嘴巴手指不一样"。轮到哪位老年人，他嘴里喊的数字跟他手里比划的数字不能相同，若嘴巴与手指表现的一致则犯规。如老年人喊"三"的时候，手指伸出的时候不能是"三"，应该是除"三"之外的其他数字。

（5）蜜蜂飞：让老年人围坐在一起，按顺序排上号，照护人员喊"六号蜜蜂飞呀六号蜜蜂飞"。六号老年人的两只胳膊都需要摆动，他旁边的五号和七号老年人靠近六号老年人的那只胳膊也要摆动。

第三问:老年人手指操怎么做?

答 手指操有很多不同的做法,如下做法简单易行,且容易坚持。一捏一搓,循环一遍。第1步:将拇指和食指对捏,然后做一个搓的动作;第2步:将拇指和中指对捏,做一个搓的动作,以此类推,再到无名指和小指;第3步:再返回来做一遍,形成一个循环。

第四问:社区日间照护,您了解吗?

答 绝大多数老年人居住在社区或家庭,故在社区为老年人,特别是高龄老年人和失能老年人开展老年人慢病管理、中长期照护、家访出诊、家庭病床、促进康复等服务,使高龄老年人和失能老年人就诊更方便,可节约大量的陪护、交通等社会成本。社区服务能力已逐步提高了很多,如药品的平进平出、家庭医生式管理、慢病管理、健康促进和上门服务等,实现生活养护和功能残疾医疗照护并重。所以,如果您的社区有日间照护机构,老年人可以结伴而行,一起参与进来。

第二节 辅助器具的使用

第一问:老年人如何正常使用拐杖?

答 拐杖是老年人的第三只脚,所以正确使用拐杖很重要。首先要正确调节拐杖的高度,以站立时手臂伸直,调节拐杖高度至手腕同高或者手肘弯曲20°—30°为宜。其次拐杖底部应该有橡胶垫,以保持其稳定性。使用拐杖时健侧上肢持拐杖,先出拐杖,再出患侧下肢,健侧下肢再踏出,依次行走。

第二问:老年人如何正确使用轮椅?

答 牢记以下五点,您就可以熟练使用轮椅了:
(1) 坐位宽度:坐入轮椅后,身体与轮椅左右侧板之间各有5 cm的缝隙。
(2) 坐位深度:坐入轮椅后,轮椅椅座外端与腘窝相距5 cm。
(3) 坐位高度:坐入轮椅后,臂托与腰部齐平。
(4) 扶手高度及长度:双前臂及双手能自然放于臂托上。
(5) 靠背高度及斜度:靠背最高处与肩部相差10 cm。

第三问：失能老年人卧床照护辅具有哪些？

答　(1)卧床时使用得当的翻身摆位枕非常重要。不同部位应使用不同形状的枕头,且用较大摆位枕适当分散受压部位的体重,摆位后进行身体或是肢体的抚平是预防压力性损伤、促进舒适和防止关节肌肉痉挛的关键。

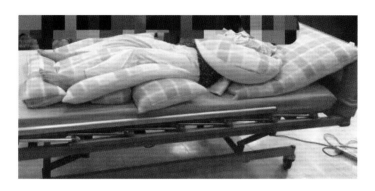

(2)失能老年人或活动障碍老年人卧床期间,衣服选择有讲究,应选择宽松舒适、柔软轻便、利于活动的纯棉制品。

(3)床上移位辅具有讲究。使用移位滑布,可以有效省力节力,同时降低摩擦力、剪切力。

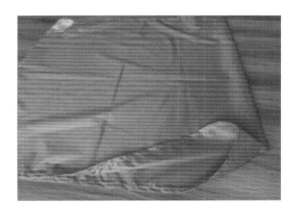

(4)过床易,可轻松照护失能老年人过床。

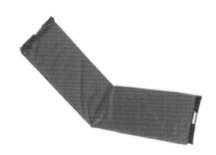

第四问：失能老年人离床的辅具有哪些？

答 （1）移动多功能推车，可以助失能老年人外出。

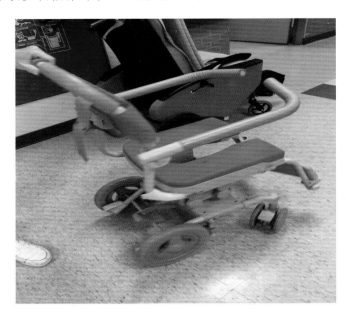

（2）人性化的助行器，是失能老年人安全活动的保障。

（3）电动移位机，可以助失能老年人轻松安全离床。

（4）自动平衡仪，可以助行走无力的失能老年人坚持完成每日锻炼任务。

第三节　卧床期间的活动

第一问：卧床期间如何帮助老年人进行翻身摆位？

答 长期卧床可能会给老年人带来坠积性肺炎、便秘、泌尿道感染、肌少症等严重并发症，因此取舒适体位，执行翻身摆位是照护卧床老年人的重要环节及手段。我们在协助卧床老年人翻身摆位时，应以顺应人的自然动作和姿势为原则进行姿势管理和动作分析，延续《国际功能、残疾和健康分类》的实践理念，开展以生活为基准的姿势与动作的关节活动度、肌力、肌张力和平衡评估，促进卧床老年人活动或激发其本身的活动意念。应以较大面积的摆位枕来分散体重，将体重适当地分散在摆位枕上。摆好体位后要进行抚平，防止肌肉紧张。常取的体位有左侧卧位、右侧卧位、平卧位、半卧位、床上坐位等。

第二问：针对卧床老年人，照护者应该具备哪些照护技能？

答　（1）在进行翻身摆位时，需要注意使用软枕。我们可以根据老年人的具体情况进行选择，如上肢可以选择大一点的月亮形软枕，肩胛及头部可以选择较大的方形枕，肢体痉挛变形可以选择长条形的U形枕，双下肢可以选择较大的凹槽形枕头，臀部及双侧腰部可以选择较小的椭圆形枕头。

（2）在开展照护工作时尽可能不要去抓握老年人的手或身体其他部位，而是采用托起的动作。重点执行动作：托起，见下图。

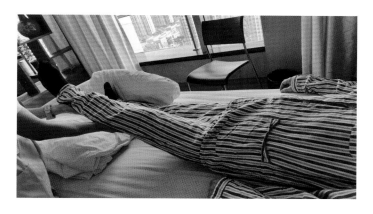

（3）翻身摆位后要及时进行抚平，让局部肌肉放松。

（4）照护者要注意自身的节力原则（见下图），在执行照护时保护好自己的腰部，防止腰肌劳损等，做好职业防护。

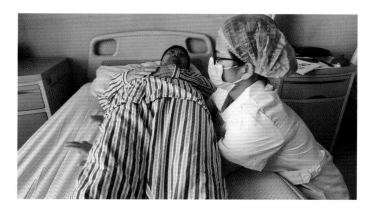

第三问：为老年人开展床上被动运动要注意什么？

答　老年人卧床期间开展被动运动非常重要，照护者需要持之以恒地去做，具体做法如下：

（1）关节活动前,可适当地以热毛巾或热敷垫热敷各关节,使肌肉松弛,运动较容易进行。

（2）可由手、肩到脚以及从各部位的近端关节到远端关节,注意每个可以活动的关节都要做。

（3）做关节活动时遇到阻力请勿强行弯曲或拉直,以免造成骨折或伤害,每个关节的活动度皆采取渐进的方式增加。

（4）关节运动要有规律地持续进行,最好是每天早晚各做一次,每个关节做3—5次。

（5）操作时注意自己的姿势要正确,勿过度弯腰,以免造成自己的腰部酸痛。

第四问:预防坠积性肺炎,翻身后如何拍背?

答 让老年人侧躺,床头摇平,床尾摇高。可以听诊肺部痰鸣音情况,使有痰的部位朝上,例如:左侧胸壁有痰需右侧卧,右侧胸壁有痰需左侧卧。

（1）协助老年人取适当姿势并予枕头适当支托。

（2）在老年人下颌处放置卫生纸。

（3）老年人若为左侧卧,照护者面向老年人站立,将手掌弯曲成杯状或使用叩背器叩击老年人之右上背部;右侧卧则反之。

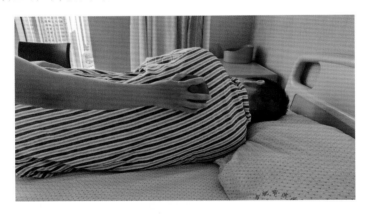

（4）双手交替拍打或单手叩击,平均每一侧需叩击5 min,约叩击300下(1 s/次)。

（5）避免直接叩击心脏部位、胸骨、肩胛骨和胸侧肋骨缘上一手掌宽度等区域。

（6）执行完毕应给予老年人充分休息。

（7）注意事项:

① 如果医护人员告知有禁忌,则不可执行拍背。

② 拍痰宜避免直接在赤裸的皮肤上操作。

③ 至少在用餐前1 h才可执行此活动,应避免于饭后操作。

④ 每天至少早晚各进行一次拍痰活动,且每次每侧应至少进行5 min。

第四节　老年人照护中的体位转移

第一问:如何帮助老年人调整轮椅坐姿?

答　老年人由于自身的活动或身体衰弱,坐在轮椅上时经常出现体位下滑,因此照护者需要经常帮助其调整轮椅坐姿以防跌倒等意外发生:

(1)引导老年人身体前倾,将体重转移到下肢,使其身体向一侧的臀部和脚部转移,头靠在照护者肩上进行坐姿调整。

(2)老年人双手平放于胸前,照护者站在轮椅后面,双手从腋下环抱老年人进行单侧移位。

第二问:如何帮助卧床老年人摇床坐起?

答　交替摇起床尾和床头,防止形成剪切力;对于压力性损伤高风险人群,可以取侧卧位后进行下肢和床头的交替摇起。

第三问:如何帮助老年人从轮椅上站立?

答　(1)拉住老年人的双手进行站立,引导其身体前倾,将体重转移到下肢,如下图所示。

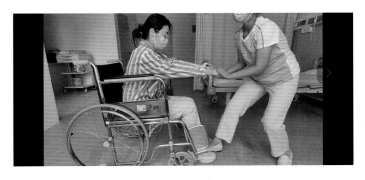

(2)从老年人背部腋下扶其肩部使其站立。照护者需要同时后撤一只脚和身体。

(3)将双手放置在老年人腋下的扶起方法,如下图所示。

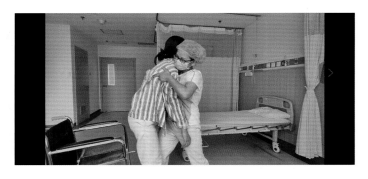

（4）用自己的上半身，进行支撑扶起的办法，如下图所示。

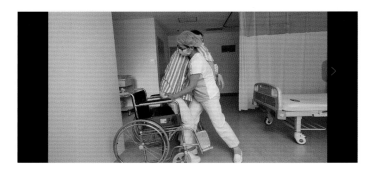

第四问：如何帮助卧床老年人进行床和轮椅之间的转移？

答　老年人的体位转移是对照护者体力和脑力的双重考验，因此既要注意节力原则，又要保证老年人的安全和舒适。以下体位转移方法供参考：

（1）床上坐起：调整老年人位置，以便增大护理空间。照护者一手放在老年人髂前上棘，一手"握"住老年人对侧肩部，用力扶起老年人的上半身。

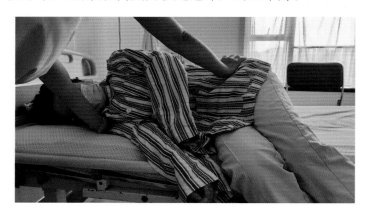

（2）使用可以移动扶手的轮椅，与老年人同侧靠近坐位，将老年人患侧肢体放于照护者腿上，从腋下环抱老年人同步移位至轮椅上。

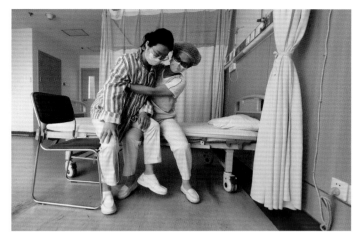

（3）从轮椅到床上：照护者面对老年人，以照护者膝部为支点并顶住老年人膝盖，自腋下环抱老年人进行从轮椅向床上的转移。

第八章

老年人活动常见意外事件
的预防及处理

第一节　活动中突然感觉头痛胸痛的处理

第一问：突然头痛胸痛不能耐受，是患脑卒中了吗？

答　其实这是血管疾病的征兆，根据世界卫生组织的统计，心脑血管疾病已经成为一大"杀手"，并且已经有年轻化趋势，包括脑卒中和心肌梗死。

（1）脑卒中：又称脑血管意外，是一组以急性起病、局灶性或弥漫性脑功能缺失为特征的脑血管疾病，包括缺血性和出血性卒中。

（2）心肌梗死：指因冠状动脉闭塞、血流中断，使部分心肌因严重的持久性缺血而发生局部坏死。

第二问：对于已经出现的疼痛不适感，如何去辨别？

答　首先排除是否因一些生理性问题导致，如喝酒、吃辣椒、喝咖啡、喝茶等，如果不是就要考虑病理性疾病了。病理性疾病的特征如下：

（1）一过性肢体无力，猝然昏仆、不省人事。

（2）皮肤感觉异常。

（3）说话不利索、言语含糊。

（4）短暂视物模糊。

（5）头晕头痛。

（6）血压不稳。

（7）短暂的胸痛、胸闷。

（8）剧烈的胸痛。

（9）心慌、气短。

（10）不典型症状：恶心、头晕、焦虑、忧郁或疲劳。

第三问:心脑血管病的"喜好"有哪些?

答 (1)睡眠不足:睡眠不足会使人血压升高、精神紧张、焦虑等。这些不良因素极易诱发中风或心肌梗死。适宜的睡眠会使人血压稳定、精神平静、精力充沛。

(2)身体肥胖:肥胖会增加人的心脑负担,加速动脉硬化,使血压升高。

(3)体力活动少,生活节奏紧张。

(4)年龄:男性≥45岁、女性≥55岁。

(5)摄盐过多。

(6)患有糖尿病、高血压、高血脂等。

(7)喜好吸烟。

(8)寒冷刺激:冬天从温暖的室内到寒冷的室外时,血压会升高,极易发生脑出血。在寒冷刺激下血管容易出现斑块不稳定、破溃而形成血栓,所以天气寒冷时外出需注意保暖。

第四问:关于脑卒中的九大误区,您知道吗?

答 (1)脑卒中是老年人的疾病。脑卒中的发生与性别、年龄关系不大,全世界25岁以上人口中,平均每4人就有1人可能会发生卒中,平均每6 s就有1人死于卒中,每6 s就有1人因卒中而残疾。在我国,脑卒中是居民第一位死亡原因,也是成年人残疾的首位病因。

(2)颈动脉筛查等于脑卒中筛查。颈动脉筛查只是脑卒中筛查的一部分,有斑块也不一定会发生脑卒中,还要进行脑血管检查并综合发病危险因素来看。

(3)脑血管检查正常就不会患脑血管疾病。有统计显示,1/5的脑血管疾病其实源于心脏,比如房颤。

(4)有些食物和运动是防止脑卒中的灵丹妙药。单从养身保健来看,有规律的生活习惯、健康饮食和科学运动会比这些更靠谱。

(5)药物有毒,保健品更安全。保健品的安全性目前尚未完全得到科学证实,所以不要盲目相信。

(6)阿司匹林可以预防任何脑卒中。阿司匹林临床用药是因人而异的,并不是任何人都能吃的。脑卒中的防控措施是综合性的,阿司匹林只是其中一环。

(7)多吃活血补品就可以活血。迄今为止还没有口服的特效溶栓药,活血药物更没有溶栓功效。

(8)病情轻不用住院,在门诊输液就好。即便是轻度脑卒中,不注意康复的话,其预后也会不尽如人意。况且脑卒中的死亡率和复发率相当高,绝对不可大意。短暂、轻微的小中风"治疗价值"更大。

(9)病好了就不用吃药了。有的人因为腿脚能动了就停药,这是错误的。实际上中风后即使肢体康复了,血管也不一定完全好转,堵塞情况仍可能存在,还是需要遵医嘱坚持服药。

第二节　跌倒的预防及处理

第一问:老年人总是突然跌倒,这是怎么了?

　答　跌倒是指一种无意识地摔倒在地面或更低的平面上,其高危人群为老年人。诱发跌倒的原因可能有:

(1)药物因素:一些导致扩张血管、利尿、导泻、镇静催眠、降压、降糖药物的使用。

(2)个人因素:情感不稳定、年龄较大、无人陪护照看以及个人日常用具选择不恰当。

(3)疾病因素:老年人步态不稳、认知障碍、手术或外伤、消化道出血、腹泻或尿频导致如厕次数增加。

(4)医务人员因素:护理人员意识薄弱、措施未落实、宣教不到位及督查力度不够等。

(5)环境因素:过道有障碍物、物品用具摆放不正确、卫生间位置设置不利于老年人、光线昏暗、地面潮湿。

第二问:跌倒坠床会导致哪些严重后果?

　答　跌倒坠床常发生,其并不是一种意外,而是一种潜在的危险因素,它的发生率高,后果严重,可导致:

(1)脑震荡、脑挫裂伤、硬膜外(或下)血肿、脑内出血等一系列脑外伤症状、甚至危及老年人的生命。

(2)老年人多骨质疏松,跌倒后容易造成肋骨、股骨或颈骨骨折,从而引发血气胸、卧床不起等严重并发症。

(3)心理损伤:跌倒者对再次跌倒产生惧怕心理,造成:跌倒—丧失信心—不敢活动—衰弱—更容易跌倒这样一个恶性循环,甚至卧床不起。

第三问:如何预防跌倒?

　答　(1)坚持三个"30 s":老年人因运动中枢功能减低,腿脚欠灵活,故在日常活动时可在每个动作后暂停片刻,防止眩晕和不稳定;在睡醒后不应立即起床,应再平躺30 s、坐起30 s、站立30 s后再行走。

（2）老年人锻炼身体时,应选择平整的路面及开阔的地方,尽量结伴出行,尤其是那些患有糖尿病、脑血管疾病或体态较胖的老年人。

（3）屋里应保持宽敞明亮,地面无障碍物。不应有已经不平稳及不牢固的家具,如开始摇晃摆动的椅子。物品家具应摆放整齐,以不妨碍老年人走路为宜。如厕时选择有扶手的地方,选择坐厕而不是蹲厕,起身时缓慢。夜间建议使用床边坐便器。

第四问:运动能预防跌倒吗?

答　能。健康运动方式有很多,如改善不良姿势或做平衡运动,能提高身体的平衡能力;伸展及强化肌肉运动,可以防止肌腱挛缩及保护关节,等等。以下是膝盖及腿部肌肉的运动练习方法:

（1）把合适重量的沙包扎于脚踝位置。

（2）慢慢提起腿,伸直膝盖部,脚尖指向自己。

（3）保持5 s,慢慢放松,将脚放回原处。

（4）另一只脚重复上述动作即可。每日做一至两次,每次练习30下,如有需要中途可休息。注意不要双脚同时提起,以免加重脊骨的负荷。

此外,太极拳亦是一项有效的运动,正确的练习对预防跌倒有很大的帮助。

第五问:增加营养能预防跌倒吗?

答　能。（1）适当多摄入富含蛋白质的食物,奶类、蛋类、瘦肉、禽类、鱼虾及豆制品均属于优质蛋白。一般正常的老年人（例如体重50 kg）蛋白质摄入量为:1—1.2 g/(kg•d),每天摄入50—60 g蛋白质。患有急性或慢性病的老年人（例如体重50 kg）蛋白质摄入量为:1.2—1.5 g/(kg•d),每天摄入60—75 g蛋白质。患有重病或明显营养不良的老年人（例如体重50 kg）蛋白质摄入量为:2 g/(kg•d),每天摄入100 g蛋白质。但很多老年人的日常膳食达不到这个量,可额外服用营养补充剂,如乳清蛋白粉等。

（2）适当多摄入富含维生素D的食物,如鱼肝油、肝脏、蛋黄等,充足的光照也可以提高人体体内维生素D水平。当膳食摄入不足时,可在医生指导下补充维生素D制剂,老年人推荐剂量为400—800 IU/d。使用剂量因人而异,建议在医生指导下服用。

（3）适当多摄入含钙丰富的食物,如牛奶及奶制品、芝麻酱、豆腐及其制品、坚果等。建议每天摄入量为1000 mg,如膳食中摄入不足,可在医生指导下补充钙剂。

第六问:跌倒后如何应急处理?

答　如果自己发生跌倒且身旁无人时,老年人应该通过下以方式自救:

（1）当突然跌倒或坠床时，尽量别用手或膝盖去支撑地面，因为容易造成骨折。

（2）当感到头晕无力时应顺势就地坐下，不勉强移动或寻找床和座椅，发生跌倒或坠床时应尽量用双手保护头部。

（3）一旦发生跌倒千万不要急于起身，应先检查身体着地部位是否疼痛，肢体能否活动自如。若感到活动受限，有可能发生骨折，不要动（如腰椎骨折后随意活动，很可能造成关节脱位，严重时下肢可能瘫痪），应立即呼喊周边人员或拨打120急救电话。

第三节　走失的预防及处理

第一问：找不到回家的路，这是怎么回事？

答　这是老年人中常见的一种行为表现——走失。近年来，随着全国人口老龄化趋势日益明显，老年人走失也日益成为严重的社会问题。大部分老年人走失的主要原因是患有老年痴呆或精神疾病。或者因为年龄大、记忆力减退、辨识能力差，加上不经常出门，从而迷失了方向，找不到回家的路。

第二问：如何预防走失？

答　（1）佩戴身份卡。制作身份卡片并让老年人佩戴在身上或缝在其衣服内，上面写上家人的联系方式、老年人的住址、老年人的健康状况等信息，方便路人联系监护人或者帮忙送老年人回家。

（2）家人关怀。平时让老年人形成有规律的生活作息，强化老年人记忆，让老年人平时熟记家人电话号码和小区名字以便老年人走失后有人能及时联系家人。老年人外出时尽量由家人陪同，并告诉老年人走丢后应该在原地等待，不应该到处乱走。

（3）佩戴防走失设备。如有GPS定位功能的手机、手环等，把控制定位器的软件下载到手机里就可以实时监控老年人的活动情况，还可以把老年人经常活动的范围设置为"围栏"，老年人只要走出"围栏"，监护人手机就会收到报警短信，防止老年人走失。

（4）远亲不如近邻。保持和谐的邻里关系，当儿女不在家时，邻居就成了您的"耳目"，"刚刚看到老人往那边走了""老人说要去公园散散步"，当老年人走失时，邻居的一句话也许会为家属寻找老年人指明方向。

第三问：老年人外出没回来，怎么办？

答　当发现老年人走失后，要注意：

（1）不要惊慌，采取排除法来理清思路。回想最后看到老年人的位置，找到最后看见老年人的人，确定走失的时间和位置。逆向推理，顺藤摸瓜地去找；同时立即报案，请求警方发布协查通知。

（2）在老年人经常活动的场所寻找。

（3）携带老年人近期照片到救助站寻找。

（4）印制并张贴寻人启事，求助路人。

（5）求助媒体。

相关数据显示，在统计的曾走失的老年人中，69.3％的老年人在72 h内被找到，这段时间被称为"黄金72小时"。

第四问：易走失老年人如何进行认知康复训练？

答　走失老年人多数表现为记忆力和认知功能减退，主要原因为大多患有老年痴呆症，严重程度不一。

（1）可针对老年痴呆的认知减退进行训练，比如注意力、记忆力、概念的形成与分类、思维判断、执行能力、定向力等，医生可根据老年人认知领域损害的程度进行治疗，比如可以针对注意力、记忆力、思维判断力、执行力等开展相应的训练和治疗。

（2）建议老年人进行适当的运动，比如散步、慢跑、太极拳、八段锦以及一些难度比较低的球类运动，也有助于缓解或者延缓痴呆程度的发展。

（3）可根据痴呆的程度（轻度、中度还是重度），采取不同的办法提高老年人的生活自理能力及社交能力等。

（4）可对老年人的家庭环境进行合理的改造，比如老年人家居环境一定要整洁、物品要牢固地放置等。

75

第三篇 排泄篇

　　"吃喝拉撒"是我们每个人每天都要经历的事情,虽然它是我们每天都要经历的事情,但您对它真的了解吗?大小便的颜色多样,您知道不同的颜色都代表着什么疾病吗?大小便的颜色以及大便的形状及软硬是我们的身体免费检查指标,只要掌握了这些健康密码,就可以快速了解自己的身体状况。您看,有些人住院回来,腹部还带了一个小袋子,这个袋子有什么作用?如果您或者您的家人、朋友有以上困惑,请阅读本篇内容,让具有十余年医养结合老年照护经验的专家团队为您答疑解惑。

第九章

老年人的排泄与健康

第一节 正常与异常大小便

第一问：正常的大便是什么颜色？

答 正常的大便颜色一般是黄色或者褐色，但是由于受到多种因素的影响，大便颜色不一定总是黄色或者褐色。大便的颜色大多数时候与进食的食物颜色有关，举个例子：假如您吃了菠菜等绿色蔬菜，那您的大便颜色很可能就是深绿色的；假如您吃了很多红心火龙果，那您的大便颜色可能就是红色的；如果您吃了很多猪血、鸭血等，大便颜色很可能是黑色的，这时候您不要害怕，这可能是由于动物的血液里含有大量的铁离子，人体无法吸收从而导致大便颜色为黑色。

第二问：大便颜色可以传递给我们什么样的肠道信号？

答 在日常生活中，我们可以通过观察大便的颜色来判断我们的身体是否健康，不同的颜色传递给我们不同的肠道信号。排除药物、食物对大便颜色的影响，如果您的大便为黑色便或者为柏油样便，可以考虑为消化道出血，例如：胃溃疡出血、结肠癌出血；如果是鲜红色血便，考虑为下消化道出血，如：直肠癌、痔疮、肛裂、直肠息肉等；如果是陶土样色便，通俗讲就是白色便或灰白色便，可考虑为胆结石、胆道肿瘤、胰腺癌等；如果是白色油脂样便，量大，气味很臭，可考虑为消化不良或胰腺功能异常引起的腹泻。

第三问：什么样的大便形状是正常的？

答 我们大便的形状多种多样，正常情况下，大便一般就像香蕉一样，表面很光滑，或者像香肠一样，表面有少量裂痕，如下图的3型和4型，这两种是最容易排出的大便。大便像1型、2型提示您可能已经发生便秘了。相反，大便的形状如6型、7型，那您可能存在腹泻了。如果大便像面条一样，这可能是由消化不良、痔疮、肠道息肉、肠道肿瘤、肛门过紧等导致的。具体您对照下图就知道大便传达给您的信号了。

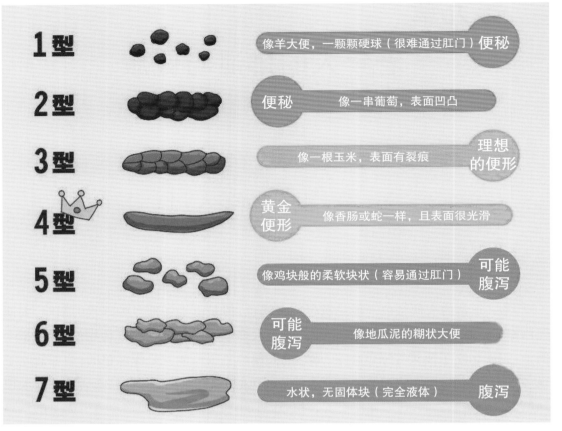

80

第四问：每天大便几次正常？

答　大便的次数因人而异，老年人每天排便1—2次或者每2—3天排便1次都是正常的。若每天排便次数超过3次或者每周排便少于2次的话，就要引起注意了，持续时间较久的话要抓紧时间去医院就医。另外，排便量的多少与进食的量及种类、摄入的液体量（喝水、粥、面汤等）、排便次数、胃肠道功能状态有关，进食粗粮、蔬菜类较多者，大便的量比较多；进食细粮或肉类较多者，大便的量会少一点。

第五问：正常小便的颜色和气味是怎样的？

答　正常小便一般是淡黄色至深褐色，清澈透明。若将小便放置一段时间后，因细菌污染，小便会变得浑浊并会散出氨味。需要注意的是，平时服用的药物、食物会影响尿液的颜色，例如服用B族维生素，尿液是鲜黄色的。

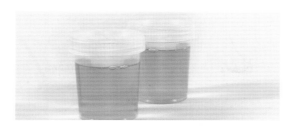

第六问：通过小便的颜色可以辨别疾病吗？

答 其实小便就像我们身体的一个信号传递员，通过它的颜色就能对我们的身体情况了解一二。尿液颜色如果是淡红色或棕红色，就像洗肉水样，可能是肾脏疾病（结石、炎症等）；尿液颜色如果是浓茶色、酱油色，可能是蚕豆病、恶性疟疾等；尿液颜色如果是深黄色，可能是胆红素尿，常见于肝胆疾病；尿液颜色如果是白色，可能是前列腺炎、尿路感染、丝虫病等。

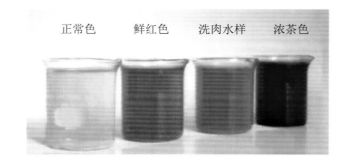

正常色　　鲜红色　　洗肉水样　　浓茶色

第七问：尿多或尿少在什么样的情况下是正常的？

答 尿量的多少也是身体传达给我们的信号，但是不要因为一次两次尿多或尿少就慌张。一般而言，如果喝水较少、出汗量大，此时尿量可能会减少；如果喝水多、饮大量咖啡、失眠或精神紧张时，尿量会有所增加，当然，服用一些药物（如呋塞米、托拉塞米、螺内酯、氨苯蝶啶等利尿剂）或输液量较多时，尿量也会有所增加。如果排除以上因素，尿量减少可能是因为脱水、心功能不全、肾衰竭等；尿量增多可能是因为糖尿病、尿崩症等，建议前往医院检查治疗。

第八问：可以通过小便的气味辨别疾病吗？

答 可以。尿液的气味也不是一成不变的，当身体发生变化时，尿液的气味也会有所改变。当吃了大蒜、葱或具有特殊气味的药物时，尿中就会有特殊的味道，所以尿中有这些气味的时候不要慌，想想自己有没有吃这些具有特殊气味的食物。但是如果出现以下气味就要有所警惕了：小便刚解下来时就有氨味，这可能是膀胱炎或者尿潴留；如果尿液带有苹果香味,这可能是糖尿病酮症酸中毒;如果尿液散发出腐败气味并有腥臭味时,这可能是化脓性肾盂肾炎;如果尿液散发出粪臭味,就要当心了,这可能是膀胱结肠瘘;如果小便有大蒜的味道,可能是误喝了有机磷农药或长期接触有机磷农药导致的急性、慢性中毒。

第二节　养成良好的大小便习惯

第一问:想要顺利排大便,需要养成哪些好习惯?

答 (1)在老年人排便时,要求老年人每天养成定时排便的习惯,尽量在晨起或餐后2h内尝试排便,不要拖延排便时间。

(2)建议老年人晨起喝一杯300—400 mL的温开水或者淡盐水,这样有助于润滑肠道,刺激肠蠕动。老年人吃早餐的最佳时间是早上7点到8点,因为人的生理生物钟与外界自然环境一样有一定的规律,早上7点到8点这个时间段,胃肠开始工作了,更有助于对食物的消化和吸收。

(3)选取适当的排便姿势。建议体质虚弱的老年人可在便器前面放置椅背,抓住椅背,身体前倾,心情放松,先深呼吸,后闭住嘴巴,向肛门部位用力。

第二问:哪些饮食有利于老年人排便?

答 (1)多吃新鲜蔬菜与瓜果:建议每天吃300—500 g的新鲜蔬菜,其中必须有绿叶蔬菜;每天进食300 g左右的新鲜水果。

(2)多喝水:建议老年人每天喝水保持在1500 mL左右,不少于1200 mL。身体水摄入量不足是导致大便干结、排便困难的主要原因。

(3)少吃"重口味"食物:少吃高盐、高糖、高油以及辛辣刺激的食物,如重口味的火锅,老年人饮食以清淡、松软、易消化为主。

第三问:老年人排便时可以玩手机、看书吗?

答 建议不要玩手机、看书。因为玩手机、看书等会延长您排便的时间,有些人会因为这些习惯将排便时间延长至20 min,甚至更长,这可能会引起便秘。通常情况下排便时间要控制在3—5 min,老年人因气虚或者体质差可适当延长排便时间,但是最好不要超过10 min。如果排便时间过长,长时间地蹲着,在排便的时候稍微一用力就有可能出现腹压增大,腹压一增大容易引起血压增高、头晕等,从而诱发心脑血管疾病,严重者可发生猝死。

第十章

排便异常

第一节 便 秘

第一问：一天不解大便就是便秘吗？

答 不是。在日常生活中有些人一天不解大便就觉得非常紧张，其实这不用担心。一天不解大便并不是便秘，大便次数因人而异，有的人一天一次，有的人一天两次……便秘是老年人最常见的一种消化道症状，它是指7天内排便次数少于3次，并且每4次排便中就会出现1次排便费力、或感觉没排完、或排便不顺利，排出的大便干燥、坚硬，这种情况持续2周以上；或者在正常生活状态下，只要每周排便次数少于2次，即使没有其他任何不适感，也属于便秘。

第二问：老年人为什么容易发生便秘？

答 在临床工作中发现，老年人便秘的发生率是青壮年的2—3倍。老年人容易发生便秘的原因可能有以下几点：

（1）随着年龄的增长，身体各器官功能都会有所减退，消化能力的减退使得老年人的进食量会有所减少，再加上喜欢吃软烂无渣的食物，最终导致粪便中纤维含量偏少从而容易形成便秘。

（2）老年人的胃肠蠕动能力也不比从前了，缓慢的速度导致大便在肠道内的时间延长，这样就会使得大便内的水分被肠道过多吸收，从而大便变硬变干，因此会较容易发生便秘。

（3）卧床的老年人缺乏运动并且可能有多种疾病缠身，除此以外服用镇静安眠药、降压药等都可能影响肠道蠕动导致便秘。

第三问：便秘有哪些危害？

答 便秘是一种很常见的消化道症状，但不能轻视它。大便解不下来，如果一直用力排便,干结的大便可能会将肛门撑裂或划破,造成肛裂、出血;便秘时间越长可能越会造成肠梗阻、小便排不出来甚至小便不受控制等;患有冠心病的老年人过度用力排便可能会引发心绞痛、心肌梗死等;高血压老年人用力排便可能会发生脑出血等;前列腺肥大增生的老年人,可能会因为大便在肠内停留时间过长而压迫前列腺导致排尿困难等。

第四问:老年人发生便秘只要顺利通便就好了吗?

答 便秘治疗的目的不仅仅是通便,它还包括恢复正常的胃肠消化功能、改善大便的软硬度、缓解便秘引起的不适、去除病因及养成良好的排便习惯等。因此,单纯排出来是不行的,建议到医院就诊,进行相关检查,排除消化器官病变,必要时建议做肠镜,了解有无肠道肿瘤、炎症、结核等。

第二节　便秘的处理

第一问:发生便秘了,吃点什么可以帮助排便?

答 选择适合的食物是改善便秘最基础也是最重要的环节。可以多吃点富含膳食纤维的食物,如玉米粉、豆制品、芹菜、韭菜等,也可以吃点带馅的面食,如馄饨、饺子、包子等;还可以食用乳酸菌、酵母菌、酸奶或乳酸饮料。

第二问:便秘的老年人,喝水有讲究吗?

答 有讲究。吃固然重要,但是水的力量也是不可小觑的。喝水也有讲究,清晨起来空腹喝一杯温开水,可以有效刺激肠蠕动,利于排便。如果没有需要限制饮水量的疾病,如肾衰竭、慢性心功能不全等,建议每天可以喝2000—2500 mL水。如果没有高血脂、肥胖、糖尿病等疾病,可以在清晨空腹喝一杯蜂蜜水,可以起到润滑肠道的作用。

第三问:便秘的老年人,哪些东西不建议吃?

答 对胃肠道刺激较大的食物要忌口,例如辣椒、大蒜、生姜以及煎、炸、烤、熏的食物等;寒性水果要少吃,如柿子、柚子、梨、火龙果等。在没有发生便秘或者便秘好转时也要少吃以上食物,避免便秘的再次发生。

第四问:便秘的老年人排便时,该怎么帮助他?

答 便秘的老年人解大便的时候,建议不要在他旁边守着,避免增加他的心理负担,更不要催他,如果大便干燥排不下来,可以适当使用开塞露来帮助排便;如果使用开塞露依旧排不下来或者老年人比较虚弱腹部使不上劲,这时候可以戴上手套,用开塞露或甘油润滑指端,然后手指从肛门进入帮忙抠大便,触碰到硬物时注意大小和硬度,然后机械地破碎粪块,一块一块地取出,同时可以按压老年人的腹部帮助排便。在进行指挖大便时动作要轻柔,患有心脏病、脊椎受损者慎重使用该方法,在指挖大便时如果老年人出现心悸、头晕时要立刻停止操作(指挖大便要专业医护人员操作,家属等人切忌自行操作)。

第五问:预防便秘的方法有哪些?

答 预防便秘有八字:"定时、饮食、运动、睡眠",要牢记。定时即每天定时排便,养成良好的排便习惯;饮食即改善饮食结构,多吃粗粮、蔬菜,多喝水;运动即为每天坚持30—60 min的运动;睡眠即保证充足的睡眠,放松心情,保持心情愉悦。

第六问:容易发生便秘的老年人,平时应做些什么运动?

答 容易发生便秘的人要改变生活方式,改善便秘的活动重点在于锻炼腹肌和腰部。建议每天活动30—60 min,根据自己的身体情况选择适合自己的运动,如:太极拳、慢跑、散步、广场舞、踢毽子、打乒乓球等。还可以经常进行腹式呼吸运动,即吸气的时候肚子鼓起来,呼气的时候肚子凹下去,这个运动可以锻炼腹腔膈肌的力量,对预防和缓解便秘有一定的作用。

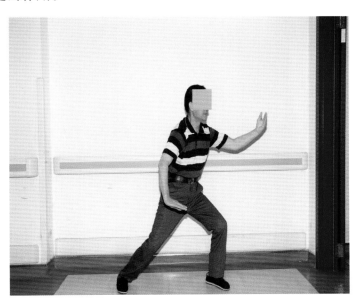

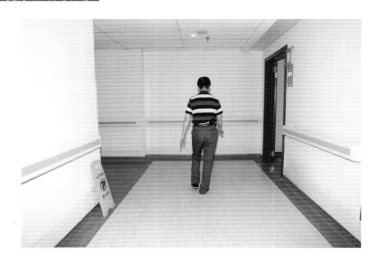

第七问:如何帮助长期卧床的老年人预防便秘的发生?

答 便秘在长期卧床的老年人中很常见,我们可以通过多与老年人沟通聊天使他们保持心情愉悦,鼓励他们养成定时排便的好习惯;多训练他们在床上排便及侧着身体排便,使他们尽快适应床上排便;喝水是必不可少的,在身体允许的情况下应保证每天喝水1500 mL左右,多吃粗粮、新鲜水果、蔬菜;可以让他们自己或在别人帮助下通过按摩肚子、抬腿来预防和缓解便秘。

86

第三节 腹 泻

第一问:一天拉几次算拉肚子?

答 不少于3次。一般情况下,大便次数与平常相比明显增多,一天大便次数不少于3次,而且大便很稀,有时候肚子还会痛,这就可以认为是拉肚子了。

第二问:好端端的,为什么会拉肚子?

答 肯定不会好端端地就拉肚子,可以想想这两天有没有吃不干净的、凉性的或者是油腻的食物,或者肚子有没有着凉,因为这些因素对胃肠道的刺激比较大,容易造成老年人拉肚子。但是如果没有以上原因,毫无征兆地就开始拉肚子,这时候就需抓紧时间去医院治疗,不要一拖再拖。

第三问:拉肚子对老年人的危害是什么?

答 拉肚子会对老年人的身体造成很大的影响。急性腹泻容易导致脱水、电解质紊乱,严重者会发生低血糖和心脑血管意外。

（1）发生低血糖:腹泻的老年人可能会因为食欲下降而导致吃的食物减少,老年人肝糖原储存不足,无法转换为糖,使老年人容易出现疲乏、无力、出汗、心悸、面色苍白甚至晕厥等低血糖表现。

（2）心脑血管意外:急性腹泻时由于水、电解质丢失,会使人处于脱水状态,容易导致血容量减少,血液黏稠度增加,血流减慢,增加发生脑梗死的风险。

（3）慢性腹泻会影响人体对蛋白质、脂肪、碳水化合物及维生素的吸收,导致营养不良、贫血、免疫功能低下和继发感染等。

第四问:为什么老年人更容易拉肚子?

答 还是那句话,随着年龄的增长,老年人的胃肠道功能会逐渐衰退,抵抗力也在逐渐减弱,这就给了细菌入侵身体的机会;另外老年人大多数都患有多种慢性疾病,平时会口服很多药物,有些药物可能会造成机体功能紊乱,造成肠道内菌群失调,从而造成腹泻。

第五问:大便失禁是指什么?

答 简单来说就是大便不受身体的控制从肛门排出去,这属于排便功能异常。有些人症状比较轻,仅仅表现为内裤上有沾染的大便、不能控制放屁或者有像水一样的大便,严重的就会看到有正常的大便漏出来。

第六问:为什么会发生大便失禁?

答 常见的原因有以下三个:

（1）长期便秘:这是老年人大便失禁最常见的原因,在长期卧床老年人中最为常见。这主要是因为肠道内储存的排不出去的大便不断刺激周围肠道分泌黏液,这种液体从肠道与大便间的缝隙中溜出去,会让人误以为是拉肚子。

（2）肠道疾病:直肠癌、肛管癌、溃疡性结肠炎、胃肠炎以及直肠脱垂引起的肛门松弛等可以导致大便不受控制地排出来。

（3）神经系统疾病:老年人中发生大便失禁比较常见的原因是脑血管疾病,脑血管疾病可能导致老年人的神经控制能力减弱,自己不能控制大便的排出。

第七问:大便失禁会对身体有什么影响?

答 不受自己控制排便最常见的危害就是损害皮肤,尤其是会阴部及肛门周围的皮肤,因为老年人不知道自己解了大便,所以大便不能得到及时的处理,这就使得皮肤长期处于潮湿的状态,另外反复地擦洗屁股也会对皮肤造成损伤,引起皮肤出现红肿、湿疹、皮炎等。这种情况不仅会使老年人感到更加痛苦,还会给他们的心理造成很大的创伤。

第四节　腹泻、大便失禁的处理

第一问:老年人拉肚子怎么处理?

答 (1)尽可能地让老年人多休息,可以让老年人喝一些糖盐水来补充水分,避免发生电解质紊乱。

(2)在医生指导下给予药物对症治疗,如蒙脱石散或者盐酸洛哌丁胺胶囊,以及藿香正气口服液、双歧杆菌酪酸活菌胶囊等,也可以给予抑制肠道蠕动的药物,比如盐酸消旋山莨菪碱注射液,同时也可起到止痛的作用。

(3)口服药物不见缓解而且腹泻次数比较多时,及时到医院就诊。

第二问:若控制不住大便怎么保护脆弱的皮肤?

答 一提到皮肤首先想到的就是清洁,在照顾老年人的过程中要定时查看有没有大小便排出来,一旦发现有大便首先应擦拭干净,再用温水进行清洗,最后擦干水(也可以用吹风机吹干,但要注意防止烫伤皮肤),保持皮肤清洁干燥,可在屁股周围涂抹油膏,防止皮肤红肿,甚至破溃;建议购买柔软透气性好的护理垫放在老年人的屁股下面,一旦有了大便立即更换护理垫。

第三问:拉肚子时有没有什么需要忌口的?

答 拉肚子时不能吃引起腹胀的食物,例如黄豆、豆腐、牛奶、绿豆等;不能吃蛋白质含量高的食物,常见的有鸡蛋、瘦肉、牛肉、羊肉等;不能吃脂肪含量高的食物,常见的有肥肉、坚果等,因为这些食物不容易消化;不能吃辛辣刺激油腻的食物,比如辣椒、大蒜、韭菜、胡椒等,这些食物会刺激胃肠道;不能吃富含粗纤维的食物,如芹菜、花菜、韭菜、玉米、绿豆、苹果等,这类食物会加重拉肚子。

第四问：拉肚子就不要吃了，拉完就好了，这种说法对吗？

答 这种说法肯定是不对的。因为在拉肚子时，我们体内的水分、无机盐等会大量丢失，再加上老年人本身身体就比较虚弱，如果不吃东西及时补充营养的话，常常会出现脱水低钠血症、低钾血症、酸中毒等，严重的话会发生低血糖以及心脑血管疾病，这些可能会危及老年人的生命。所以，在老年人拉肚子的时候要适当地吃一些易消化的食物（如粥、面条等），以满足身体的需要。

第五问：拉肚子可以多吃鸡蛋补补身体吗？

答 建议不要吃。一提到营养品我们首先想到的就是鸡蛋，看望病人时都会送去鸡蛋。鸡蛋虽然营养高，但也不是适合所有人吃。老年人在拉肚子的时候，体内代谢会出现异常，此时肠蠕动是加快的，肠道对营养物质的吸收是减弱的，鸡蛋是一种高蛋白高脂肪食物，此时吃鸡蛋，不但营养物质不能被吸收，还会加重胃肠道的负担，反而会使拉肚子更严重。

第六问：预防腹泻的小技巧有哪些？

答 "病从口入"，为了避免发生拉肚子，吃东西前要洗手，检查食物是否干净，不吃卫生不达标的食物；做好腹部保暖，不要让肚子着凉；对乳糖不耐受的老年人不要喝全脂牛奶，以防止拉肚子；不要乱吃药，尤其是抗生素类的药物，防止肠道菌群失调发生腹泻。

第七问：怎样预防"肚子胀气"？

答 保持心情愉快，克服焦虑、悲伤、抑郁等不良情绪；吃饭时细嚼慢咽，避免空气进入肠道使腹胀更严重；少喝碳酸饮料和啤酒，晚餐尽量少吃产气的食物，如各种豆制品；高纤维食物（如辣椒、笋干、麦麸、菠菜等）不能贪多，过多食用高纤维食物会在肠道内产生大量的气体使腹胀更严重。多吃保护胃的食物以及有助于排气的食物，如白萝卜（要煮熟吃）可以帮助排气，山楂、山药有利于保护胃肠道。

第八问：腹胀该怎么处理？

答 （1）老年人在身体允许的情况下，可以进行运动，运动可以促进血液循环及胃肠蠕动，可以有效缓解腹胀。

（2）在肚脐眼周围抹一些风油精并按照顺时针方向进行按摩，这样可以促进胃肠蠕动，缓解腹胀。

（3）可以通过按压内关穴(左手掌心向上,将右手无名指放在左手手腕第一条横纹处,右手食指、中指与无名指并列放置,右手食指旁中间凹陷处即为内关穴)来缓解腹胀,用大拇指用力在内关穴上按压20—30次,腹胀症状会逐渐消失。

（4）可以吃促进胃动力的药物来促进胃肠蠕动,但是要在医生的指导下服用,不能擅自服用。

第十一章

排 尿 异 常

第一节　尿频尿急尿不尽

第一问:什么是尿频?

答　简单来讲,尿频就是排尿次数明显比平时增多。这个细节是不能忽视的,排尿次数因人而异,还会受到多种因素影响,如气候、饮水量、心理状态及个人习惯等。如果不是喝水过多、过度紧张、精神压力大等因素引起的排尿次数增多就要当心了,如泌尿系统炎症(膀胱炎、尿道炎等)、前列腺肿大等均会引起尿频,要及早就医。

第二问:小便次数增多正常吗?

答　正常成人白天排尿4—6次,夜间排尿0—2次,次数明显增多称尿多。一般情况下小便次数增多,首先考虑的是泌尿系统疾病。对于女性而言,由于尿道的特殊构造,容易发生感染,所以排尿次数增多最先考虑的是急性细菌性膀胱炎;对于男性而言,最常见的是前列腺增生。如果小便次数增多的同时尿量也异常增多,24 h尿量超过2500 mL,可能是糖尿病、尿崩症等。所以一旦排尿次数异常增多,要及时前往医院检查,对症治疗,减轻痛苦。

第三问:喝水不少,小便少正常吗?

答　这个要视情况而定,如果喝水较少、出汗量大,此时尿量可能会减少。排除以上情况,尿量还是较平时明显减少,那就可能是少尿,24 h内排尿量少于400 mL或者每小时少于17 mL即可认为是少尿。引起少尿的疾病很多,最常见的是泌尿系统疾病,如肾病综合征、肾炎、肾衰等,不同的疾病可能还会同时出现其他症状,如肾病综合征会同时出现大量蛋白尿、水肿、高脂血症及低蛋白血症;急性肾炎、急进性肾炎还会出现蛋白尿、血尿、高血压、水肿等。

第四问：每次都尿不干净，这是怎么了？

答 当患有前列腺炎或前列腺增生时，膀胱内剩余的尿液就会增多，老年人就会一直有小便没有排完的感觉，同时还会出现排尿次数增多、尿急、排尿费力或尿液分叉、变细等；当患有膀胱炎、尿道炎时也会出现尿不尽的感觉；当患有膀胱结石、尿道结石、膀胱癌等时，结石和肿瘤可以使局部产生刺激感从而会产生尿不完的感觉，同时还可能伴有血尿、排尿费力等症状。

第五问：解小便时感觉到疼痛是怎么回事？

答 这可能是尿痛。尿痛指的是老年人在排尿时感觉到会阴部或尿道处有疼痛感，一般情况下是烧灼样疼痛，严重时会感觉到像刀割一样疼。尿痛常见于尿道炎、尿道结石、膀胱炎、前列腺增生等疾病。

第二节　尿　失　禁

第一问：什么是尿失禁？

答 尿失禁有两种情况：一种情况是在排尿时失去了意识控制，完全不知道自己要解小便；另一种情况是自己能感受到要解小便，也就是有排小便的意识，但是想控制小便却控制不住。在我们国家女性尿失禁的发病率是男性的2倍，尿失禁的老年人大多数都害怕社交，不及时治疗可能会影响到老年人的心理健康及生活质量。

第二问：尿失禁的危害有哪些？

答 尿失禁是老年群体中常见的一种症状，有些人可能早就有了症状，但由于不好意思向家人讲，就会一直拖着不治疗，这是不可取的。皮肤长期受到尿液的浸泡与刺激，会出现红肿、瘙痒、疼痛、溃烂等，严重的话会引起泌尿系统感染；尿失禁的人如果不及时处理小便，那么身上可能会出现异味，家人朋友可能会因此疏远老年人，使得他容易出现抑郁等心理疾病。

第三问：为什么会出现尿失禁？

答 产生尿失禁的原因有很多，老年人常见的原因有：神经系统疾病所致，如帕金森病、脊柱损伤、脑瘤等；糖尿病患者如果控制不好血糖可能会使周围神经系统发生病变,此时就会出现尿失禁;直肠肿瘤长到一定程度就会挤压膀胱或输尿管,这时就会出现尿失禁;前列腺肥大、膀胱结石、膀胱炎都会引起尿失禁。

第四问:尿失禁的好发人群有哪些?

答 老年女性是尿失禁的主要患病人群,主要是因为年轻时顺产多胎导致盆底肌肉松弛,控制排尿能力减弱,故容易出现尿失禁;另一类人群就是老年男性,因为老年男性是前列腺增生的多发群体,前列腺增生不及时治疗也会导致尿失禁的发生;还有一类较为特殊的人群,糖尿病患者血糖控制不佳时,可能会引起控制膀胱的周围神经受损,导致相应肌肉的力量受损从而出现尿失禁。

第三节 尿失禁的处理

第一问:尿失禁的老年人饮食上需要注意些什么?

答 (1)补充充足的能量,增强机体抵抗力,如进食高热量、高蛋白、高维生素、清淡易消化的食物,从而很好地抵御疾病。

(2)如果病情允许,可以让老年人每天摄入足够的液体,避免泌尿系统感染。

(3)建议入睡前少饮水,减少夜间尿量,以免影响老年人休息。

第二问:尿失禁的老年人在家怎么护理?

答 根据老年人的具体情况进行相应的照护:

(1)老年人活动不便或卧床不能自理者,家人应注意及时给予清洗,更换内裤,保持会阴部清洁干燥,减少异味及防止感染。

(2)部分老年患者因尿失禁给予留置膀胱造瘘管,应叮嘱老年人增加水的摄入量,保持造瘘口清洁、干燥及造瘘管通畅,并定期到医院更换。

(3)老年妇女因中枢神经系统受损导致的神经源性膀胱,家人可配合给予老年人间断辅助排尿。

(4)对于下地行动不便者,家人可指导老年人在床旁使用尿壶,或提供便利的排尿条件。

第三问:如何对待尿失禁的老年人?

答 尿失禁会严重影响老年人的生活质量,给其带来痛苦不便的同时,也造成一定的心理压力,老年人的自尊心易受到打击,因此对老年人做心理疏导及陪伴是必要的,家人需要用耐心、温和、尊重及鼓励的言语来增进老年人对康复的信心。

第四问:尿失禁早期预防需要做什么?

答 (1)均衡饮食、合理运动、维持健康体重可有效预防尿失禁的发生。

(2)有意识地控制排尿,训练盆底肌肉,增强控尿能力。

(3)多饮水,注意个人卫生,勤换洗贴身衣物,可减少泌尿道感染机会。

(4)积极治疗老年人中枢神经系统疾病,如帕金森病、阿尔兹海默病。

(5)积极治疗糖尿病,延缓并发症的发生,预防因糖尿病引起的周围神经损害导致的尿失禁。

第五问:尿失禁常用护理物品有哪些?

答 一般最常用且方便安全的是护理垫、纸尿裤,既不影响翻身及外出,也不影响膀胱的正常功能活动,但要注意勤检查、勤更换、勤清洗,避免湿疹的发生。

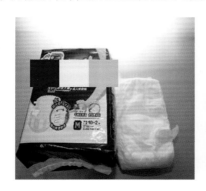 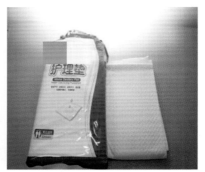

保鲜袋接尿法也比较常用,该方法价格便宜,透气性好,适用于男性。需要注意的是,系袋的时候不要系得太紧,以留1指空隙为宜。

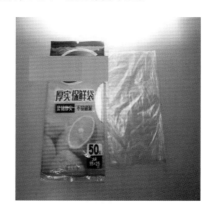

第四节 排尿障碍

第一问:有便意,想解小便解不下来,这是怎么回事?

答 这可能是排尿困难。排尿困难多发生在老年男性身上,老年人的身体不如年轻人,身体调节缓慢、代谢慢,排尿通路受阻,易造成排尿困难。引起老年人排尿困难的原发疾病很多,可能是细菌感染的炎症、生理性退变、泌尿系统结石或肿瘤。

第二问:尿不出来对身体危害大吗?

答 危害挺大的。在生活中一旦发现排尿困难一定要及时治疗。

(1)发生排尿困难时,排尿时尿液的线条会变细、排尿排不干净,这就可能造成泌尿感染,引起膀胱结石、尿失禁等。

(2)排尿困难不及时治疗的话对肾脏的损害也很大,主要是因为排不出去的尿液在膀胱储存过多时会反流进入输尿管,这会造成尿路感染、肾积水,严重的时候,甚至会造成尿毒症、肾衰竭。

(3)如果是前列腺增生引起的排尿困难一直拖着不治疗,可能会影响到膀胱和肾脏功能,会发生尿频尿急等。

第三问:哪些疾病会导致小便不容易排出来?

答 (1)前列腺增生症:大多数为有前列腺增生症病史的男性患者。

(2)尿路感染:老年人有尿频、尿急、尿痛的症状,所以他不愿意多喝水,也不愿意排尿,就出现了排尿困难,如果不及时治疗,排尿困难会越来越严重。

(3)泌尿系统结石、肿瘤:结石和肿瘤导致尿路梗阻或狭窄,造成排尿困难。

第四问:前列腺增生有哪些症状?

答 (1)尿频:小便次数多,刚上完厕所没多久,又想上厕所,但每次的尿量又很少。

(2)尿急:小便急,等也等不了,还没来得及去厕所,小便就已经出来了。

(3)夜尿增多:晚上小便次数较平时增多。

(4)尿等待:站在厕所要等一会儿,要肚子用力才能挤出来一点。

第五问：老年人吃药较多，哪些药物会造成解小便费劲？

答　如果您有前列腺增生一定要小心使用以下药物：

（1）抗菌药物：包括阿莫西林、氨苄青霉素、头孢唑林（先锋Ⅴ号）、阿米卡星（丁胺卡那霉素）、培氟沙星（培福新）、环丙沙星、复方磺胺甲恶唑、甲硝唑等。

（2）抗精神病药：常用的主要有氯丙嗪（冬眠灵）、奋乃静、氟哌啶醇等。

（3）抗抑郁药：如丙咪嗪（米帕明）、多虑平及阿米替林、氯米帕明等。

（4）平喘药：如氨茶碱、茶碱、麻黄素及异丙喘宁（奥西那林）等。

（5）胃肠解痉药：如颠茄、阿托品、东莨菪碱、山莨菪碱（654-2）等。

（6）抗心脑血管病药：如硝酸甘油、心得安（普萘洛尔）、心痛定（硝苯地平）及异博定（维拉帕米）等。

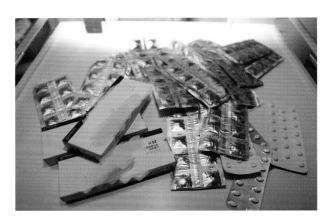

第六问：预防排尿困难的方法有哪些？

答　（1）注意及时排尿，平常不要长时间憋尿。

（2）及时治疗可能会导致排尿困难的疾病，如：肾积水、充盈性尿失禁、膀胱结石、泌尿系统感染等。尤其是老年男性，要积极治疗前列腺疾病。

（3）日常饮食中要减少进食辛辣刺激性食物。

（4）平时要加强体检，早发现，早治疗。

第五节　"出不来的小便"的处理方式

第一问：尿不出来，怎么办？

答　出现排尿困难的时候，可以保持站立位，热敷下腹部，在舒适、私密、单独的空间里,打开水龙头,听流水的声音,以诱导排尿;按摩下腹部可以促进排尿。在身体情况允许的情况下轻压膀胱帮助排尿,一定不要用力太大,防止膀胱破裂。如果仍然不行,可以去医院找专业人员为老年人进行导尿。导尿指的是将尿管沿着尿道插入膀胱中,引流出膀胱内储存的尿液。

第二问:对于排尿困难的老年人,如何给予心理疏导?

答　排尿困难的老年人常见的不良情绪有焦虑、抑郁、紧张、恐惧、烦躁、悲观、孤独等,此时家人应耐心安慰,尊重其人格,给予安慰及鼓励,排除心理压力,认同他的各种不适;建议及时更换床单,保持老年人周围环境清洁、舒适,使老年人保持心情愉悦,有助于舒缓老年人的心理压力。

第三问:有哪些小妙招可以提高排尿自信心?

答　(1)间接排尿训练:在排尿时有意识地停止排尿,同时收紧肚子,深呼吸,维持3—5 s,然后再继续排尿、停止排尿,重复数次。每次排尿可以训练数次,在尿流量最大时停止排尿训练效果更好。

(2)提肛训练:有规律地提起肛门并维持2 s左右,再放松,然后提肛、放松,循环做,这个运动不受场合限制,可随时随地做,站着、坐着、躺着都可以,每天坚持早晚各锻炼5 min,可以很好地锻炼盆底肌肉。

第四问:排尿障碍的老年人对排尿环境有要求吗?

答　有。排尿涉及个人隐私,如果排尿环境没有较好的隐蔽性,老年人可能会产生窘迫感或羞愧感,这种情绪会使老年人有意控制排尿感,从而减少排尿次数,加重排尿困难,因此要为老年人提供一个隐蔽的环境,让老年人感到安全,注意保护老年人的隐私,同时可用手掌按摩膀胱区,促进排尿。

第五问:排尿障碍的老年人饮食有哪些要求?

答　多吃新鲜的水果、蔬菜,多喝白开水;不宜食用甜食及高脂类食物,避免进食辛辣、刺激性食物等;避免饮浓茶、咖啡等刺激性饮料;少吃洋葱等易胀气的食物,以免加重病情。

第十二章

不一样的排便

第一节　排便小助手

第一问：造口是什么？

　　答　造口是指通过外科手术治疗对肠管进行分离，将肠管的一端引出到体表形成一个开口（肛门或尿道移至腹壁），作为排出粪便或尿液的通路。它可以达到肠道减压、减轻梗阻、促进肠道及泌尿道疾病的痊愈、挽救生命的目的。造口包括临时性肛门和永久性造口，临时性肛门常见于急性结肠梗阻、坏死或穿孔；永久性造口常见于结肠、直肠末端或肛门疾病，如结肠癌、直肠癌等。

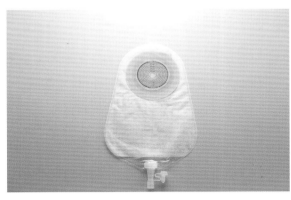 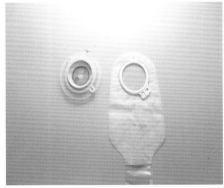

第二问：造口的类型有哪些？

　　答　按照造口的用途可分为永久性造口和临时性造口；按照造口的部位可分为结肠造口、回肠造口、尿路造口；按照造口的功能可分为输入式造口和排放式造口。

第三问：造口袋什么时候更换比较好？

　　答　造口袋每2—3天需要更换一次，推荐更换的时间并不是一成不变的，要根据造口的实际情况决定造口袋的更换次数:如果在使用过程中发现造口袋渗漏要立即更换;也可以参考平时更换造口袋的次数,在更换当天揭掉底盘观察造口周围皮肤的情况,如果完好可以再使用一天,如果周围皮肤有皮炎、出血等应缩短更换时间,并请造口师对造口进行维护。

第四问:造口袋的种类有哪些?

答　常见的造口袋有两种:一种是一件式的,另一种是两件式的。一件式的底盘和造口袋是连接在一起的,不能分开,底盘薄且柔软,与皮肤接触感较好,常用于术后早期的患者,价格便宜,更换时需要将底盘一起撕掉,一旦撕掉不能重复使用;两件式的底盘和造口袋是分离的,底盘贴在腹壁后,再将造口袋扣上,可以随意调节造口袋的方向。造口底盘一般每3—5天更换一次,最长不超过7天,一定要注意造口袋型号要与底盘匹配才可。两种造口袋各有利弊,选择适合自己的才是最好的。

第五问:什么样的造口是不正常的?

答　(1)造口高度改变(如造口明显高于皮肤)或造口与周围皮肤分离。

(2)造口呈黑色或暗紫色时表示组织坏死,造口呈深红色、白色或黄色表明可能有创伤出现,任何色泽的改变都可能是一种急症的表现。

(3)造口周围皮肤出现皮疹、发红、破溃等,通常是因排泄物沾染到皮肤上引起的接触性、刺激性皮炎。

出现以上状况时要及时请专业人员进行处理。

第二节　造口的正确护理

第一问:携带造口袋的老年人,饮食需要注意什么?

答　造口袋给了大便新出路,但也不能无所顾忌,还要继续"挑食":

(1)三餐一定要定时定量,睡觉前最好不要再进食。

(2)在吃饭的时候一定要细嚼慢咽,闭上嘴巴慢慢咀嚼食物,不要边吃边讲话,防止吸入大量空气,导致胀气。

(3)均衡饮食,多喝水,多摄入水果、新鲜蔬菜及酸奶;少吃产气食物:洋葱、豆类等;少吃产臭气的食物:葱、洋葱、韭菜等;少吃容易造成腹泻的食物:牛奶、冷食及辛辣食品、各种酒类;尽量少吃容易造成堵塞的食物:芹菜、玉米、根茎类蔬菜、干果类食物等。

99

第二问:有造口的老年人可以洗澡吗?

答 可以洗澡(要在造口恢复期后),带或不带造口袋都可以。不带造口袋洗澡时,注意在使用沐浴用品后,要冲洗干净并擦干水,这样才不会伤害到外露的组织,水也不会流进造口内。带着造口袋洗澡后,可以用毛巾擦干或用吹风机吹干底盘以预防潮湿所造成的相关性皮肤损害。

第三问:有造口的老年人可以游泳吗?

答 可以。有造口的老年人在造口袋固定良好的情况下是可以游泳的,造口袋在水中也能够维持良好的黏性。要注意的是在游泳前应该排空造口袋以降低泄漏的风险,同时避免使用热疗的泳池,因为这可能会引起造口的感染。

第四问:携带造口袋的老年人可以外出游玩吗?

答 携带造口袋的老年人可以参加长途旅行,享受旅游的快乐。带上足够的造口护理用品,并放在随身行李内,以便随时更换。记录造口治疗师的联系方式以便出现紧急情况时,能够及时得到帮助。

第五问:有了造口,还能参加体育运动吗?

答 造口袋固定良好时,老年人可以参加体育运动。为了保持身体健康及生理机能,可以进行适量的运动,如游泳、跑步等,但要避免碰撞和剧烈运动,如打篮球、举重等。建议运动时用造口腹带约束,以增加腹部的支撑力。

第六问:有造口的老年人穿衣有讲究吗?

答 有讲究。衣服以柔软、舒适、宽松为原则,不需要专门定制特殊的衣服;腰线以上的造口佩戴腰带或将上衣扎在裤子里可能会有困难,建议选择弹性适中的松紧裤,这样不会伤害造口,也不会妨碍肠功能,总之,只要不会勒紧造口引起造口受压就可以。

第七问:如何正确更换造口袋?

答 造口袋的更换流程牢记十个字"撕、洗、测、剪、撒、抹、涂、贴、夹、捂"。具体步骤如下:

(1)撕:撕除造口袋,一手轻轻地按压皮肤,另一手拿住造口袋由上往下轻轻地撕除造口袋。

(2)洗:可以用温开水或生理盐水,轻轻地由外向内清洗造口周围皮肤及造口。

（3）测：测量造口的大小。

（4）剪：剪裁底盘，一般底盘半径要比造口大 2 mm 左右，剪裁之后对比一下，确保大小合适。

（5）撒：在造口周围均匀地撒上造口护肤粉，然后用棉签抹匀，扫除多余的粉。

（6）抹：由外向内涂抹皮肤保护膜。

（7）涂：涂防漏膏，根据需要量挤出一段防漏膏，沿着造口周围均匀地涂上。

（8）贴：首先贴接触底盘的粘贴纸，双手持底盘的耳扣对准造口，轻轻贴上，再扣上造口袋。

（9）夹：用夹子夹闭造口袋的尾端。

（10）捂：用手轻轻捂住造口底盘，加固底盘，延长使用时间，一般捂 10—15 min 就可以了。

第八问：更换造口袋的注意事项是什么？

答　（1）选择适合自身造口类型的造口袋，这一点很容易被忽视，因为每个人的造口情况都不相同，比如造口凹陷、皮肤褶皱、对胶体过敏等，所以选择造口袋时不要盲目听从别人的建议，要根据自己的造口情况来选择造口袋。

（2）一定要做好造口周围皮肤的护理，尤其是在每次更换造口袋时要及时将造口周围清洁干净并消毒，同时要做好皮肤护理，比如使用造口护肤粉等，这样可以保证使用造口袋时避免出现皮肤过敏、红肿等问题。

（3）及时清洗和更换造口袋，很多造口患者因为很多原因没法对造口袋进行及时清洗，或者是因为经济上的原因不舍得更换造口袋，一个造口袋使用很久，其实这种行为是错误的，造口袋如果不及时清洗就会容易产生异味，也可能会对造口周围的皮肤造成刺激，引起皮炎、湿疹等，因此建议造口袋每 3—5 天更换 1 次。

101

第三节　排尿小助手：留置导尿管

第一问：为什么要留置导尿管？

答　当老年人无法自行排尿或尿液排不干净时，就需要从尿道口插入导尿管，从膀胱引流尿液帮助尿液的排出以减轻老年人的痛苦。

第二问：携带尿管的老年人，如何做好会阴部的清洁？

答　（1）每天至少清洁一次，需要时使用肥皂或清水清洁尿道口，若分泌物增加或尿道口被排泄物玷污时，应增加清洁次数。

（2）建议使用中性肥皂或沐浴液清洗会阴处，再用清水清洗，不建议经常使用消毒剂。

第三问：如何将尿袋固定牢固？

答　男性可将导尿管固定于下腹部、女性可将导尿管固定于大腿内侧。固定导尿管时需在尿道口与大腿间留足够长度，以利活动。为避免尿道、膀胱出口受牵扯，尿管不可直接压迫皮肤，可将尿管与尿袋接合处用3 cm×3 cm纱布包起，以免造成压疮。

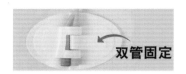
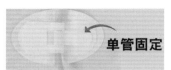

第四问：集尿袋及导尿管多长时间更换一次？

答　（1）留置导尿期间要定时更换集尿袋，通常情况下需每周更换1—2次，如果发现尿液性状、颜色发生改变，要及时进行更换。

（2）定期更换导尿管，尿管的更换频率一般根据尿管的材质决定，一般为1—4周更换1次。

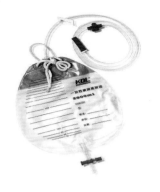
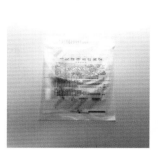
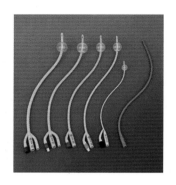

第五问：如何保障尿管的通畅？

答　（1）保持会阴部及尿道口周围清洁，避免因感染造成沉淀物增加而发生阻塞。

（2）每天喝水应达到2000 mL以上（若有需要限制水量的疾病，应在医生指导下控制水的摄入）。

（3）每天须揉挤导尿管，1天至少3次，以避免沉淀物阻塞导尿管；揉挤时注意不可牵扯导尿管。

（4）卧床病人应经常翻身及活动，预防尿液沉淀，避免导尿管阻塞。

第六问：翻身、下床活动时，怎么管理尿袋？

答 （1）移位前先将尿袋里的小便倒干净，避免重力牵扯滑落。

（2）翻身移位时，可将尿袋管子反折或用橡皮筋绑住，移位完成后再放开，避免尿液逆流。

（3）翻身、活动后应检查导尿管位置避免受压及扭曲，以维持尿液引流顺畅。

（4）下床活动时将尿袋用绳子或别针固定在低于膀胱的位置（一般在身体下方30 cm处即可），防止尿液反流造成感染。

第七问：尿袋的异常情况及处理方式有哪些？

答 居家照护携带尿袋的老年人时，需要每日观察尿液的变化，当出现泌尿道感染征兆（如尿液沉淀物多、混浊、异味重、脓尿、血尿、发烧等）时要及时返回医疗机构进行处理。常见异常状况及处理方式如下表所示：

异常状况	处理方式
泌尿道感染的征兆	观察尿液、体温变化，并返院就医，若医生建议使用抗生素治疗时，应依照医生指示用药，不可自行调药或停药。
渗尿或阻塞	（1）观察尿液排出情形并触摸下腹部是否有胀尿。 （2）加强揉挤尿管，预防阻塞。 （3）保证足够的饮水量。 （4）若渗尿或阻塞未改善，需返院重置尿管。
尿管脱落	勿将滑脱出来的尿管自行放回尿道，需返院重置尿管。
血尿	需要增加饮水量，观察尿管有无阻塞情况，同时观察体温变化，如有感染征象或持续血尿，需就医处理

第四节 排尿小助手：泌尿造口

第一问：泌尿造口袋如何维护？

答 （1）造口底盘裁剪大小适当，粘贴底盘时保持皮肤干燥，在剪孔内侧适当涂抹防漏膏，使造口袋有效粘贴。

（2）为了粘贴得更牢固,冬天可用电吹风加热皮肤,避免用肥皂水清洗造口周围皮肤。

（3）取造口袋时动作轻柔,防止撕伤皮肤,用无菌纱布覆盖在造瘘口乳头上,以吸取多余的尿液,保持造口周围干燥,皮肤可用温水擦拭干净。

（4）根据体位正确旋转造口袋的位置,防止尿液外渗,佩戴造口袋后须加强自身保护,睡眠时体位适当,防止集尿袋偏斜或移位而造成漏尿。

（5）每天用温开水冲洗造口袋1次,清除附着的沉积物。

第二问:更换泌尿造口袋时需注意什么?

答 （1）更换泌尿造口袋时需固定好输尿管支架管,防止脱出。

（2）每周更换1次,换袋时间以早晨起床后或进食饮水后2h为宜,以避免换袋过程中尿液流出,影响造口袋粘贴效果。

（3）造口袋出现与皮肤粘贴不紧或袋子有损坏等情况时应及时更换。

第三问:如何保护输尿管造瘘口乳头?

答 良好的输尿管造瘘口乳头有助于尿液收集,可避免尿液渗漏,同时也有助于减少瘘口周围皮炎的发生,因此应该妥善保护造瘘口乳头。保护乳头主要的措施是集尿袋放置的位置要适中,固定好集尿袋防止移位,保持乳头居中且不受压、不被摩擦。

第四问:如何避免输尿管瘘口狭窄?

答 尿液的长期刺激会导致慢性炎症,慢性炎症的发生会导致瘘口狭窄,瘘口狭窄会造成尿路感染和肾功能损害。因此,建议每1—3个月进行瘘口扩张,可以用小指戴消毒指套插入瘘口且手指穿过腹壁全层。瘘口的扩张一开始由医护人员操作,后期的扩张需要患者自行操作。

第五问:如何观察和预防泌尿造口的并发症?

答 （1）出血:注意观察有无肚子胀气、肚子痛,同时观察老年人的生命体征、尿量、引流液的颜色及引流液的量。

（2）感染:注意观察手术切口有没有发红、肿胀、发热、疼痛,同时留意老年人体温的变化,另外还要观察老年人有没有腰酸、腰痛的发生,如果有以上情况发生,便可怀疑其发生了感染。

（3）肠梗阻和肠瘘:如果引流量减少,同时引流物出现浑浊,这可能是出现了吻合口瘘;如果老年人出现恶心、呕吐、腹痛、腹胀、停止排气排便等情况,这可能是出现了肠梗阻。

(4)预防下肢深静脉血栓的形成:如果老年人在术后无禁忌证,建议尽早帮助老年人运动或鼓励老年人自己活动;多喝水,多吃低脂、清淡、高纤维、易消化的食物,防止发生便秘;注意观察老年人下肢的血液循环情况;尽量不要在下肢和瘫痪的肢体上输液,尽量缩短深静脉留置的时间;建议戒烟。

第六问:有泌尿造口的老年人,饮食需要注意什么?

答 在饮食方面需要加强营养的补充,少吃甜食,多吃富含粗纤维的食物,保持大便通畅;多喝水,建议每天喝温开水2000—3000 mL,这样可以增加尿量,便于冲洗尿路,切记不要喝浓茶、咖啡、酒等刺激性饮料。

第七问:造口在日常护理中需要注意什么?

答 (1)保护好造口周围的皮肤,每天都要清洗消毒,并均匀地涂抹氧化锌油膏等。

(2)如果发现尿液中有絮状物时,可以多喝水,并口服小苏打片,碱化尿液,以保障排尿通畅。

(3)输尿管皮肤造口较易出现狭窄,建议定期进行扩张。

第四篇　睡眠篇

  30岁以前睡不够,30岁以后睡不着。自步入快节奏的现代化社会后,人们发现,日常的问好由"您吃好了吗?"变为"您昨天睡得好吗?"可见,好睡眠已经成为当下人们最迫切需要满足的需求。一些老年人说他们睡眠不好,老是睡不着,夜间还易醒;第二天醒来后整个人无精打采,感到很疲惫,并且白天老想打盹。老年人们都很苦恼,迫切想寻找一个好的睡眠方法。如果您或者您的家人、朋友有以上困惑,请阅读本篇内容,让具有十余年医养结合老年照护经验的专家团队为您答疑解惑。

第十三章

老年人的正常睡眠

第一节 老年人的睡眠特点

第一问：睡眠中的两个时相您知道吗？

答 睡眠是人的一生中不可或缺的好伙伴，约有1/3的时间都由睡眠陪我们度过。正常的睡眠结构周期分两个时相：非快速眼动睡眠期和快速眼动睡眠期。非快速眼动睡眠期中还包括浅睡眠和深睡眠。非快速眼动睡眠期与快速眼动睡眠期交替出现，交替一次称为一个睡眠周期，两种睡眠循环往复，每夜通常有4—6个睡眠周期，每个周期约90—120 min。睡眠不是一成不变的状态，它始终在动态波动，会受到如年龄、体质、职业、环境等很多因素的影响。

第二问：老年人的睡眠特征是怎样的？

答 由于人体自然的衰老过程，老年人的新陈代谢能力逐渐减弱，体力也大不如前，因此较年轻人而言更容易出现疲劳，睡眠特征也发生了改变，主要表现为：

（1）平均睡眠时间减少，年轻人睡眠时间平均每天7—8 h，而60岁以上老年人约6.5 h。

（2）入睡潜伏期延长。

（3）睡眠时间连续性下降，易惊醒；觉醒次数和时间增多，出现片段化睡眠和多次短睡。

（4）浅睡眠增多，深睡眠减少。

（5）睡眠节律改变，多见早睡早起。

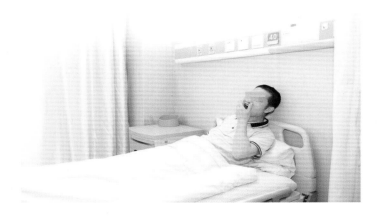

第三问:老年人睡几个小时才最好?

答　不同年龄阶段的人对睡觉的需求也是不一样的,就老年人(60岁以上)而言平均睡眠时间为6.5 h。但睡眠也受个人年龄、职业、体质、环境等因素的影响出现一定的差异性。还有一类特殊的情况,比如长睡眠者和短睡眠者,长睡眠者是指每天的睡眠时间可能长达10 h以上者,而短睡眠者是指每天的睡眠时间可能少于6 h者。无论哪种睡眠类型,只要日间觉醒状态能满足身体功能所需,就属于正常的生理情况。

第四问:睡觉只不过是为了打发漫长黑夜,这话对吗?

答　不对。古有"不觅仙方觅睡方",可见饱满的睡眠是极其重要的,它影响着一个人的生活、工作、健康状态,表现在以下三个方面:

(1)"药补不如食补,食补不如睡补",睡眠是最好的保健品,充足的睡眠能给人体充电,补回白天劳动、工作等消耗的大量能量。

(2)睡眠能减慢人的衰老的脚步,延长寿命。我们发现,很多长寿者的经验大多是要有个好睡眠。

(3)睡眠是抵御疾病的万里长城。充足的睡眠能更好地帮助我们的免疫系统发挥作用,利于疾病的恢复,而睡眠紊乱或不足则会破坏机体的免疫功能,引发各种疾病,甚至是癌症。

第五问:老年人睡觉时开灯好还是关灯好?

答　关灯睡觉比较好。因为我们入睡时身体会分泌一种助眠激素——褪黑素。褪黑素浓度的昼夜波动呈24 h节律变化,并受昼夜明暗周期的影响。午夜是褪黑素分泌高峰期,夜间开灯会抑制它的分泌,长期下来会影响人类的睡眠及觉醒状态。

第六问：午睡的"四忌口诀"，您知道吗？

答　（1）忌饭后立马入睡。最好在饭后 30 min 后开始入睡，研究发现，若是饭后立马入睡，血液的流动速度变慢，容易堵塞血管，同时也不利于食物的消化与吸收，老年人容易有腹胀、不消化等不适感觉，长此以往，会诱发胃病的发生。

（2）忌将就入睡。有些老年人图方便，喜欢歪头在沙发上眯一会，其实这样会减少大脑的供血，起来后会发生头昏脑涨、眼花缭乱的不良现象。所以，最好在床上午睡，同时注意保暖。夏天时节，有些老年人为了贪凉会睡在地上，可能还吹着风扇，这是错误的行为。因为睡在地上容易有湿气入体，容易患上关节炎、皮肤病，而入睡后人体的汗毛会张开，肌肉放松，毛细血管也会扩张，此时吹风扇容易出现受凉、腹痛、腹泻等不良症状。

（3）忌午睡时间过长。老年人的午睡时间最好控制在 30—60 min，睡得太久反而不利于头脑保持清醒，给人一种昏昏沉沉的不舒服感觉，这主要是由于午睡过久加深了对大脑中枢神经的抑制。

（4）忌勒紧腰带。勒紧腰带不利于胃肠道正常的蠕动和消化，尤其是那些患有消化系统紊乱如胃炎、胃溃疡等疾病的老年人更需要注意。

第七问：为什么老年人都会做梦？

答　当我们开始进入睡眠状态时，我们的眼睛、身体、大脑等器官都进入了休息状态，但并不是全部停止工作了。做梦多发生在快速眼动睡眠期，此时大脑中的细胞还处于浅层休息中，外界的任何一点刺激都会让它们重新活动起来或者有些细胞还在回忆白天受到的刺激，这便是梦的形成过程。

第八问：做梦对老年人有用吗？

答　有用的。梦是由于大脑皮质细胞刺激大脑所形成的无意识活动，是人每天必不可少的生理活动，同时也是睡眠的重要组成部分，能维持大脑的正常活力。正常的做梦能帮助我们协调注意力、情绪和认知方面的平衡，消除身体的疲惫，有利于白天的工作和生活。

第九问：老年人做的梦都能记得清清楚楚吗？

答　不能，这因人而异，要看大家醒来时的睡眠分期。由于绝大多数的梦境都是在快速眼动睡眠期产生的，所以若在此时醒来，大多能回忆起梦的内容；若在非快速眼动睡眠期醒来，则较少能回忆起梦的内容。

第二节　老年人的睡眠质量的评判标准

第一问：什么样的睡眠为高质量睡眠？

答　（1）入睡快，上床10 min左右就能入睡。

（2）深睡眠多，呼吸均匀，不易觉醒。

（3）起床后精神好，心情舒畅，精力充沛，白天无困倦感。

能做到以上几点，基本上就算是高质量的睡眠。

第二问：老年人一夜多梦，睡眠质量是好还是坏？

答　不能一概而论。由于人正常一夜有4—6个睡眠周期，因此一夜有4—5个梦实属正常。只有到正规医院的睡眠中心进行多导睡眠监测检查才能确定是否为多梦。如果无其他症状仅仅感觉自己做梦较多，绝大多数情况下是因为在快速眼动睡眠期觉醒，一般对日间生活无影响；如果有多梦合并失眠、觉醒次数过多等其他问题，应及时到正规医院的睡眠中心就诊，寻找原因后对症治疗。

第三问：老年人一夜无梦的睡眠的质量是最好的吗？

答　梦是一种正常的生理现象，正常一夜有4—5个梦不会对睡眠质量产生影响，不做梦并不意味着睡眠质量好，两者之间没有必然联系。觉得自己不做梦，多数是因为在非快速眼动睡眠期觉醒，对夜间做的梦没有记忆罢了。

第四问：睡得时间越久，睡眠的质量越好吗？

答　不对。睡眠质量的好坏不在于时间的长短，而是看深睡眠时间的长短。深睡眠时间长睡眠质量就好，反之则差。也就是说，如果睡眠时间不长但白天的精神状态很好，能满足身体功能所需，那说明睡眠质量好。而睡眠时间长但白天仍存在精神不济等情况时，反而是睡眠质量差的表现。

第五问：睡眠质量不好只是睡不着这一种情况吗？

答　与睡眠相关的疾病有许多种，按照国际睡眠障碍分类的标准来看有八大类100多种疾病。常见的睡眠疾病有：

（1）失眠：是指在有充足的睡眠机会和环境时，仍持续出现睡眠起始困难、睡眠时间减少、睡眠完整性破坏或睡眠质量下降,并引发相关的日间功能损害。失眠就是大家日常说的"睡不着"。

(2)阻塞性睡眠障碍:表现为间断性打鼾,鼾声暂停时呼吸也随之暂停,两者交替出现。呼吸暂停时患者的血氧饱和度(血液中的氧含量)也会随之下降,常随睡眠中短暂觉醒而结束。患病率会随年龄增加而增加,男女发病率之比为(5—10):1。大多数患者还会表现为日间过度困倦、乏力等症状,又可称之为"睡不醒"。

(3)不宁腿综合征:是指白天没有特殊感觉,夜晚安静时或入睡时感觉腿部有针刺感或蚁虫爬行样感觉,让人觉得瘙痒、不安宁,需要起床活动才能减轻症状,严重干扰老年人的睡眠。同时,还会给老年人带来紧张、焦虑等不良情绪。

第六问:到底是什么赶走了老年人的"瞌睡虫"?

答 在生理学衰老、睡眠能力下降的基础上,各种躯体疾病、精神障碍以及心理应激作用可导致老年人失眠,且常常是几种因素共同作用,驱赶着老年人的"瞌睡虫":

(1)不良生活习惯:退休后原有生活节奏改变、白日活动减少、白日睡眠过多、睡前喝浓茶以及饮酒等都影响夜间睡眠质量。

(2)环境因素:如睡觉环境较为嘈杂、双足冰冷、被窝捂不热等。

(3)疾病因素:脑血管疾病如脑出血、脑梗死等;心血管疾病:如冠心病、心肌梗死、慢性心力衰竭等;呼吸系统疾病:如慢性支气管炎、哮喘、慢性阻塞性肺气肿等致呼吸困难或咳嗽咳痰等;代谢性疾病如糖尿病、甲亢等;精神类疾病:如抑郁、躁狂、精神分裂症,神经症等;过敏性疾病:如皮炎、麻疹等致皮肤瘙痒难耐、疼痛;消化系统:如溃疡病、胰腺炎、肝胆类疾病等致腹痛、恶心、呕吐;骨骼肌肉系统:如关节炎、骨质疏松症等。

(4)心理因素:承受来自家庭、社会方面的压力,对失眠的恐惧和担心等。

(5)药物因素:老年人因各种疾病使得服药种类和机会增加。许多药物可直接或间接引起失眠,如利尿药麻黄碱、氨茶碱、降压药、甲状腺治疗药等。

第七问:一沾枕头就打呼噜的老年人,睡眠质量好吗?

答 不一定好。睡眠有一定的周期性,一般情况下先是清醒期,然后是浅睡眠,逐渐进入深睡眠,此为非快速眼动睡眠期;紧接着会进入快速眼动睡眠期,我们夜间做梦多发生在这个阶段。以上为一个周期,一夜当中这样的周期会往复出现4—6次。因此,睡眠是一个循序渐进的过程,一沾枕头就打呼噜违背了这样的规律,只能说明睡眠出现了一定的问题,最好及时就医。

第八问:如何让老年人睡个香甜的觉?

答 (1)积极治疗导致低质量睡眠问题的躯体或精神上的疾病,如甲亢、糖尿病、心力衰竭、精神类疾病等。

（2）培养良好的入睡习惯：每日可有30—60 min的午睡。晚上睡觉前1 h不剧烈运动，不喝浓茶咖啡，不抽烟喝酒；情绪不能大起大落，不进行过于刺激的活动；睡前1—2 h不要喝太多水，可以喝一杯温牛奶；睡前可以以温水泡脚，放松肌肉。

（3）营造良好的睡眠环境：将室内温度、湿度调整至令人舒服状态；穿宽松舒适的衣服，建议选用中间低、周围高的枕头；建议关灯入睡；调整心态，放松心情，不要恐惧睡觉。

（4）及时抓住身体发出的睡眠信号，顺应体内生物钟。建立床和睡眠之间的正向联系：上床就睡觉，醒了就下床。不在床以外的地方睡觉，也不在床上做睡觉以外的事，比如玩手机等。

第十四章

老年人常见的睡眠误区

第一节　老年人的睡眠时间误区

第一问:老年人每天睡4 h就能精神饱满,还需要多睡吗?

答　不需要,这就属于前面我们所介绍的短睡眠者,属于正常情况。他们看似睡的时间短,但他们都进入了深睡眠阶段,且时间不短。在这短短的几个小时内,他们的精神、身体都得到了放松。我们也并不强求老年人必须睡到5—7 h。只要醒来后感觉精神饱满、不疲惫,睡眠就是正常的。

第二问:很多老年人将睡得少归咎于年龄大,这对吗?

答　不对。很多老年人会将睡不着的责任全推给年龄,这是不对的。随着年龄的增长,我们的睡眠时长会缩短,这是正常的生理现象,但老年人睡得少也可能是疾病原因所导致的,若不及时检查治疗,会严重危害老年人的身心健康。

第三问:晚上睡不好,第二天可以补觉吗?

答　根据具体情况应对:

(1) 如果平时睡眠质量较好,偶尔一次睡不好,不补觉感觉非常不舒服,在这种情况下可以补觉,但是时间不建议过长,否则会影响第二天夜间的睡眠质量。

(2) 对于存在失眠障碍的人,一般不建议补觉,因为我们的机体会分泌一种叫腺苷的物质,在长时间觉醒的过程中,腺苷会在脑内不断聚集,使我们对睡眠的需求不断增加,然后促使我们入睡;如果白天补觉了,腺苷分泌不足,会导致睡眠节律紊乱,长此以往睡眠质量会越来越差,失眠症状越来越重。当然,还是要根据具体情况而定,如果不睡一会儿会觉得身体有各种不适,在这种情况下可以适当小睡,时间不能超过1 h。

第二节　老年人的睡眠习惯误区

第一问：入睡前玩手机、看电视能帮助我们快速入睡吗？

答　不能。很多老年人入睡时都有玩手机、看电视的习惯，科学表明，电视机、手机等电子产品会发出蓝色的光，这种蓝光会阻碍身体分泌帮助入睡的激素——褪黑素，会让人们花费更多时间来入睡。因此，为了更好、更快地入睡，我们在睡前2 h就要减少对这些产品的使用。

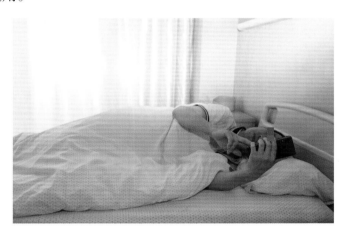

第二问："睡不着，喝酒可以帮助入睡"这话对吗？

答　不对。睡前不宜饮酒。虽然刚开始入睡困难时喝点酒可以改善睡眠，但长此以往，身体会产生耐受性，酒精对睡眠的诱导作用会减弱，从而导致不易察觉的酒精戒断反应，具体表现在入睡前停止喝酒夜间就会频繁觉醒。因此，睡前不建议饮酒。

第三问：老年人睡觉爱打呼噜是一种病吗？

答　不一定是。打呼噜又称为打鼾，是一种常见的生理现象。许多老年人在睡觉时都会打鼾，频繁出现在饮酒后或过度疲劳后。轻微或偶尔的打鼾不影响身体健康，是正常的生理现象。但如果发现老年人夜间打鼾时，经常出现憋气被憋醒的状况，这时需要考虑是否患有睡眠呼吸暂停，这是一种疾病。因此，我们常常发现，有些打呼噜的老年人睡觉时并没有看起来睡得那么香，很多人醒后觉得觉不够睡，晕乎乎的。

第四问：用智能检测手表来检测我们的深度睡眠，靠谱吗？

答 不太靠谱。现代科技发展十分迅速，很多睡眠智能检测工具如智能手表等层出不穷。科学表明，浅睡眠和深睡眠的状态是以脑电波活动为依据进行判断的，如脑电波频率比较高，代表可能处于浅睡眠；脑电波频率低，代表可能处于深睡眠。但市场上的智能检测手表是佩戴在手腕上的，并没有与头皮进行接触，无法测到我们的脑电波活动情况，只能根据佩戴者的动作幅度判断睡眠状态，并不能进行科学正确的判断，所以只能作为辅助的判断手段。如果想要了解自己真实的睡眠质量情况，必须到专业医疗机构进行睡眠监测。

第三节　老年人的睡眠次数误区

第一问：老年人白天为什么会嗜睡打盹？

答 由于生理因素导致老年人睡眠结构发生变化，浅睡眠、清醒时间增加，深睡眠、非快速眼动睡眠期减少，因此白天容易打盹，这是正常的生理现象。但也存在疾病因素导致的嗜睡情况，比如患有睡眠呼吸障碍、心脑血管病等疾病的老年人白天也嗜睡打盹。

第二问：老年人白天嗜睡打盹该如何处理？

答 白天睡多了容易导致睡眠紊乱，因此需要采取措施来缓解嗜睡情况。首先，若因疾病因素导致该情况，需要及时就医。其次，建议老年人适量感受阳光，在觉得困倦想打盹的时候可以适量开展户外运动，或以短时间的午睡代替数次打盹。

第三问："晨练后睡个回笼觉，岂不美滋滋"，这话对吗？

答 不对。很多老年人喜欢晨练回家后继续睡个回笼觉，这样的习惯不利于身体健康。因为晨练后血液循环加快，呼吸加快，此时入睡将导致回心血量减少，易导致心脑肺等缺血缺氧。而且晨练时肌肉产生的代谢物——乳酸不易清除，会让人感到精神恍惚，四肢松弛无力。另外，晨练的最佳时间应该在太阳刚刚出来之后，此时空气清新、含氧量高，最利于老年人进行适量的锻炼，也可以进行光照，稳定自己的昼夜睡眠节律。

117

第十五章

老年人特殊的睡眠"现象"

第一节 "被动的熬夜"：失眠

第一问：夜不能寐，辗转反侧，究竟是怎么了？

答 这是失眠了。表现：① 在夜里睡觉时没有睡意、辗转反侧、越睡越清醒，甚至一整夜都睡不着。② 入睡后易惊醒，醒来后很难再次入睡或感觉觉不够睡，醒来后容易觉得疲惫、头脑不清醒。③ 一夜噩梦连连，容易做些奇奇怪怪的梦，或感觉整晚仿佛都在做梦，根本没睡什么觉。

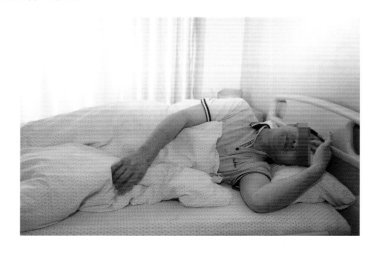

第二问：失眠了就服安眠药，这样做对吗？

答 不对。首先安眠药不是神药，不能一药解千愁。是药三分毒，长时间服用安眠药不仅容易让人上瘾，还会对身体造成其他不良影响，如记忆力、智力下降；脾气大变：变得冷漠或暴躁；睡眠异常：定时早醒、白天犯困等。此外，失眠也可能由身体疾病导致，我们需要及时就医，找到源头，积极治疗原发疾病或找出失眠的根本原因，才能真正解决问题。

第三问:如何缓解老年人的失眠情况?

答 (1)由身体疾病造成的失眠,要及时寻求专科医生的帮助,不能随意使用助眠药物。

(2)养成良好的睡眠卫生习惯:按时入睡,不在床上做与睡眠无关的事情,如玩手机、看电视等;白天多运动,多晒太阳;睡前不喝刺激性东西,如浓茶、咖啡、酒等。

(3)营造良好的睡眠环境:穿舒适的睡衣,用合适的枕头,一般枕头不宜过高,睡前必须关灯。

(4)睡前用温水舒服地泡个脚,喝杯温牛奶会有出其不意的效果。

(5)放松心态,让身体各个器官都进入睡眠状态,眼睛休息的同时别忘了也要让大脑休息。

(6)中途醒来时不强迫自己再入睡,可以起床活动,等有睡意了再睡觉,让床和睡眠建立正向的联系,换句话说就是看到床就想睡觉。

(7)可以通过按摩太阳穴、内关穴、足三里穴等穴位来缓解失眠状况。

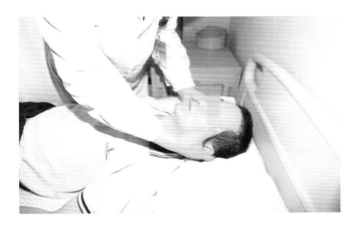

按摩太阳穴

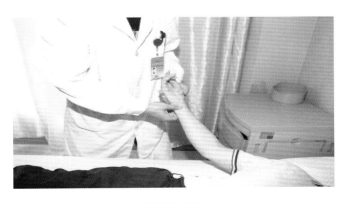

按摩内关穴

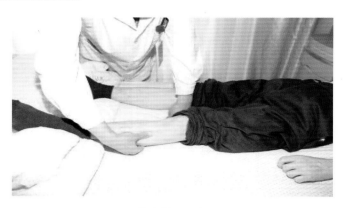

按摩足三里穴

第四问:年轻的时候能一夜睡到天亮,现在怎么不行了?

答 每个年龄段的睡眠都有自己的特点,随着年龄的增长,睡眠中觉醒时间和浅睡眠时间延长,而深睡眠时间缩短,这是正常的生理现象。因此,比较自己的睡眠质量好坏,应该和同年龄段的人进行比较,和以前的自己比较毫无意义。此外,要保持良好的心态,正确看待由于年龄问题导致的机体各项功能减退。

第五问:夜间醒来后睡不着了该怎么办?

答 夜间醒来后再难以入睡时不要强迫自己入睡,可以下床活动,有困意了再上床入睡。同时,白天也要多进行户外运动,消耗精力,保证充足的光照时间。

第二节 打断美梦的鼾声:睡眠呼吸障碍

第一问:夜间打呼噜响的老年人,为啥白天精神并不好?

答 这应该是患上了睡眠呼吸障碍,主要症状为打鼾,且鼾声不规则、高低不等。伴随着喘气、憋醒或响亮的鼾声,同时会出现呼吸暂停的表现,严重影响老年人的睡眠质量,因此会导致其白天没有精神。出现这种情况应尽快到正规医院的睡眠中心进行诊断和治疗。

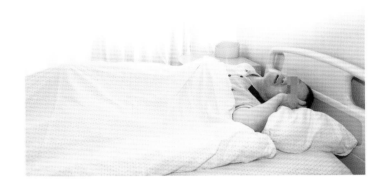

第二问:"小小呼噜响震天"会对身体有危害吗?

答 有。研究发现,老年人在呼噜声停止的时候,呼吸也会随之暂停,血液中的氧含量会不断降低,长此以往,会造成大脑严重缺血缺氧,诱发心脑血管系统、呼吸系统等出现各种疾病,严重危害健康。

第三问:经常打鼾的老年人怎么办?

答 (1)寻求医生的帮助,找到病根,从病因上着手治疗,有一些疾病可导致老年人睡眠呼吸暂停,如甲状腺功能减低、扁桃体肿大。

(2)肥胖老年人要控制自己的体重,戒烟、戒酒,慎用镇静催眠类药物,养成良好的睡眠习惯,获得足够的睡眠时间和最好的睡眠质量。

(3)枕头选择有讲究,几个口诀记心中:太低太高都不好,仰卧枕高一拳,侧卧枕高一拳半;太软太硬要不得;侧卧睡觉好处多。

(4)睡前按摩天枢穴(水平方向肚脐旁左右两寸①处)、中脘穴(剑突与肚脐连线中点处)和丰隆穴(外踝尖上八寸,条口穴外一寸,距胫骨前缘一横指处),有助于调理脾胃,减少身体痰湿的堆积,体内气机运行畅通,打鼾自然而然可以得到缓解。

(5)可以使用家庭版小型呼吸机,缓解打鼾时导致的大脑供血不足。

---

① 1寸≈3.33 cm。

121

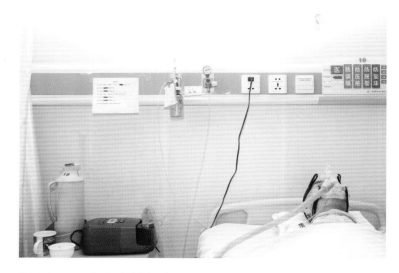

（6）可以采用中医理疗法来缓解症状。

第四问：为什么年轻时打呼噜没有不适感觉，现在年纪大了却有了？

答　因为年轻时，气道有较强的肌肉张力来支撑，气道塌陷不明显，尽管打呼噜，但不至于完全堵塞气道。随着年龄的增加，老年人的肌肉逐渐松弛，气道塌陷明显，甚至完全堵塞气道，会出现呼吸暂停的现象，尤其在夜间时，氧饱和度的降低会导致机体出现严重缺血缺氧，诱发各种疾病。

第三节　夜间睡着后无意识地走来走去：夜/梦游症

第一问：梦游症不应该是小孩子才会出现的症状吗，老年人怎么也会出现？

答　梦游症是一种特殊类型的睡眠障碍，可发生在任何年龄阶段的人群中，大人小孩都有可能发生。梦游症患者主要表现为入睡后突然起身做一些漫无目的的动作或者做一些与日常生活有关的动作，如开灯、穿衣、开门、拉抽屉、打扫卫生、在屋里走来走去甚至外出等，并且事后完全没有记忆。最常见的梦游人群还是小孩子，多为大脑发育不完善的缘故。此外，随着年龄的增长，小孩子的梦游症多不治而愈。

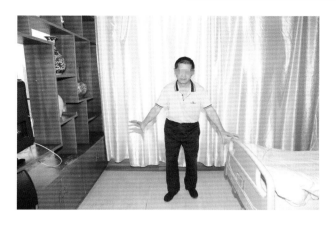

第二问：老年人梦游需要治疗吗？

答　要不要治疗要根据老年人梦游的具体原因而定。老年人梦游的原因很多,分为生理性和病理性两种。生理性原因：① 遗传；② 生活中突发变故,心中记挂烦心事或情绪不稳定、精神状态不好；③ 可能与老年人本身内向、不爱与人交流的性格有关。病理性原因：多考虑与大脑神经系统发育有关,具体可能是受到中枢神经系统递质发生紊乱、神经系统退化的影响。如果是生理性原因导致的,调整自身状态后,可能就不会发生了,但要是梦游症状逐渐严重,需要及时去医院寻求专业的帮助。

第三问：老年人有梦游症,该怎么办？

答　(1) 做好老年人的心理工作并科普梦游症相关知识,安抚其恐惧、紧张的心理,这不是什么绝症,不要过分担心,帮老年人树立正确的疾病认识观。

(2) 督促老年人养成良好的生活习惯,避免过度劳累。

(3) 给家里设置好保护性措施,如防跌倒、防走失、防误伤措施,减少意外事件的发生。

(4) 饮食上摄入足够的营养,多多运动,提高机体免疫力。

(5) 症状逐渐严重时及时就医,对症处理。

第四问："老年梦游症就是老年痴呆",这种说法有科学依据吗？

答　老年人梦游不一定是由老年痴呆所引起的,老年痴呆首先表现为认知功能障碍,而梦游本身是一种睡眠障碍,可以是因为睡眠不足或者睡眠周期障碍造成的梦游,治疗睡眠障碍可以改善梦游的症状。有几种可能导致梦游的原因：

(1) 有一部分患者是因为血管病所造成的,大脑缺血、缺氧,还有短暂性脑缺血发作也会导致梦游,治疗脑血管病可以改善症状。

(2) 老年人有高血压,服用利尿剂、高血压药以后,出现电解质紊乱、低糖等因素,也会造成老年人梦游,纠正血糖、电解质紊乱可以改善症状。

（3）癫痫发作也会出现老年人梦游的症状，要结合脑电图判断梦游出现时有没有异常放电，进行癫痫治疗加以改善。

老年人梦游不一定是老年痴呆，可能有一部分老年痴呆的患者在后期会出现睡眠障碍和梦游症状，这种情况需要治疗老年痴呆来改善症状。

第四节　腿部有虫子爬行感：不宁腿综合征

第一问：老年人为什么会感觉有"虫子爬行感"？

答　这是患上了不宁腿综合征。不宁腿综合征是指白天没有特殊感觉，夜晚安静时或入睡时感觉腿部有针刺感或蚁虫爬行样感觉，让人觉得瘙痒、不安宁，需要起床活动才能减轻症状。

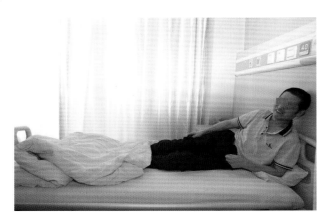

第二问：不宁腿综合征会对身体造成哪些危害？

答　患有该症状的老年人需要不断地起床活动才能减轻疼痛或瘙痒感，严重干扰了老年人的睡眠，还会给老年人带来紧张、焦虑等不良情绪。

第三问：如何赶走这烦人的"虫子"，还夜晚以宁静？

答　（1）保持乐观心态，积极配合医生的康复指导。

（2）养成良好的睡眠习惯，坚持每天用温开水泡脚，并按摩腿部。

（3）采取中医理疗法，如晚上腿疼时可以热敷双腿以缓解疼痛。

（4）运动和睡眠是对搭档，白天时要多做腿部的运动，活动筋骨。

（5）积极就医，寻求专业人士的帮助，早发现、早诊断、早治疗。

第十六章

睡眠中的预警信号与睡眠须知

第一节　老年人在睡眠中常出现的预警信号

第一问：如何识别睡眠中的脑血管预警信号？

答　（1）手脚麻木，留意血管堵塞信号：若是身子压到了手脚出现的麻木感，移开后麻木感逐渐消失，这是正常情况；若是在未受压情况下仍有麻木感，或出现单侧麻木，这可能是血液循环不好、血管堵塞，需要去医院检查是否患上颈椎病、神经炎、糖尿病等疾病。

（2）夜晚异常头疼，留意脑梗信号：正常情况晚上睡觉不会头疼，若是夜晚头疼到无法睡觉或痛到惊醒，甚至有恶心、呕吐的感觉，应留心是不是脑梗。

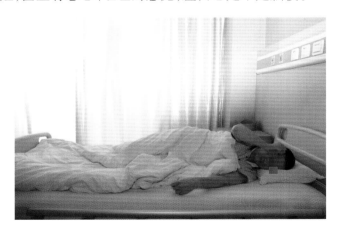

第二问：如何识别睡眠中的呼吸预警信号？

答　（1）咳得厉害。睡觉时咳嗽频繁，而且有很多痰液。

（2）呼吸困难，或喘得厉害。

（3）睡眠时出现胸痛。很多人会不当回事，或者认为是心脏不好，但也有可能是肺肿压迫心脏导致的疼痛。

（4）夜间无法入睡，甚至整夜整夜地睡不着。大多数肺病患者因病变细胞扩散而产生激素分泌异常，夜间无法入睡，有可能整晚无法入睡，所以肺部疾病可能是导致睡眠障碍的一个原因。

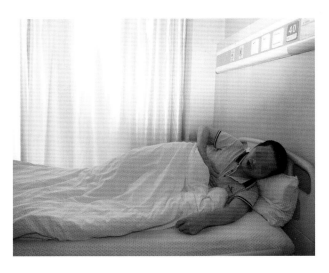

第三问：如何识别睡眠中的心脏预警信号？

答（1）手脚长时间冰凉、捂不热，盖了被子也无法捂热，提示心脏供血能力差，可能出现心衰。

（2）间歇性干咳。咳嗽不是很强烈，也没有咳痰的情况出现，而是间歇性地干咳。可能与心律不齐，导致心脏较长时间的停歇、大脑缺氧有关，需要尽早去医院做心电图检查。

（3）经常半夜惊醒，有濒死感，难以入睡。提示夜晚血液循环不畅，导致脑部供血不足，从而使老年人从睡梦中惊醒。

（4）夜间胸痛。

（5）下肢出现水肿。提示血液循环不好，会导致肾功能受损，难以将体内水分排出。

（6）夜间盗汗现象。尤其头皮、脖子、后背、手心脚心等处大量出汗。

（7）白天容易出现嗜睡，四肢乏力，有疲惫感。

第二节　患有心脑肺常见疾病的老年人的睡眠须知

第一问：患有脑血管病的老年人的睡觉须知有哪些？

答（1）选择卧向健侧肢体那一方姿势入睡，不要压迫瘫痪的那一侧。

（2）最好使用长方形宽大枕头,将头和肩部都枕上。枕头过高会使头部供血不足,导致第二天头晕、头疼等不适,加重高血压病情;过低则会使脑部血流量增加,导致面部水肿或充血。

（3）睡前饱食要不得,吃得太饱不利于老年人的消化,对脾胃不好。

（4）放下心中千万事,平和静心到天亮。睡前心情不要大起大落,极端的心情对老年人的睡眠、健康都会造成难以预料的不良后果。

（5）睡前不可贪杯,水也要少喝;睡前宜上个厕所,入睡时不要憋尿,不然频繁起夜易致失眠。

（6）睡前不要剧烈运动。

（7）睡前环境很重要,四个适宜少不了——温度适宜、光线适宜、声音适宜、湿度适宜。

第二问:患有肺部疾病的老年人的睡觉须知有哪些?

答 除了一般的睡眠注意事项外,老年人还需做到以下几点:

（1）保暖的同时注意不要蒙被睡觉,容易吸入太多的二氧化碳,对呼吸不好。

（2）呵护肺部是首要目标,应保证房内适宜的温湿度（温度以保暖为宜;湿度宜大些,起到湿润肺部,防干燥作用）,干净且少灰尘。

（3）睡觉应避开风口。

（4）睡前适当喝些水,忌抽烟。

第三问:患有心脏疾病的老年人的睡觉须知有哪些?

答 （1）宜采用头高脚低、右侧卧位的睡姿,床头宜抬高10°左右。采取右侧卧位睡眠时,全身肌肉松弛,呼吸通畅,心肺的生理活动降到最低程度,可使下腔静脉回流的血压减少,以减轻心脏负荷,有利于心脏休息。

（2）睡前不要喝太多水,勿憋尿,避免下肢水肿加重。

（3）养成良好的睡眠习惯:早睡,不要熬夜;睡前情绪不要太激动;睡前不宜喝咖啡、浓茶。

（4）夜间突发呼吸困难、胸痛等情况,需要及时就医,不能强撑。

第五篇　清洁卫生篇

经常会听到这样的话:"昨天刚洗的澡,孙子又说我身上有'味道',这该怎么办? 真让人苦恼啊!"有些老年人自从步入老年行列后,总是听身边的人讨论老年人该如何保持清洁卫生,该如何选择生活用品,该如何避免"老年人味道"等等。人到了老年,皮肤形态衰老、功能减退,皮肤变得更加敏感,皮肤的排泄物增多等,都让老年人烦恼,老年人该如何做好清洁? 如果您或者您的家人、朋友有以上困惑,请阅读本篇内容,让具有十余年医养结合老年照护经验的专家团队为您答疑解惑。

第十七章

头 发 清 洁

第一节　头发的生理特点

第一问：头发有什么作用？

答　头发的作用是保暖、驱散热、保护头部皮肤。拥有浓密的黑发也能让人看起来更有活力,增加美感。

第二问：头发到底有多少？

答　一般认为正常成年人头发总数约为8万—10万根,毛囊的数量在出生后即已固定,后天不可能再增多。每个人的头发多少不等,种族和地域上也有差异,而随着年龄的增长,会因一些生理及病理原因导致头发数量减少。

第三问：头发由哪些部分组成？

答　头发可分为毛乳头、毛囊、毛根和毛干四个部分。头发的生理特征和机能主要取决于头皮表皮以下的毛乳头、毛囊和皮脂腺等。

第四问：为什么人老了,头发会变白？

答　人体头发颜色是由人体内的黑色素细胞决定的,随着年龄的增长,黑色素细胞会逐渐衰弱甚至死亡,也就是头发无法再获得"黑色"的源泉,这是人类在衰老的过程中必然出现的结果,这就是头发变白的自然过程。

第五问：老年人脱发常见的原因有哪些？

答　主要与以下三方面的因素有关:

(1) 生理性因素:老年人脱发属于自然规律,随着年龄的增加,人体各种机能老化,头皮毛囊会萎缩,可能暂时或永久性不再进入到生长状态,表现为头发脱落且不再生,头发慢慢地会越来越稀疏。

（2）病理性因素：主要包括缺乏营养、身体疾病和精神方面的因素，如休息不佳、精神压力大、紧张、焦虑等，影响到头发的生长导致掉头发，也可能患有基础疾病，如慢性肝病、肾病、营养方面疾病、胃肠道疾病等，导致头发脱落。

（3）药物性因素：服用药物，特别是对头皮毛囊生长会产生抑制作用的药物，包括抗肿瘤的化疗药物。

第二节　头发清洁的作用及物品

第一问：老年人清洁头发有什么作用？

答　去除头皮屑和污物，减少感染机会，按摩头皮，促进头部血液循环及头发生长代谢，促进身心健康。

第二问：老年人的头发洗护用品怎么选？

答　有条件者可根据自身头皮性质选择合适的洗护用品。如皮脂分泌较多者可用温水及中性洗发水，头皮和头发干燥者则清洁次数不宜过多，应注意选用洗发乳或含脂皂清洗，并可适当应用护发素、发膜等护发产品。

第三问：洗头是在洗头发还是在洗头皮？

答　大多数人都有一个误区，认为洗头就是洗头发。但对于头发爱出油的人应该重点清洗头皮，所以我们在洗头的时候不仅要把头发清洗干净，还要认真清洁头部的皮肤，清洗头皮很重要，但也要注意避免损伤头皮。

第四问：如何清洁梳子？

答　一把每天都要用的梳子，吸附了很多头发上的灰尘、头皮屑、油垢、美发产品等污垢，转移到头发上会让头发变得更油。由于梳子齿多且密，非常容易藏污纳垢，滋生细菌，且往往被忽视。因此，每隔一周就应该给梳子做一次简单的清洁。

（1）塑料梳子：准备一盆温水，用小刀刮一些肥皂屑，搅拌均匀。把梳子放进水里面浸泡20 min左右，再用软毛牙刷刷洗齿缝，清洗干净后擦干即可。

（2）牛角梳：清洁时可以用牙刷蘸牙膏刷掉上面的污垢，然后用水冲净，用干布把水吸干。牙膏含有表面活性剂,可以溶解油脂。

(3)气垫梳或排骨梳:将其泡在温水中5min左右,用一条较粗糙的毛巾蘸上沐浴露,打湿后擦拭梳子,将黏附的头皮油脂清洗干净,最后用清水冲一遍就可以了。

(4)圆筒梳:这种梳子爱缠头发,清洗前先把上面残留的头发和脏东西扯出来,手指伸不进去的地方可用牙签挑。在手上涂抹上肥皂沫,然后用手搓洗梳子,再用清水清洗干净,最后放在太阳下晒干即可。

第三节　头发清洁的方法

第一问:老年人洗头发水温多少合适?

答　水温要适宜,一般水温以40℃左右为宜。老年人的头皮对温度的刺激较敏感,水温过低会刺激大脑,引起头痛等不适,水温过高易致烫伤。

第二问:老年人洗头发采用什么姿势最好?

答　老年人采用低头姿势洗头比较安全,但高血压老年人需避免长时间低头。忌头往后仰:老年人后仰洗头,对大脑椎动脉可造成一定压力,直接影响脑部供血,可出现恶心、头晕、站立不稳等症状。对于卧床老年人,应协助老年人取仰卧位,上半身斜向床边。

第三问:老年人头发多久洗一次最好?

答　建议春夏每周洗2次,秋冬每周洗1次为宜。洗头频率因人而异,以头发不油腻、不干燥为宜,对于出汗较多、皮脂分泌旺盛或头发上沾有各种污渍的病人,应酌情增加洗头次数。

第四问:为什么洗发后要及时吹干?

答　头发湿的时候毛鳞片处于张开状态,此时头发很娇弱,不耐摩擦。如果在头发半湿半干的状态下睡觉,会导致角质层变薄,令头发变得干燥,睡着后水分蒸发还可能会引起头部不适,容易因受凉而引起头疼。

第五问:老年人洗头发时能按摩头皮吗?

答　可以按摩。洗头发时按摩头皮能够改善血液循环,按摩具有使局部血液循环加快、提高局部温度的功能,促进毛发生长,促进人体健康。而且头皮按摩能够使老年人放松,减轻疼痛,缓解精神压力。

第四节 头发清洁的烦恼

第一问:为什么每次洗头发都要掉头发?

答 正常人一天掉50—60根头发,但也会新生等量的头发;若每日掉发100根以上且呈日渐稀疏状态,则需就诊求治。掉发原因可能与年龄、疾病、药物、外伤、放射线或梳发不当有关。对易掉头发的老年人应避免用力梳头发。

第二问:常见的清理头皮屑的方法有哪些?

答 有头皮屑一般是正常现象,只要正常梳理头发即可清理。老年人有过多的头皮屑可能是因头皮被感染或头皮太干燥所引起的,只要使用凡士林或婴儿油按摩头皮,并有规律地梳理头发即可缓解。情况严重者则需使用治疗性洗发精。

第三问:头发打结了怎么办?

答 每次梳理一小撮,且用一手固定近发根处头发,另一手持梳子先梳通发尾,再逐渐梳通近发根处头发,对于不易梳通的头发,可以用水、50%的酒精或发油浸湿打结处再进行梳理,避免用力,以免牵扯到头皮导致疼痛及不适。

第四问:头发上有虱子了怎么办?

答 (1) 发现有头虱时应立即加强头部的清洁卫生,勤洗头,建议一周至少洗3次,同时枕头、衣物等单独放置,避免传染给其他人。

(2) 注意对待老年人的态度,避免引起老年人的困窘。

(3) 使用减虱洗发精或其他除虱药水为老年人去头虱,使用前先洗净头发,用5—10 mL减虱洗发精按摩发根4 min后,再洗一次头,一周后再重复减虱一次。使用减虱洗发精时,需避免洗发精流入眼睛,以免刺激眼睛。

第五问:卧床老年人头发怎么清洁?

答 (1) 准备用具:橡胶单、浴巾、毛巾、别针、眼罩或纱布、棉球、洗发液、梳子、污物袋、护肤霜。另备洗头器、水壶(内盛40℃左右热水)、污水桶、电吹风、面盆。必要时备清洁的上衣。

（2）具体步骤：携用物至床旁，协助老年人取仰卧位，上半身斜向床边，铺橡胶单和浴巾于枕上，松开衣领向内反折，将毛巾围于颈部用别针固定；移枕于肩下，使老年人头枕于洗头器的凹槽处，水槽出口处接污水桶；帮助老年人屈膝，两耳塞好棉球，嘱其闭眼，以眼罩或纱布盖住双眼；测试水温，松开头发，一手贴紧其额头，倒少量水顺手流向头发，询问其感受，充分湿润头发；倒洗发液于手掌，均匀抹于头发上，反复揉搓，并用指腹由发际向头后部轻轻按摩头皮，边揉搓边冲洗，梳去脱落头发，将其缠绕成团并置于污物袋中，以温水反复冲净头发；洗发结束后，取下颈部毛巾包住头发，撤去洗头器；除去耳内棉球和眼罩，用毛巾擦干老年人脸部，酌情使用护肤霜；用毛巾揉搓头发，擦干或用电吹风吹干头发，梳理整齐；撤去用物，协助老年人取舒适体位，整理床单位。

第六问：洗头发时防止耳朵进水有什么小妙招？

答 洗发前用棉球或耳塞塞好双耳，若不小心进水，别慌张，可以将头偏向有水的耳朵一侧，用手掌压紧有水的耳朵，屏住呼吸，迅速把手拿开，反复做几次把水引流出来。也可以侧头使水自然流出，还可以用棉签轻轻地伸进耳道里去吸水，如果比较深，可以把纸巾卷成一条细长状，然后轻轻地伸进去吸水。若以上方法都不行，为防止发展为中耳炎，应及时就医。

第十八章

口 腔 清 洁

第一节 口腔的特征

第一问：口腔的构造是什么样的？

答 口腔是消化管的起始部,其前壁为上、下唇,侧壁为腭,下壁为口腔底。口腔向前经口唇围成的口裂通向外界,向后经咽峡与咽相通。

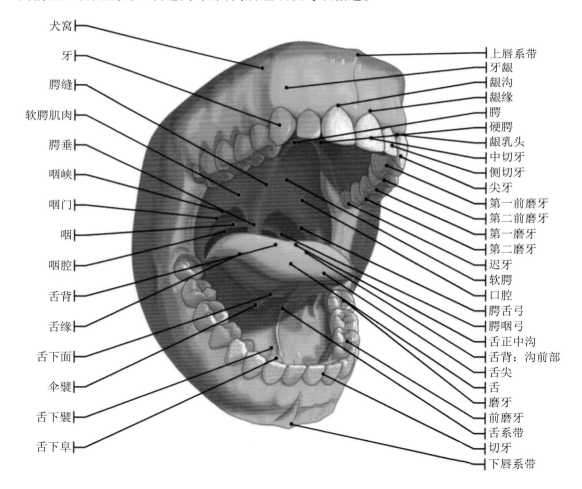

犬窝
牙
腭缝
软腭肌肉
腭垂
咽峡
咽门
咽
咽腔
舌背
舌缘
舌下面
伞襞
舌下襞
舌下阜

上唇系带
牙龈
龈沟
龈缘
腭
硬腭
龈乳头
中切牙
侧切牙
尖牙
第一前磨牙
第二前磨牙
第一磨牙
第二磨牙
迟牙
软腭
口腔
腭舌弓
腭咽弓
舌正中沟
舌背：沟前部
舌尖
舌
磨牙
前磨牙
舌系带
切牙
下唇系带

第二问:正常人有多少颗牙齿?

答 正常人一般有28—32颗牙齿,上下颌的左右两侧各有7—8颗,从中线起向两侧,各牙齿的名称分别为:中切牙、侧切牙、尖牙、第一前磨牙、第二前磨牙、第一磨牙、第二磨牙、第三磨牙。切牙和前尖牙都被称为前牙,因为它们位于牙弓的前部。前磨牙和磨牙都被称为后牙,它们位于牙弓的后部。

第三问:牙齿有寿命吗?

答 一般情况下,正常的牙齿寿命是几十年,但如果有不好的习惯,会影响牙齿的寿命,如经常吸烟会影响牙齿健康,还会影响口腔健康,大大缩短了牙齿的使用寿命,平时要注意对牙齿和口腔的清洁,保护我们的牙齿。

第四问:牙齿有哪些功能?

答 牙是对食物进行机械加工的器官,对语言、发音亦有辅助作用。

第五问:牙齿掉了对身体有什么影响?

答 (1)牙齿掉了之后会引起咀嚼功能的减退或者丧失。正常情况下食物进入口腔,需要牙齿进行研磨,如果没有了这个研磨功能,直接吞下去的话不利于消化,甚至噎食。

(2)牙齿掉了会影响面部的美观。牙齿具有支撑面部作用,牙齿缺如会造成面部塌陷,影响外形美观。

第六问:经常口腔溃疡提示身体出现了什么状况?

答 (1)缺乏维生素及微量元素:缺乏微量元素锌、铁、叶酸、维生素B12等时会引发口角炎。

(2)精神压力大:工作劳累、精神紧张、情绪波动、神经功能紊乱等也会让口腔溃疡反复光顾。

(3)胃肠道疾病:从医学角度来说,很多胃肠疾病的表现中包括了口腔溃疡的反复性发作。因为肠胃不适,会影响身体对于很多食物的消化吸收,从而影响很多元素的补充,从而导致口腔溃疡的发生。

(4)激素波动:有些女性每到经期或月经前后就会出现口腔溃疡,治愈后下次月经时依然会出现口腔溃疡,主要是体内黄体酮水平增高,雌激素水平降低所致。

(5)免疫系统紊乱或免疫缺陷:反复发生多发性口腔溃疡,同时伴有外生殖器溃疡,皮肤出现痤疮、毛囊炎,眼睛不适、视力下降,应考虑白塞病;口腔溃疡伴有脱发、颜面部紫红斑、关节疼痛等症状时,可能是红斑狼疮所致;口腔溃疡伴有持续发热、频繁感染,应考虑血液系统疾病;年龄较大且口腔溃疡病史较长的老年人,如出现溃疡面较深较大,口腔不明原因的肿块,应警惕口腔黏膜癌变。

第七问:吃了凉性食物牙齿酸痛是怎么回事?

答 吃冷的食物的时候,牙齿酸痛可能是由牙本质暴露引起牙齿敏感所致。导致牙齿敏感的原因包括牙本质层的龋齿、牙本质层的楔状缺损、牙本质层的磨损磨耗和牙周病导致的牙根暴露等。

第八问:口腔常见异味有哪些?

答 (1)尿骚味:口腔中出现这种气味,就要警惕是否是肾脏出现问题,因为肾衰竭、肾炎、尿毒症等疾病有可能导致体内毒素无法通过肾脏过滤,从而使口腔中出现尿骚味。

(2)腐败味:一般这种气味大都是由于牙齿或者牙龈发生炎症、溃烂引起的,患糖尿病的老年人口腔中可能会出现烂苹果的味道。

(3)臭鸡蛋味:如果口中出现臭鸡蛋的气味,很可能是肝脏出现病变。在肝病严重的情况下,口腔会散发臭鸡蛋味。

(4)鱼腥味:三甲胺尿症也被称为鱼腥综合征,口中会散发出鱼腥味,这是由于老年人的新陈代谢出现问题,需警惕。

(5)血腥味:如果出现鼻出血、咽喉出血、消化道出血等情况,口中就会出现血腥味。

(6)脓性气味:老年人如果出现鼻部和咽喉部病变,形成溃疡或者化脓等损伤,也容易引发口腔异味,常见的疾病有鼻窦炎、化脓性扁桃体炎、肺脓肿等。

(7)猫尿味:高甘氨酸血症老年人的口腔中会散发像猫尿的腥臭味,这是由于人体内缺少甘氨酸脱羧酶,从而使血液、尿液和体液中含有过多的甘氨酸,而甘氨酸有猫尿的气味。

第二节 口腔清洁的物品

第一问:老年人清洁口腔的用具有哪些?

答 老年人清洁口腔的用具有牙刷、牙缝刷、洁牙棒、牙线、牙膏、漱口液、固齿膏及固齿粉等。

第二问:老年人如何选用牙刷和牙膏?

答 (1)老年人可选用保健牙刷,其特点是刷头比较小,刷毛软而有弹性,刷柄较宽而扁,容易握住,不易滑脱。刷牙时可使用淡盐水或漱口液,以减少菌斑的形成,达到治疗牙周疾病的目的。

(2)牙膏:有龋齿的老年人可选用含氟化物的防龋牙膏。有牙周炎、牙龈炎的老年人可选用含有度米芬、金银花等成分的药物牙膏,特效脱敏牙膏适用于牙质过敏的老年人,有牙结石的老年人可选用"防锈"牙膏。

第三问:老年人没有牙齿了还要刷牙吗?

答 牙齿没了是需要刷牙的,因为人每天都会吃食物,这样就有细菌残留在口腔里面,如果长期不刷牙,不仅会有口腔异味,还会对身体造成危害。

第四问:老年人佩戴的义齿如何进行清洁?

答 取下的义齿清洁方法与刷牙法相同,清洁后应浸没在冷水杯中,每日换一次水,注意勿将义齿浸于热水或乙醇中,以免变色、变形及老化。佩戴义齿前,要先进行口腔清洁,并保持义齿湿润以减少摩擦。

第三节 口腔清洁的方法

第一问:口腔清洁有哪些好处?

答 (1)保持口腔清洁、湿润,预防口腔感染等并发症。

(2)去除口腔异味,激发食欲,确保病人舒适。

(3)促进口腔正常功能恢复,提高生活质量。

第二问:如何正确使用口腔清洁用具?

答 (1)牙刷:刷牙需保持每天2—3次,每次不少于3 min,各个部位都要刷干净,不要横着刷牙。

(2)牙缝刷:应用牙缝刷清除牙齿间隙的牙菌斑,牙缝刷是牙刷中最小的一种,可以有效地清除牙齿间隙的牙菌斑。使用时将牙缝刷插入牙缝中,慢慢地来回移动,以起到清洁的作用,但是注意并不是每个人都适合用牙缝刷。

(3)牙线:牙线有清洁牙齿、去除牙垢的功能,应用牙线可以剔除牙缝中的食物残渣。选购牙线应注意选择柔软有弹性的产品。

第三问:刷牙时竖着刷还是横着刷?

答 刷牙需要竖着刷牙,而不是横着刷牙。竖着刷牙需要根据牙齿的生长方向来刷牙,常见的有巴氏刷牙法,采取上牙向下刷,下牙往上刷,牙刷毛面与牙齿成45°角,每颗牙齿的每个面都需要刷到。因为牙颈部组织比较脆弱,横着刷牙容易导致牙齿出现楔状缺损,所以需要保持正确的刷牙方法。

第四问:常见正确的刷牙方法有哪些?

答 目前提倡的刷牙方法有两种:颤动法和竖刷法。

(1)颤动法:刷牙时牙刷刷毛与牙齿成45°角,刷头指向牙龈方向,使刷毛进入牙龈沟内和相邻牙缝内,作短距离的快速环形颤动,每次只刷2—3颗牙齿,刷完一个部位再刷相邻部位。

(2)竖刷法:刷牙时将牙刷刷毛末端置于牙龈和牙冠交接处,沿牙齿方向轻微加压,并沿牙缝纵向刷洗。

第五问:口腔清洁只是刷牙吗?

答 口腔清洁不仅仅是刷牙。研究显示,口腔内的细菌,只有25%附着在牙齿上,还有75%隐藏在舌头、上下腭、口腔内壁等部位,所以在刷牙时一定要把这些器官都刷到。

第四节　口腔常见问题的处理

第一问:老年人牙疼时怎么清洁口腔?

答 首先要清理口腔残渣,我们可以用浓度为0.9%的盐水(在家可用食盐和凉白开兑盐水,即食盐0.9 g加入99.1 mL水)漱口,这时候会感觉到疼痛有所缓解,因为盐水不仅可以清洁,而且还具有抑菌消炎的作用,能够缓解局部炎症,从而缓解疼痛,如果效果不佳,需及时就医。

第二问:牙齿松动时刷牙需要注意什么?

答 牙齿松动时,刷牙要注意动作轻柔,若牙齿松动明显,需到医院就医进行专业处理,防止牙齿脱落误入口腔或气道引起严重后果。

第三问:老年人发生口腔溃疡时需要清洁口腔吗?

答 需要。因为口腔清洁对于口腔溃疡的愈合意义重大,溃疡期间,早晚应该坚持刷牙。建议使用中草药牙膏刷牙,其能够有效抑制引发溃疡的口腔细菌,深层清洁口腔,解决引发溃疡的根源性问题。

第四问:老年人刷牙时牙龈总是出血是怎么了?

答 (1)牙龈炎或者牙周炎:当发生牙龈炎或牙周炎时,常常会引起牙龈充血水肿,触碰时容易出血。

(2)血液系统疾病:血液系统疾病会导致凝血功能障碍,所以刷牙时牙龈容易出血,甚至不刷牙时牙龈也会出血。

(3)其他问题:如牙龈癌,也会引发出血。

第五问:刷牙时恶心是怎么回事?

答 (1)刷牙力量太大,动作过于粗暴,牙膏有比较刺激的味道,以上情况是导致老年人在刷牙过程中出现恶心的原因。

(2)患有慢性咽喉炎,咽反射较敏感,在刷牙或口咽部有异物刺激的情况下,容易表现为恶心,尤其那些有常年吸烟、喝酒史的人更多见。

(3)患有胃炎、反流性的食管炎,在刷牙过程中会诱发食管的反射,出现恶心、反酸、打嗝等症状。

第六问:不经口进食的老年人,还需要进行口腔清洁吗?

答 需要进行口腔清洁。口腔清洁不仅仅是为了清除口腔食物残渣,还能促进唾液分泌,减少细菌,预防蛀牙、口腔黏膜发炎等,同时还能早期发现口腔问题,以利早期治疗,所以不经口进食的老年人也需进行口腔清洁。

第十九章

皮 肤 清 洁

第一节　皮肤的生理特点

第一问：正常皮肤的结构是什么样的？

答　皮肤分为表皮、真皮及皮下组织三部分。

（1）表皮：在组织学上属于复层扁平上皮，主要由角质形成细胞、黑素细胞、朗格汉斯细胞和梅克尔细胞组成。其中角质形成细胞根据分化阶段和特点分为5层，由深至浅分别为基底层、棘层、颗粒层、透明层和角质层。正常情况下约30%的基底层细胞处于核分裂期，新生的角质形成细胞有次序地逐渐向上移动，由基底层移行至颗粒层约需14天，再移行至角质层表面并脱落又需14天，共约28天，为表皮更替时间。

（2）真皮：在表皮的下方，由中胚层分化而来，由浅至深可分为乳头层和网状层。真皮在组织学上属于不规则的致密结缔组织，由纤维（包括胶原纤维、网状纤维、弹力纤维）、基质和细胞成分组成，其中以纤维成分为主，纤维之间有少量基质和细胞成分。

（3）皮下组织：位于真皮的下方，其下与肌膜等组织相连，由疏松结缔组织及脂肪小叶组成，又称皮下脂肪层。含有血管、淋巴管、神经、小汗腺和顶泌汗腺等。

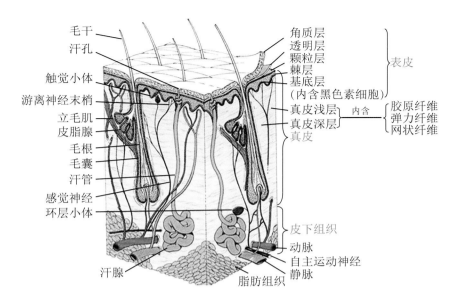

第二问：皮肤有哪些功能？

答 皮肤与其附属物构成皮肤系统。皮肤是人体最大的器官，由表皮、真皮及皮下组织组成。皮肤还包括由表皮衍生而来的附属器，如毛发、皮脂腺、汗腺和指（趾）甲等。完整的皮肤具有保护机体、调节体温、感觉、吸收、分泌及排泄等功能。

第三问：老年人的皮肤有哪些特点？

答 老年人的面部皮肤出现皱纹、松弛和变薄，下眼睑出现所谓的"眼袋"。皮脂腺组织萎缩、功能减弱，导致皮肤变得干燥、粗糙。皮肤触觉、痛觉、温觉的浅感觉功能也减弱，表面的敏感性降低，对不良刺激的防御能力削弱，免疫系统的损害也往往伴随老化而来，以致皮肤抵抗力全面降低。

第四问：人的皮肤会呼吸吗？

答 会，皮肤的分泌和排泄主要通过汗腺和皮脂腺完成。

（1）小汗腺：小汗腺的分泌和排泄受体内外温度、精神和饮食因素的影响。外界温度高于31℃时全身皮肤均可见出汗，称显性出汗；外界温度低于31℃时无出汗的感觉，但显微镜下可见皮肤表面出现汗珠，称不显性出汗；精神紧张、情绪激动等大脑皮质兴奋时，可引起掌跖、前额等部位出汗，称精神性出汗；进食（尤其是辛辣、热烫食物）可使口周、鼻、面、颈、背等处出汗，称味觉性出汗。正常情况下小汗腺分泌的汗液无色透明，呈酸性（pH为4.5—5.5），大量出汗时汗液碱性增强（pH为7.0左右）。汗液中水分占99%，其他成分仅占1%，后者包括无机离子、乳酸、尿素等。

（2）顶泌汗腺：人在青春期时顶泌汗腺分泌旺盛，情绪激动和环境温度增高时，其分泌也会增加。顶泌汗腺新分泌的汗液是一种无味液体，经细菌酵解后可使之产生臭味。有些人的顶泌汗腺可分泌一些有色物质（可呈黄、绿、红或黑色）使局部皮肤或衣服染色，称为色汗症。

（3）皮脂腺：皮脂腺有滋润皮肤和毛发以防止皮肤干燥的作用。若皮脂腺分泌功能正常，皮脂分泌适中，皮脂在表皮扩散，皮肤就会变得光滑、光泽、柔润，还可以防止水分蒸发。皮脂腺中含有脂肪酸，使皮肤呈偏酸性，具有杀菌作用。皮脂腺在老年期分泌减弱，夏季分泌旺盛，秋冬季节分泌减少。分泌旺盛时，可导致皮肤油腻、粗糙及毛孔粗大，易发生脂溢性皮炎。皮脂腺萎缩时，分泌减少，会导致皮肤干燥、脱屑、老化等。

第二节　正常皮肤的清洁

第一问：清洁皮肤的好处有哪些？

答　维护皮肤清洁是保障人体健康的基本条件。皮肤的新陈代谢迅速，其代谢产物如皮脂、汗液及表皮碎屑等与外界细菌和尘埃结合形成污垢，黏附于皮肤表面，如不及时清除，可刺激皮肤，降低皮肤抵抗力，以致破坏其屏障作用，成为细菌入侵的门户，造成各种感染。皮肤护理有助于维持身体的完整性，促进舒适，预防感染，防止压力性损伤及其他并发症的发生，同时还可维护病人自身形象，促进康复。

第二问：老年人洗澡水的温度多少度适宜？

答　老年人洗澡时室温调节至22℃以上，水温以皮肤温度为准，夏季可略低于体温，冬季可略高于体温。建议洗澡水不宜过热，37—39℃最宜消除全身疲劳，40—45℃可发汗止痛，水温过高会加重皮肤干燥，乃至诱发老年红皮病。

第三问：老年人洗澡频率如何控制？

答　可根据自身习惯和气候特点选择合适的洗澡频率，一般北方可安排夏季每天洗澡1次，其余季节每周洗澡1—2次，而南方则可夏秋两季每天洗澡1次、冬春两季每周洗澡1—2次，或酌情安排。皮脂腺分泌旺盛、出汗较多的老年人，沐浴次数可适当增多。

第四问：老年人每次洗澡的时间多久合适？

答　洗澡时间控制在10 min左右，若时间过长，会使皮肤血流量增多，导致脑组织的血流量相对减少,轻则出现头晕眼花,重则引起跌倒、胸闷、晕厥等意外。

第五问:老年人在什么情况下不能洗澡?

答 (1)空腹、饱食以及长时间体力或脑力活动后不宜马上洗澡,需休息片刻后再洗,否则易造成脑供血不足,导致跌倒、晕厥等意外发生。

(2)在发烧时不宜洗澡,当人的体温上升到38℃时,身体的热量消耗可增加20%,这时身体比较虚弱,洗澡很容易发生意外,但发烧时可用温水擦浴,促进散热,利于降温。

(3)酒后不要洗澡,因为洗澡时人体要出汗,血液中的酒精浓度相对增高,再加上热水促进血液循环、扩张血管、加快脉搏跳动,这往往会引起血压下降、血液黏稠度增高,以致机体难以适应,可能发生低血糖昏迷、引起心脏病或脑中风的发作。

第六问:老年人怎样洗澡更安全?

答 (1)淋浴或盆浴:适用于病情稳定且能下床行动的老年人。洗澡时应为其准备合适温度的温水(40℃左右),浴室应使用防滑设备,避免老年人滑倒,并保持每5 min左右与其沟通一次。洗澡期间若需要加热水,需注意先让老年人离开澡盆再加热水,以免烫伤。

(2)床上擦浴:适用于活动受限、身体虚弱、意识不清或无法自行下床的老年人,可分为:完全协助、部分协助及自行执行的床上擦浴。

第七问:老年人洗澡时晕倒怎么办?

答 (1)未晕倒前如感到不舒服时,应立即停止洗澡,家人扶其到空气新鲜处平卧,防跌倒。

(2)晕倒后,将病人移到空气新鲜处,平卧休息,下肢抬高30°,检查有无受伤。

(3)若经上述紧急处理效果不佳,需速送医院救治。

第三节 皮肤常见问题的处理

第一问:老年人为什么容易皮肤干燥?

答 老年人出现皮肤干燥,较为常见的原因是老年人皮肤缺乏油脂、汗液等;部分疾病也可导致老年人机体缺水,引起皮肤干燥;部分老年人可能会因为消化功能减退,缺乏营养物质,从而导致皮肤干燥。

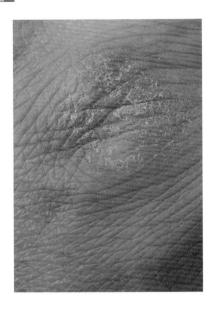

146

（1）缺乏油脂、汗液：汗液和油脂可共同形成脂膜，防止水分蒸发，从而使皮肤保持一定的含水量，使皮肤有弹性且滋润。老年人代谢减慢，汗腺、皮脂腺分泌明显减少，导致缺乏油脂、汗液等，引起皮肤干燥。此外，频繁使用洗涤剂或天气干燥时，也会导致角质层中脂质和天然保湿因子流失等，从而引起皮肤干燥。

（2）缺乏水分：可能因为水分补充不足、糖尿病导致大量水分排出等，导致机体缺水，引起皮肤干燥，还可能伴有口渴等症状。

（3）缺乏营养物质：维生素E可聚集在皮肤的角质层，减少皮肤水分蒸发，增加皮肤滋润程度，所以当缺乏维生素E时，皮肤水分蒸发速度会加快，就可能会出现皮肤干燥。

第二问：老年人皮肤干燥怎么处理？

答 （1）老年人出现皮肤干燥与皮肤代谢慢有一定的关系，可以通过补充维生素E和维生素A来缓解。

（2）注意室内的湿度，可以摆放一些绿色盆栽，或者放一盆水增加空气湿度。

（3）在洗完澡的时候可以全身涂抹润肤液，保持皮肤滋润；建议每日涂抹保湿乳液或者保湿霜，缓解皮肤干燥的症状。

第三问：为什么老年人容易发生皮肤瘙痒？

答 老年人皮肤随年龄的增加而发生相应的老化，汗腺和皮脂腺萎缩，分泌功能减退，角质水合能力降低，皮肤表面水脂乳化物减少，缺乏润泽而变得干燥，是老年性皮肤瘙痒症的主要原因。其好发于冬季，表现为皮肤干燥、萎缩、粗糙、轻度脱屑，若过度洗浴可明显加重皮肤干燥和瘙痒。

第四问:老年人出现皮肤瘙痒时该如何处理?

答 (1)一般处理:选择合适的洗澡频次,洗澡水不宜过热,忌用碱性肥皂,适当使用润肤用品,特别是干燥季节可于浴后涂擦润肤油,以使皮肤保持湿润,避免非棉织衣物直接接触皮肤;饮食宜清淡,忌烟酒、浓茶及咖啡,少吃辛辣刺激性食物。

(2)对症处理:在医生的指导下,可使用低浓度类固醇霜剂涂擦患处,适当应用抗组胺类药物及温和的镇静剂亦可减轻瘙痒,防止皮肤继发性损伤。

(3)对因处理:及时就医,根据瘙痒的病因逐个检查筛排,并进行对因治疗。

第五问:老年人有皮疹时该如何清洁?

答 (1)以温水洗浴,避免使用碱性洗浴用品,选择偏酸性洗浴用品,护肤品要选低敏或抗敏性的,用时最好先进行皮肤测试,以了解皮肤对所用护肤品的反应情况,以防发生过敏。

(2)大小便后及时清洗,以免尿粪刺激皮肤,保持皮肤清洁。

第四节 皮肤压力性损伤的处理

第一问:什么是压力性损伤?

答 压力性损伤,是指因压力或压力结合剪切力作用导致的皮肤或皮下组织的局限性损伤,通常发生于骨隆突处,但也可能与使用医疗器械或其他物品有关,表现为皮肤完整或开放性溃疡,可能伴有痛感。

第二问:压力性损伤好发于哪些部位?

答 (1)仰卧位:好发于枕骨粗隆、肩胛部、肘部、脊椎体隆突处、骶尾部及足跟部。

(2)侧卧位:好发于耳郭、肩峰、肋骨、肘部、髋部、膝关节内外侧及内外踝处。

(3)俯卧位:好发于面颊部、耳郭、肩部、女性乳房、男性生殖器、髂嵴、膝部及足尖处。

(4)坐位:好发于坐骨结节处。

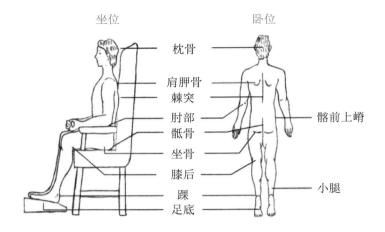

坐位　　　　　　卧位

枕骨
肩胛骨
棘突
肘部
骶骨
坐骨
膝后
踝
足底

髂前上嵴

小腿

第三问:为什么压力性损伤多见于老年人?

答 (1)年龄因素:随着年龄增长,老年人皮下脂肪和皮肤水分逐渐减少,皮肤胶原纤维萎缩并不断变薄,皮肤干燥、松弛且缺乏弹性,皱褶多,修复能力降低,免疫功能下降,易发生压力性损伤。

(2)营养因素:多数老年人消化功能减退,营养吸收能力变差,皮下脂肪减少,血液循环减慢,当伴有大小便失禁时,皮肤更容易受到损伤。

(3)活动因素:老年人多数行动迟缓、活动能力减弱,尤其是卧床老年人伴有移动障碍,其不能进行主动翻身,更易发生压力性损伤。

(4)心理因素:老年人常担心自己身体健康状况,情绪易低落,而人体在应激状态下激素迅速增加,神经内分泌系统和中枢神经紊乱,体内稳态遭受破坏,致使组织抵抗力降低,导致压力性损伤的发生。

第四问:如何根据皮肤受损的颜色判断压力性损伤的程度?

答 根据皮肤受损的颜色,伤口可分为以下几种情况:

(1)粉色伤口:有新生的上皮组织覆盖。此颜色提示伤口长势良好,处理得当,能很快愈合。

(2)红色伤口:伤口基底部为健康的红色肉芽组织。通常提示伤口正在愈合。

(3)黄色伤口:伤口基底部为脱落细胞和坏死组织。一般黄色伤口为感染伤口,应积极开展抗感染治疗。

(4)黑色伤口:伤口处有黑色的坏死组织和黑痂,如糖尿病足干性坏疽、不可分期压力性损伤的坏死痂皮。此类伤口宜进行清创处理,如物理性清创、化学性清创、生物性清创。出现压力性损伤时需及时就医,请求专业人员指导帮助,避免伤口恶化及病情加重。

第五问：发生压力性损伤时居家如何处理？

答　皮肤组织损伤轻微者，我们需使用碘伏消毒液对创面进行消毒，用无菌生理盐水擦拭或冲洗创面，待创面皮肤干燥后用无菌纱布覆盖。及时给老年人使用气垫床，每2 h翻身一次，避免局部组织长期受压，再次发生压力性损伤。若损伤伤口未改变或创面面积变大恶化时，应及时去医院就诊。

第六问：卧床老年人如何预防压力性损伤？

答　（1）老年人长期卧床时，要经常为其翻身，以免身体局部长期受压，最好每2—3 h翻身一次。

（2）在身体受压部位给予一定的保护，可外涂皮肤保护剂或使用减压器具。

（3）在老年人身体或病情允许的情况下，尽量鼓励其离床，可使用轮椅推其至室外活动。

（4）对于长期卧床的老年人，可使用气垫床。对体形消瘦或患有慢性消耗性疾病的老年人，可增加其营养摄入。

（5）经常更换床单，保持床单清洁、平整、干燥、舒适。

（6）避免局部皮肤受到汗液或排泄物刺激，排便后要及时清除大小便，用温水擦洗，避免局部刺激，保持局部皮肤清洁干爽，避免诱发压力性损伤。

第七问：怎样协助卧床老年人翻身？

答　仰卧老年人要向一侧翻身时，先使其双手放于腹部，两腿屈膝，操作者一手臂伸入老年人腰背部，另一手臂伸入其臀下，用手臂的力量将老年人迅速抬起，移至近侧床缘，同时转向对侧。抬起老年人头肩部，并转向对侧，在其背部放置软枕，倾角不超过30°，以维持体位，胸前放一软枕，支撑前臂，使其处于舒适状态。最后将老年人上腿弯向前方，下腿微屈，两膝之间垫以软枕，防止双腿之间相互受压及摩擦。

第二十章

足部清洁

第一节 足部的生理结构

第一问:足部的组成部分有哪些?

答 足部由骨骼、肌肉、血管及神经等组织构成,是人体重要的负重和运动器官。足部一共由26块骨头组成,可以分为三部分,分别是前足、中足和后足。前足有14块骨头(趾骨)、中足有5块骨头(跖骨)、后足有7块骨头(跟骨,骰骨,距骨,舟骨,内、中、外侧楔骨),骨与骨之间由韧带相连接。足部的韧带是全身最强的韧带,连接跟骨的韧带最为强韧。足部存在多条肌肉、肌腱以维持脚的运动,同时足部有丰富的血管神经,这些血管神经主要位于足底部。

第二问:足部有哪些反射区?

答 足部反射区分为足底、足内侧、足外侧、足背四大部分,其顺序大致如下:

(1)足底反射区:肾上腺、肾、输尿管、膀胱、额窦、脑垂体(垂体)、小脑及脑干、三叉神经、鼻、头部(大脑)、颈椎、甲状旁腺、甲状腺、眼、耳、斜方肌、肺及支气管、心(左)、脾(左)、胃、胰腺、十二指肠、小肠、横结肠、降结肠(左)、乙状结肠及直肠(左)、肛门(左)、肝(右)、胆囊(右)、盲肠及阑尾(右)、回盲瓣(右)、升结肠(右)、腹腔神经丛、生殖腺(睾丸或卵巢)、失眠点。

(2)足内侧反射区:膀胱、鼻、颈椎、甲状旁腺、胸椎、腰椎、骶骨(骶椎)、尾骨内侧、前列腺或子宫、尿道及阴道、髋关节、直肠及肛门、腹股沟、肋骨、下身淋巴腺(腹部淋巴腺)、消渴点、便秘点。

(3)足外侧反射区:生殖腺(睾丸或卵巢)、髋关节、尾骨外侧、下腹部、膝、肘、肩、肩胛骨、内耳迷路、胸、隔(横隔膜)、肋骨、上身淋巴腺、下身淋巴腺(腹部淋巴腺)、上头痛点。

(4)足背反射区:鼻、颈项、眼、耳、腹股沟、上颌、下颌、扁桃体、喉与气管及食管、胸部淋巴腺、内耳迷路、胸、隔(横隔膜)、上身淋巴腺、下身淋巴腺(腹部淋巴腺)、痰喘点、心痛点、落枕点、腰腿点。

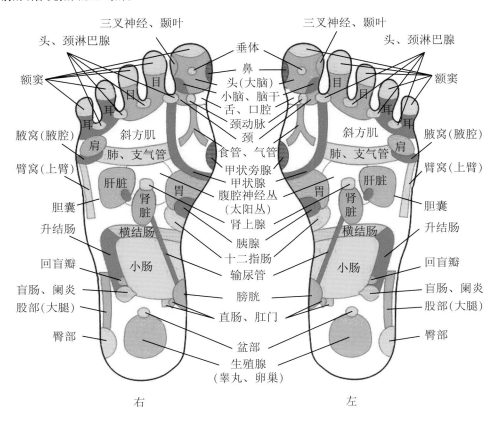

第三问:足弓有哪些作用?

答 足弓增加了足的弹性,使足成为具有弹性的"脚架",主要功能在于维持足部关节活动。足弓骨骼和肌肉部分能够支撑足部结构并保持稳定性,韧带部分可以对人体做出的跑、跳等动作起到缓冲震荡的作用。整个足弓可以防止足底部神经血管受压,进而保护足局部组织。

第四问:足部皮肤有哪些特点?

答 粗糙:足部是全身出油最少但是汗腺最密集的地方,足部的角质也是身体最粗厚的地方,喜欢裸露足部的人其脚部皮肤更显粗糙;干燥:足部的皮脂腺不太发达,足弓部分甚至完全没有皮脂腺分布,所以足部的皮肤较干燥。

第二节　足部清洁的方法

第一问:足部清洁前如何观察足部皮肤?

答　在评估足部皮肤时,应仔细检查皮肤的色泽、温度、柔软性、厚度、弹性、完整性、感觉及清洁度等,同时注意体位、环境(如室温)、汗液量、皮脂分泌、水肿及色素沉着等因素对评估准确性的影响。

第二问:老年人泡脚对身体有益吗?

答　有益,可以改善睡眠、舒缓疼痛、畅通经络、促进血液循环等。

(1)泡脚可以改善睡眠质量,足部有许多穴位,泡脚将刺激穴位促进睡眠,能很好地缓解一天中的疲乏,并缓解积聚的心理压力,使全身放松。

(2)泡脚可以舒缓关节疼痛、放松肌肉,很多老年人都有风湿性疾病或者骨关节退化疾病,泡脚可以起到舒筋通络的功效。

(3)泡脚可以使经络畅通,可以刺激穴位进行经络调节,疏通气血,有防病和治病的作用,如足部水肿,可以在泡脚的热水中加一些盐消除水肿症状。

(4)泡脚可以促进血液循环,尤其是一些容易手脚冰凉的老年人,晚上用温水泡脚,可以改善四肢不温和怕冷的症状。

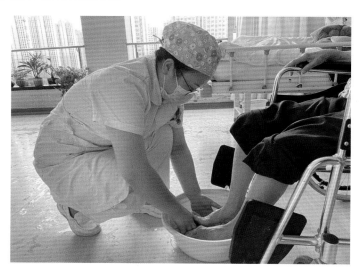

第三问:老年人需要每天都泡脚吗?

答 老年人可以每天洗脚但是不建议每天泡脚,年老且体弱的人天天泡脚,容易诱发心慌、头晕、心律失常,对于有心脏病和高血压的老年人会导致其血压不稳定,使心脏出现缺血,因此这样的人群是不适合天天泡脚的。

第四问:老年人泡脚水温多少度适宜?

答 泡脚的水温不宜过热或过凉,水温要控制好,冬季水温不超过45℃,夏季控制在40℃左右。如果有条件,可以先将脚放入38℃左右的水中,然后让浴水逐渐变热至42℃左右即可保持水温,足浴时水通常要淹过踝部,且要时常搓动。但是,患有糖尿病的老年人要注意,由于皮肤对外界刺激不敏感,温度过高的水很容易导致烫伤。

第五问:老年人泡脚时间多久适宜?

答 一般泡脚时间以20 min左右为宜,时间过长会使皮肤血流量增加,而脑组织的血流量相对减少,轻者出现头晕眼花,重者发生跌倒意外。忌饭前泡脚或饭后立即泡脚。若饭前泡脚,会由于出汗过多、血管扩张等引起血糖和血压降低,可能会让人觉得更饥饿;饭后泡脚,会使血液主要集中在足部,阻碍了胃部血液供应,不利于对食物的消化、吸收。

第六问:老年人如何安全修剪趾甲?

答 (1)修剪前先以温水泡脚15—20 min,使趾甲变软易于修剪。

(2)修剪趾甲时,应光线充足,选用合适的修甲工具,尽量选择专业修剪趾甲的剪刀或指甲剪,注意趾甲应直接剪下,不能牵拉、撕扯,要平着剪,不要斜剪,不宜使趾甲剪得有角度。

(3)趾甲应修剪得平直,不宜留过长,以防止形成嵌甲。趾甲过长,易藏匿污垢或断裂,会弄伤皮肤,导致趾甲嵌入、长肉刺、鸡眼等问题,影响趾甲的整洁、美观;同时不宜剪太短,剪到与指尖同一个水平线,以免损伤甲沟,造成继发感染。

第三节　特殊老年人的足部清洁

第一问:卧床老年人如何进行足部清洁?

答 足部清洁步骤如下:

（1）先将卧床老年人的被褥向上拉至膝盖，足下垫好橡皮单，帮助老年人取坐位或屈膝仰卧位，必要时膝盖下垫枕头。

（2）将40℃左右的温水注入水盆中，测试水温是否合适，将毛巾浸泡在水中。

（3）将脚盆放在橡皮单上，使老年人的双足浸入水中，浸泡10—15 min。

（4）用毛巾沿脚趾到脚趾缝再到脚心、足底洗净污垢，并擦干双足，撤出脚盆。

（5）最后涂润肤油，保持足部皮肤湿润不干燥。

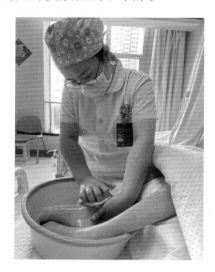

第二问：患有糖尿病的老年人足部清洁时怎么检查足部皮肤情况？

答 （1）皮肤有无破损：查看老年人足部皮肤有无破损，询问老年人是否有瘙痒、疼痛不适等感觉，若有这些症状，需及时就医。

（2）触摸皮温有无异常：观察老年人皮肤温度，有无触之发凉的感觉。

（3）有无感觉麻木：检查老年人皮肤有无麻木的感觉，询问有无戴套袖样感觉。

第三问：患有糖尿病的老年人足部清洁水温有何要求？

答 患有糖尿病的老年人洗脚时水温不要超过40℃，洗完后用柔软且吸水力强的毛巾轻轻擦干。患有糖尿病足的老年人因神经病变，对温度的感觉较差，所以在进行足部清洁时宜先用水温计测量一下水的温度，确定温度适宜后再进行足部清洗。

第四问：有脚气的老年人保持足部清洁的注意事项有哪些？

答 （1）有脚气的老年人需保持足部皮肤清洁干燥，勤清洗、勤换袜。

（2）平时不宜穿运动鞋、旅游鞋等不透气的鞋子，以免造成脚汗过多，脚气加剧。

（3）勿吃容易引发出汗的食品，如辣椒、生葱、生蒜等。

第五问:有"灰指甲"的老年人足部清洁的注意事项有哪些?

答 "灰指甲"是由于真菌感染甲板及甲下组织而引起的一种皮肤疾病,一旦发现了灰指甲,需及时进行专业的治疗。在平时的清洁中要注意防止传染到其他的脚趾,每次泡脚时应单独使用盆具,并保持足部的清洁干燥,这对灰指甲的治疗有很大的帮助。

第六篇　家庭用药篇

　　老年人由于生理、心理上的衰退常患有多种慢性疾病，需要服用多种药物，因此，加强针对老年人的用药监护、普及老年人用药知识、提高老年人用药自我管理能力具有重要意义。老年人家庭用药有哪些知识需要掌握？老年人家庭用药如何分类和保管？老年人家庭用药如何保证安全？老年人常见疾病家庭用药有哪些？老年人家庭用药常见不良反应及应急处理涵盖哪些内容？如果您或者您的家人、朋友有以上困惑，请阅读本篇内容，让具有十余年医养结合老年照护经验的专家团队为您答疑解惑。

第二十一章

老年人家庭用药分类和保管

第一节 老年人家庭用药分类

第一问：常见内服药物有哪些？

答 溶液、合剂、片剂、酊剂、粉剂、胶囊、丸散等。

第二问：常见注射药物有哪些？

答 胰岛素。

第三问：常见外用药有哪些？

答 软膏、溶液、酊剂、粉剂、搽剂、洗剂、滴剂、栓剂、涂膜剂等。

第四问：吸入性药物有哪些？

答 压力定量吸入剂、干粉吸入剂、软雾吸入剂等。

第五问：新剂型药物有哪些？

答 黏贴敷片、植入慢溶药片、胰岛素泵等。

第六问：老年人特殊用药有哪些？

答 镇静安眠药物、抗肿瘤用药、精神类用药等。

第七问：舌下含服药物有哪些？

答 硝酸甘油、硝酸异山梨醇（消心痛）、复方丹参滴丸、速效救心丸。

第二节　老年人家庭用药如何保管

第一问:常用口服药如何保管?

答　口服药应放在固定的位置,按药品说明书要求摆放,防潮、避免阳光直射,且儿童不易取到,以免儿童误食。抗生素类药物易过期,应按有效期先后,有计划地服用及妥善摆放。

第二问:胰岛素如何保管?

答　对于没有开封的胰岛素,通常建议在2—8℃的环境温度中保存直至有效期满。对于已经开封的正在使用的胰岛素,可以在室温下进行保存,室内温度不超过25℃,保存时间最长为28天。

第三问:常见外用药如何保管?

答　外用药与口服药、食物应分开放置,要有醒目标识,按照说明书要求放置在正确的位置。

第四问:吸入性药物如何保管?

答　应在不超过30℃的环境中保存,避免冷冻和阳光直射。若药物容器冷却,则治疗效果降低。每次使用后喷嘴应以温水清洗,擦干后拧上防尘盖。当药物用完后,容器不可被刺破、打碎或燃烧。

第五问:需要特殊保存的家庭用药有哪些?

答　易挥发、潮解或风化的药物,如乙醇、碘酊、糖衣片等,应装瓶保存、盖紧瓶盖。易被热破坏的生物制品和药品应置于2—10℃环境中保存,如益生菌、干扰素等。易燃易爆的药物应密闭瓶盖单独存放于阴凉处,远离明火,如外用酒精。

第六问:需要避光保存的家庭用药有哪些?

答　易氧化和遇光易变质的药物都需要避光保存,如维生素C、氨茶碱、盐酸肾上腺素、(左)甲状腺素片、硝苯地平(普通片、缓释片、部分控释片)、尼莫地平、尼群地平等药物。应装在棕色瓶内或避光容器中,放于阴暗处保存。

第二十二章

老年人家庭用药安全

第一节　老年人安全用药基础知识

第一问：口服药种类太多，互相之间有无影响？

答　老年人用药要遵循能少用就不多用、能口服不肌注、能肌注不输液的原则。多种药物合用，药物在体内吸收、分布、代谢和排泄各环节均可能发生药动学相互作用，最终影响血药浓度，可能增加药物的不良反应。因此，老年人需要到正规医疗机构就医，遵医嘱针对病情合理用药。

第二问：有身体不适，可以自行购买药服用吗？

答　老年人常合并多种疾病，如出现身体不适，建议到医院就诊，不要盲目自行到药店购药和擅自服药，避免不合理用药，耽误疾病救治。因某种慢性疾病需要长期服用的药物可以自行购买，但要在医生指导下服用。

第三问：可以用茶水和饮料送服药品吗？

答　不可以。口服用药应该用白开水送服，用茶水及饮料送服药物，可能会影响药物疗效甚至对身体健康造成影响。

第四问：可以随意停用或增减服用的药品吗？

答　不可以。老年人用药应严格遵循医嘱，定时定量，不可擅自停用或增减剂量，否则可能会引起病情变化。

第五问：能否提前拆包装将药片长时间暴露？

答　不能，这样会影响药物效果。由于药品本身或成分对光不稳定，在使用和保存过程中，受到空气、自然光、人工光源（或强光）等照射后可能出现变色、浑浊、颜色加深、潮湿、变性、分解、沉淀等变化,从而导致药品失效或毒性增加等。

第六问:服药有时间讲究吗?

答 人体在生物钟的控制调节下,基础代谢、体温变化、血糖含量、激素分泌等功能都具有节律性和峰谷值。机体的昼夜节律改变了药物在体内的药动学和药效学,致使药物的生物利用度、血药浓度、代谢和排泄等也有昼夜节律性变化,所以应遵医嘱按时按量服用各类药物。

第七问:每天服用的药物能两次合并一次服用吗?

答 不可以。两次并一次服用,会在初期产生很高的血药浓度,可能产生过量服用的副作用,而过了药物的半衰期后就没有药效了,达不到治疗的效果。

第八问:服用头孢类药品可以饮酒吗?

答 口服头孢类药物是绝对不能饮酒的,因为酒的主要成分是乙醇,乙醇进入到体内首先氧化代谢成乙醛,乙醛是一种毒物,需要在乙醛脱氢酶的作用下进一步分解成二氧化碳和水。而头孢类药物会影响乙醛的进一步代谢,导致乙醛在体内大量蓄积,出现乙醛中毒反应。如果服用头孢类药物,同时饮酒或者饮用含有酒精类的饮料,轻者会出现面色潮红、多汗、头晕、头痛、幻觉、嗜睡、恶心、呕吐、腹痛、胸闷、气短等症状,重者会出现呼吸困难、血压下降、脉搏增快、意识障碍等症状,称为双硫仑样反应,更有甚者会危及生命。因此服用头孢类药物期间严禁饮酒。

第九问:过期药可以服用吗?

答 不可以。药物过期了不能服用,若服用不仅起不到效果,还可能会引起不良反应。任何药物都有生产日期和保质期,如果药物已经过期,服用后可能会出现腹痛、腹泻、过敏或中毒等不良反应,所以药物过期后不要再吃。

第二节 老年人家庭用药常见现象

第一问:发现口服药漏服了怎么办?

答 应根据疾病种类、病情、距离下次服药间隔时间参照药物说明书决定是否补服,漏服高血压药物应立即测量血压,根据血压测量结果决定补服与否,必要时咨询医生。

第二问：如何预防老年人忘记服药？

答　老年人普遍记忆力下降，生活自理能力差，家属可辅助提醒，设定闹钟提醒老年人用药，或者使用分类药盒，避免老年人忘记服药。

第三问：饭后发现餐前胰岛素未注射怎么办？

答　饭后如果不超过 30 min，应及时补打胰岛素，如果时间过久，不建议补打，加测一次血糖，根据血糖情况调整下一餐进食总量。

第四问：服药过程中发生不良反应该如何处理？

答　老年人服药过程中如发生不良反应要及时咨询医生，由专业人员判断是否继续服用或更换其他药品。

第五问：可以服用保健药品治疗疾病吗？

答　不可以。保健药品不等于药品，保健药品不能替代药物的治疗作用。老年人尤其是慢性病老年人一定要合理服用药物，不要盲目相信保健药品能控制疾病的宣传。

第六问：可以长期服用中药吗？

答　中药并不是完全无副作用的。药物两重性是药物作用的基本规律之一，中药也不例外。对于有基础病的患者尤其是老年人，应在医生指导下使用中药，并定期监测肝肾功能。

第七问：抗生素和消炎药可以随便服用吗？

答　不可以。抗生素是以青霉素、头孢为代表的抗菌药物，随便吃抗生素会导致抗生素滥用，导致机体二重感染。常见类固醇类消炎药有氢化可的松、泼尼松、地塞米松等，随便服用有可能造成皮质功能亢进，引起脂肪、蛋白质的代谢紊乱，会导致满月脸、皮肤变薄、后背变厚、骨质疏松、股骨头坏死等情况。所以无论是抗生素还是消炎药，都不可以随便服用，有疾病需要及时就医，遵医嘱规范用药。

第八问：如何预防双硫仑样反应？

答　使用抗菌药期间及停药后 14 天内，均应避免饮酒或进食含乙醇制品（包括饮料、食物、药物），如白酒、黄酒、啤酒、酒心巧克力、藿香正气水，用酒精进行皮肤消毒或擦洗降温,尤其是老年人、心血管疾病病人更应注意。

第三节　各类药物的正确服用方法

第一问:口服药如何正确服用?

答　服用前需仔细观看药物说明书或遵医嘱,确定服用方式、时间及剂量。对牙齿有腐蚀性作用的药物,如酸类和铁剂,应用吸水管吸服后漱口,以保护牙齿。缓释片、肠溶片、胶囊吞服时不可嚼碎。肠溶片、健胃药宜在饭前服用。抗生素及磺胺类药物应准时服用,经肾脏代谢的磺胺类药物服药后要多饮水。糖浆类口服液服用后半小时内不要喝水,以免影响药物吸收。卧床老年人服药时应尽量采用半卧位和坐位,以免影响吸收。

第二问:服药前应做哪些准备?

答　服药前需看清药名,观察药物质量,明确同时服用的药物之间有无配伍禁忌等。需吞服的药物,提前准备适量40—60℃的温开水。鼻饲或上消化道出血老年人所用的固体药,应提前将药片研碎。在服用地高辛等强心苷类药物前需自测脉率,低于60次/min应暂停服用,并及时就医。

第三问:舌下含片如何正确使用?

答　舌下含片应放舌下或两颊黏膜与牙齿之间,待药物溶化。

第四问:泡腾片如何服用?

答　服用泡腾片时可将片剂置入装有温水的杯中,待药物气泡消退,药物完全溶化,搅拌均匀后服用即可,通常药物经过溶解后,更利于肠胃吸收。

第五问:助消化药如何服用?

答　助消化药及对胃黏膜有刺激性的药物宜在饭后服用。

第六问:咀嚼片如何服用?

答　咀嚼片的体积通常较大,服用时需注意嚼碎后服用,避免将整片药直接吞服,整片吞服可能会出现卡顿,损伤口腔黏膜、咽喉部甚至食管黏膜,而且直接吞服会使药物吸收不充分,影响药效。如维生素C片、健胃消食片、钙片,该类药物的正确吃法为咀嚼后吞下,咀嚼片在口腔中咀嚼或吮服后,药物的表面积会增大,可促进药物在体内的溶解和吸收,咀嚼片可以减少药物对胃肠道的负担,适合吞咽困难及胃肠功能差的老年人。

第七问:化痰药如何服用?

答 化痰药一般在餐后20 min左右服用,有利于药物分布,达到相应血药浓度。化痰药应避免与强力镇咳药一起服用,以免稀化的痰液堵塞气道,造成感染加重、呼吸困难。老年人应选择口感好、易于吞咽的糖浆剂、溶液剂化痰药物,服用此类药物对呼吸道黏膜有安抚作用,且服后不宜立即饮水。

第八问:安眠药如何服用?

答 安眠药宜在睡前如厕后服用,以免服药后老年人如厕引起跌倒等安全事件。

第二十三章

老年人常见疾病家庭用药

第一节　心血管疾病家庭用药

第一问：老年人高血压用药有哪些？

答　（1）利尿剂，常用药物有氢氯噻嗪等药物。

（2）β受体拮抗剂，常用药物有琥珀酸美托洛尔等。

（3）钙通道阻滞剂，常用药物有硝苯地平片、苯磺酸氨氯地平等。

（4）血管紧张素转换酶抑制剂，常用药物有卡托普利、盐酸贝那普利等。

（5）血管紧张素Ⅱ受体拮抗剂，常用药物有缬沙坦、厄贝沙坦等。

（6）α受体拮抗剂，常用药物有盐酸哌唑嗪等。

（7）新型降压药，常用药物有脑啡肽酶抑制剂，如沙库巴曲缬沙坦钠片。

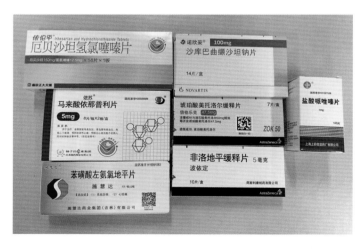

第二问：降压药物如何选择最佳服用时间？

答　人的血压在一天24 h中呈"两峰一谷"的状态波动，即9:00—11:00、16:00—18:00最高，从18:00起开始缓慢下降，至次日凌晨2:00—3:00最低。降压药服用后0.5 h起效,2—3 h达峰值。因此,高血压老年人以7:00和14:00两次服药为宜,睡前如须服降压药,建议完善动态血压监测,在医生指导下服药,不可擅自服药,以免加重夜间低血压状态,从而导致脑动脉供血不足,形成脑血栓。

第三问:服用降压药物应注意哪些?

答 (1)从最小有效剂量开始,以减少不良反应的发生概率。

(2)推荐使用每天服用一次的长效降压药。

(3)高血压是一种终身疾病,需坚持服药治疗。

(4)如果漏服一次,可根据血压情况来决定是否补服。

(5)特别注意的是服用速尿药时,应注意监测血钾值。

第四问:血压正常后可自行停药吗?

答 绝大多数的原发性高血压病人需要终身用药来治疗。经过药物治疗将血压控制在理想水平后,仍然需长时间坚持用药,自行停药后血压可能会再次升高。如果夏季监测血压偏低,并且伴有头晕等症状,可在医生指导下决定是否短期停药。停药期间,注意增加血压监测频次,发现血压反弹时,及时遵医嘱服药。

第五问:老年人冠心病用药有哪些?

答 (1)抗血小板和抗凝制剂,抗血小板制剂,常用的有阿司匹林,还有氯吡格雷和替格瑞洛;抗凝制剂,常用的有达比加群、利伐沙班。

(2)调脂类,主要是他汀类药物,常用的有阿托伐他汀。

(3)扩张冠状血管的药物,包括硝酸酯类药物,如硝酸甘油、速效救心丸、单硝酸异山梨酯、尼可地尔等。

(4)降低心肌耗氧量、减少心肌缺血反复发作的药物,包括β受体阻滞剂类的药物,如倍他乐克、艾司洛尔等。

(5)活血化痰中成药,如银杏制剂等。

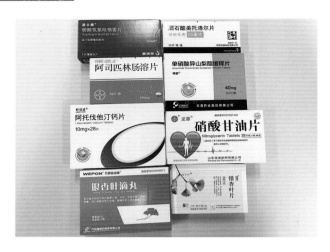

第六问:心绞痛时应舌下含服哪类药?

答 心绞痛急性发作的快速缓解方法为舌下含服硝酸甘油、速效救心丸(每次10—15粒),舌下含化吸收之后,可快速缓解心肌缺血,从而改善心绞痛的症状。症状缓解之后,应尽早就医。

第七问:老年人抗心律失常用药有哪些?

答 (1)钠通道阻滞剂:代表药物有普罗帕酮、利多卡因等。

(2)β受体阻滞剂:代表药物有琥珀酸美托洛尔、普萘洛尔等。

(3)钾通道阻滞剂:代表药物有胺碘酮等。

(4)钙通道拮抗剂:代表药物有地尔硫卓等。

(5)中成药:代表药物有稳心颗粒、参松养心胶囊等。

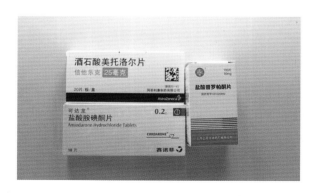

第八问:心血管疾病用药为什么不能突然停药?

答 心血管疾病通常需要终身服药,有一些药物在长期服用后,机体对其产生了适应性,若突然停药或减量过快,则易因机体调节功能失调而发生功能紊乱,导致病情或一系列临床症状的反跳、回升或加重,即出现了"撤药综合征"。撤药综合征比较危险,轻则血压升高、心悸气短、胸闷胸痛等症状反复发作,重则加重病情或威胁生命。

第二节 糖尿病家庭用药

第一问:糖尿病老年人常用家庭用药有哪些?

答 第一类:口服降糖药物,主要适应证是肥胖和2型糖尿病。

(1)磺脲类:糖适平(格列喹酮)、达美康(格列齐特)、美吡哒(格列美脲)、格列苯脲,主要作用是刺激胰岛细胞分泌胰岛素。

(2)双胍类:二甲双胍、格华止,主要作用是促进糖在身体内的利用,抑制体内其他物质转化为糖,改善胰岛素抵抗。

(3)糖苷酶抑制剂:阿卡波糖,主要作用是抑制淀粉在肠道的分解和吸收。

(4)格列奈类药物:常用药物为瑞格列奈、那格列奈,主要作用是刺激胰岛细胞分泌胰岛素,相比磺脲类药物无肾毒性,安全性更高。

(5)中成药:参芪降糖颗粒,主要作用是辅助降血糖。

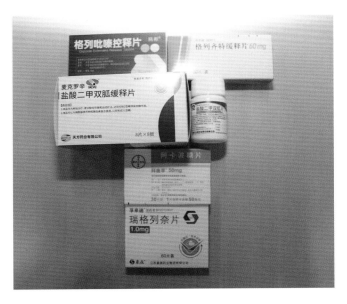

第二类:胰岛素,适用于1型糖尿病老年人及2型糖尿病有以下情况者:口服药控制不佳,有糖尿病并发症,肝、肾功能不全,消瘦明显,反复出现酮症或酮症酸中毒,合并严重感染、创伤,有严重胃肠道疾患。

胰岛素种类按来源分为动物胰岛素、人工合成人胰岛素、胰岛素类似物;按作用时间分为超短效胰岛素(速效胰岛素)、短效胰岛素、中效胰岛素、长效胰岛素、预混胰岛素。

第二问:糖尿病老年人常用家庭口服药如何服用?

答 (1)磺脲类药物:常用药物有格列奇特、格列美脲,餐前半小时服用,适用于2型糖尿病病人。一般用磺脲类药物只用其中的一种,且开始用药都从小剂量开始,因为磺脲类药物能够刺激胰岛分泌胰岛素,胰岛素分泌多了以后容易引起低血糖,对于一些血糖本身不太高的患者,使用时应从小剂量开始,且使用过程中宜增加血糖监测的频次,推荐每日监测4—6次血糖。

(2)双胍类:常用药物为二甲双胍,一般在餐中或者餐后服用。双胍类药物不刺激胰岛β细胞分泌胰岛素,单独使用不会引起低血糖,通过抑制食欲、降低体重,可减少肥胖糖尿病老年人心血管事件,降低死亡率,可防止或延缓糖耐量异常向糖尿病的进展。

(3)α-葡萄糖苷酶抑制剂:常用药物为阿卡波糖,与第一口饭一起嚼服。其作用为降餐后血糖。

(4)格列奈类药物:常用药物为瑞格列奈、那格列奈,餐前15 min服用。瑞格列奈起效时间为0—30 min,达峰时间和半衰期均为1 h,足见其起效和代谢迅速,又称餐时血糖调节剂。其代谢产物(小于8%)经肾脏排泄,所以当患者肾功能不全时,药物不会蓄积,可帮助患者身体快速恢复到基础状态。

第三问:胰岛素什么时候注射?

答 (1)超短效:门冬胰岛素、赖脯胰岛素,餐前即刻注射。
(2)短效:诺和灵R、甘舒霖R、优思灵R,餐前半小时注射。
(3)中效:诺和灵N、甘舒霖N、优思灵N,每天固定时间点注射。
(4)长效:甘精胰岛素,每天固定时间点注射。
(5)预混:门冬30,餐时注射;甘舒霖40R、优思灵30R,餐前半小时注射。

第四问:胰岛素注射部位有哪些?

答 (1)腹部:在肚脐两侧2.5 cm以外的一个手掌宽的距离内注射。
(2)大腿外侧:只能由前面或外侧面进行大腿注射。
(3)手臂外侧上四分之一部分。

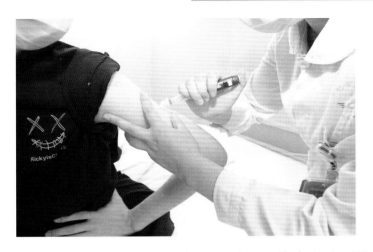

（4）臀部外上侧：为确保胰岛素吸收速度一致，防止血糖波动，每天注射的时间及同一时间点注射的区域应相同。应与上次的注射点至少间距1 cm进行下一次注射，尽量避免在一个月内重复使用同一个注射点。如果因为种种原因达不到，至少两周内不要重复使用同一个注射点。

第五问：胰岛素剂量能自行调整吗？

答　胰岛素剂量是不可以自行调整的。胰岛素的剂量调节是非常复杂和专业的问题，需要去医院找专科医生调整，自行调节胰岛素剂量若过大会造成严重的低血糖。正确的方法是老年人应加强对血糖的自我监测，并且记录血糖的变化，医师根据血糖结果调整胰岛素的用量，使老年人血糖达到满意的控制目标，减轻或延缓糖尿病造成的慢性并发症的发生。

第六问：注射胰岛素有哪些注意事项？

答　注射胰岛素首先注意选择好时间，其次做好准备工作：酒精棉球、针头、胰岛素笔和胰岛素，如果注射预混胰岛素注射前要摇匀；选择合适的身体部位注射。如果拟注射的部位有硬结或者破溃，一定要避开这些部位。

第七问：患有糖尿病的老年人需要终身用药吗？

答　患有糖尿病的老年人不一定需要终身服药。老年人一旦确诊，给予的治疗措施包括糖尿病教育、糖尿病饮食治疗、糖尿病运动治疗、糖尿病自我监测，部分老年人通过上述治疗措施就可以使血糖控制在正常范围之内，并不需要用药物治疗。实施上述治疗措施之后，如果血糖仍然不达标，就建议使用药物，比如口服药或使用胰岛素。

第八问：口服降糖药和胰岛素治疗分别适合哪些人群？

答 1型糖尿病、肝肾功能不全的糖尿病患者需要选择胰岛素。2型糖尿病患者在口服药物无效以及机体胰岛素的分泌值绝对下降时是必须应用胰岛素治疗的。糖尿病患者发生某些应激状态时必须应用胰岛素进行治疗，包括出现糖尿病酮症酸中毒、高渗昏迷、乳酸性酸中毒、重症感染等。对继发性糖尿病的患者，比如胰腺炎导致的胰岛素分泌绝对缺乏时，也是必须应用胰岛素来进行治疗的。除此之外，均可选择口服降糖药或者口服降糖药联合胰岛素降糖治疗。所以到底是选择口服降糖药还是胰岛素注射，要听从专科医生的建议。

第三节　呼吸道疾病家庭用药

第一问：老年人感冒了可以使用哪些药物？

答 一般对于无并发症的普通感冒，不需要特殊处理，注意休息多饮水，采取措施避免感冒的直接传播。出现发热头痛、全身酸痛时可使用一些解热镇痛药物，如布洛芬等。鼻塞、流涕可用1‰麻黄素滴鼻。对于有鼻过敏症状的老年人，可用氯雷他定、扑尔敏、苯海拉明等抗组胺类药物，以减轻鼻部症状。

第二问：感冒了可以吃中药和抗生素吗？

答 中药对普通感冒有一定疗效，一般常用的中成药有感冒冲剂、板蓝根冲剂、银翘解毒片等。感冒不一定要吃抗生素，通常需要根据引起感冒的原因而定，抗生素一般能够起到消炎抗菌的作用，通常对于病毒性感冒抗生素并不能起到治疗作用。如果是细菌感染引起的感冒，建议使用抗生素前听从医生的指导，以免出现不良反应。

第三问：感冒用药需要注意什么？

答 氯雷他定、扑尔敏、苯海拉明等抗组胺类抗过敏药物，可能会导致患者出现头晕、嗜睡等不良反应，建议在临睡前服用，驾驶时应避免使用。

第四问：止咳类药物有哪些？

答 （1）能直接抑制延脑咳嗽中枢的药物称中枢性止咳药，如可待因、右美沙芬、阿桔片等。

（2）能抑制咳嗽反射弧环节的药物称末梢性止咳药,如甘草片、那可丁等。

（3）兼有中枢性和末梢性两种作用的药物称兼性止咳药,如苯丙哌林、喷托维林等。

第五问:使用止咳药物时应注意什么?

答　应严格遵医嘱用药。可待因、阿桔片等中枢性镇静止咳类药物,痰多者应慎用,且长期使用时可产生耐受性、成瘾性,也可引起便秘。

第六问:常用的祛痰药物有哪些?

答　溴己新(必漱平)、盐酸氨溴索(沐舒坦)、N-乙酰半胱氨酸、羧甲司坦、复方甘草合剂(兼有镇咳和祛痰作用)、桃金娘油等。

第七问:使用祛痰药物时应注意什么?

答　以上药物均需遵医嘱使用。使用溴己新(必漱平)偶见恶心、转氨酶增高。对于N-乙酰半胱氨酸、羧甲司坦及溴己新(必漱平),消化性溃疡患者均慎用。桃金娘油为肠溶胶囊,不可打开或嚼破后服用,宜在餐前30 min用较多的凉开水送服。

第八问:平喘药物有哪些?

答　平喘药物可分为三类:支气管扩张平喘药、抗炎平喘药、抗过敏平喘药,包括沙丁胺醇气雾剂(万托林)、特布他林、沙美特罗及福莫特罗干粉吸入剂(舒利迭)、噻托溴铵干粉吸入剂、氨茶碱、二羟丙茶碱、异丙托溴氨、奈多罗米钠、孟鲁司特钠、激素类药物等。

第九问:激素类平喘药物可以长期使用吗?

答　此类药物需严格按医嘱使用。激素类平喘药物一般分为口服和吸入型两类。吸入型药物治疗的全身不良反应少,少数可出现口腔真菌感染和声音嘶哑,吸入后及时用清水含漱口咽部可减少上述不良反应。口服类激素用药,宜在饭后服用,可减少对胃肠道黏膜的刺激,需根据病情严格按医嘱逐渐减少口服量,不得自行减量或停药。

第十问:如何正确使用各类吸入型药物?

答　(1)定量雾化吸入器(MDI):

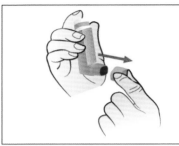 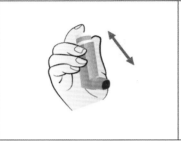 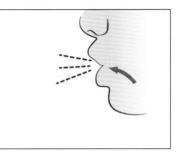

1. 打开防尘帽和吸嘴 　　2. 用力摇匀 　　　　　3. 尽可能充分呼气

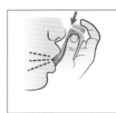 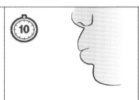 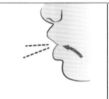 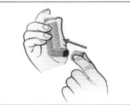

4. 手持气雾器，嘴唇合拢 5. 在停止吸气后，将吸嘴 6. 缓慢呼气   7. 盖上保护盖
   含住吸嘴，在缓慢且深   移开嘴唇，尽可能地屏
   深吸气的同时，按压药   气10 s
   罐的底部，并继续吸气

（2）干粉吸入剂（吸乐、都宝）：

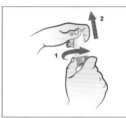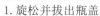 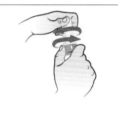 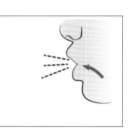

1. 旋松并拔出瓶盖 　　2. 拿直装置，握住红色旋 3. 尽可能充分呼气
　　　　　　　　　　　　柄部分和中间部分，向
　　　　　　　　　　　　某一方向旋转到底，再
　　　　　　　　　　　　向其反方向旋转到底，
　　　　　　　　　　　　即完成一次装药，在此
　　　　　　　　　　　　过程中会听到咔哒声

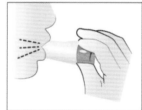 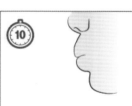 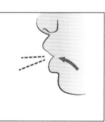

4. 快速用力吸气 　　5. 在停止吸气后，将吸嘴 6. 缓慢吸气   7. 关闭装置
　　　　　　　　　　移开嘴唇，尽可能地屏
　　　　　　　　　　气10 s

（3）干粉吸入剂（准纳器）：

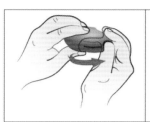

1. 用一手握住外壳，另一手的大拇指放在拇指柄上向外推动拇指直至完全打开

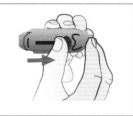

2. 向外推滑动杆，直至发出咔哒声

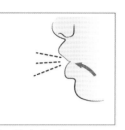

3. 尽可能充分呼气

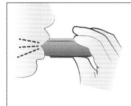

4. 快速用力吸气

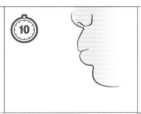

5. 在停止吸气后，将吸嘴移开嘴唇，尽可能地屏气10 s，之后缓慢呼气

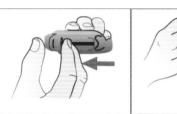

6. 关闭滑动杆

7. 关闭装置

175

第四节　脑卒中老年人家庭用药

第一问:老年人家庭常用的抗血栓药物有哪些?

答　主要以口服药物为主,包括抗凝药和抗血小板药物,俗称"双抗"。抗凝药物的主要作用是抑制凝血因子合成,包括华法林、达比加群、利伐沙班等;抗血小板药物的主要作用是抑制血小板聚集,包括阿司匹林与氯吡格雷。

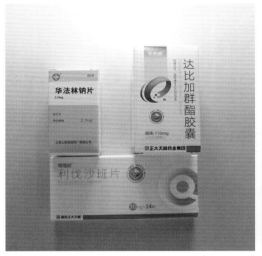

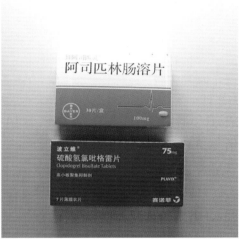

第二问：没有卒中疾病是不是可以不服用抗凝或抗血小板药物？

答　既往有心脏疾病、动脉硬化等卒中高危因素者，均需长期服用此类药物，可以有效预防脑血栓形成。房颤、风湿性心脏病等基础疾病患者首选服用抗凝药物；伴有动脉粥样硬化的患者，首选服用抗血小板药物。

第三问：既往有脑出血病史是否可以服用抗凝或抗血小板药物？

答　除脑血管畸形、凝血功能障碍者外，均可服用。

第四问：服用抗凝或抗血小板药物需要注意什么？

答　（1）服用华法林期间，一般需要5—7天查一次凝血指标，在凝血功能连续稳定情况下，可以酌情延长查血间隔时间，但最长不能超过1个月。服药期间，尽量避免食用草莓、菠菜、萝卜、西兰花等食物，因为这些食物可能会增加或降低药物效果；另外，应当戒烟戒酒，酒会加速药物代谢。

（2）服用双抗药物无需检查凝血功能。阿司匹林肠溶片，需在饭前服用，阿司匹林普通片应饭后服用。此类药物一般为一次顿服，每天服药时间应相对固定。忌食用辛辣刺激食物，避免引起胃肠道损伤。

第五问：抗凝及抗血小板药物不能与哪些药物同服？

答　（1）抗凝药物不宜与以下药物同服，可能会使抗凝效果增加，导致出血风险。抗生素类：如红霉素、左氧氟沙星、头孢哌酮等；抗抑郁药：如舍曲林、西酞普兰等；抗真菌类：如氟康唑等。

（2）阿司匹林不宜与以下药物同服,如:甲氨蝶呤,会加重药物的血液毒性;排尿酸类药物,会影响药物效果;布洛芬,会加重胃肠道等不良反应。

（3）氯吡格雷不宜与奥美拉唑一同服用,会降低其抗血栓效果。

第六问:他汀类药物主要有哪些?

答　脂溶性他汀,如辛伐他汀、阿托伐他汀、洛伐他汀;水溶性他汀,包括瑞舒伐他汀、普伐他汀。

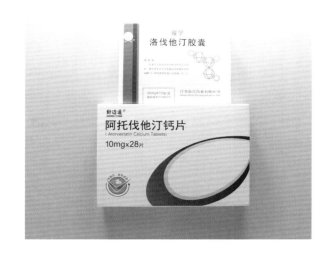

第七问:血脂正常还需要服用他汀类药物吗?

答　他汀类药物不仅可以降血脂,还有抗炎、稳定血管斑块、防止斑块脱落、减少动脉粥样硬化心血管疾病(ASCVD)发生的作用,对于既往有卒中高危因素的患者,即使血脂无异常,仍需长期服用此类药物。

第八问:服用他汀类药物饮食上需要注意什么?

答　（1）大部分他汀类药物在晚上睡前服用一次。首次服用在一个月以后复查肝功能、血脂、血糖等情况;长期服用,3个月左右复查一次。以辨别药物效果及是否有肝功能损害等副作用。

（2）服药期间,不宜吃柚子、粗粮、红曲类制品等食物,会加重他汀类药物副作用。此外,不能饮酒,会加重肝脏负担。

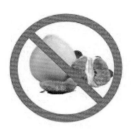
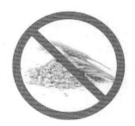

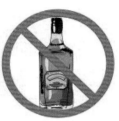

第五节　慢性肾脏和泌尿系统疾病家庭用药

第一问：老年人肾脏系统疾病常用哪些药物？

答　肾脏系统疾病常见药物有：降尿酸药物，如非布司他、别嘌醇；改善贫血药物，如铁剂、罗沙司他等；调节钙磷代谢药物：如磷结合剂（如碳酸钙）、活性维生素 D3（如罗盖全、盖三醇）；胃肠道吸附剂：如尿毒清、包醛氧淀粉；酸碱平衡的调节剂，常见的是碳酸氢钠；保护肾功能药物，如金水宝胶囊以及各类抗生素等。

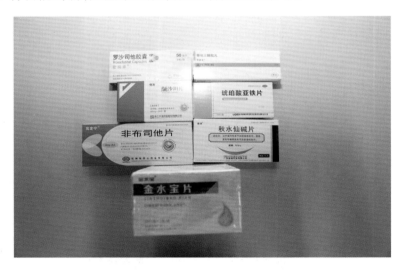

第二问：老年肾脏病人用药需要注意哪些？

答　老年人的肾脏功能会随着年龄的增长逐渐减弱，代偿功能、分泌功能、调节功能都会出现异常，在用药后发生药品不良事件的风险大大增加，已有肾脏疾病的老年病人应尽量避免或减少使用肾毒性药物。采取"低初始剂量，缓慢增加药量"的原则，严禁超量用药，以减少药物不良反应风险。多数药物的初始剂量在正常成人用药剂量的基础上减半;限制药物数量,熟悉老年患者适应证和禁忌证;简化治疗,尽可能使用最低剂量。

第三问:尿酸高必须吃药吗?

答 我们体内的血液中所能溶解的尿酸浓度不应该超过420 μmol/L,如果空腹、连续两次、非同一天测量尿酸均超过420 μmol/L,那么就可以诊断为高尿酸血症了。早期的高尿酸血症并不会诱发人们出现特殊的症状,可以不用药物治疗。如果无症状的高尿酸血症患者合并有高血压、脑卒中、冠心病及肾脏结石病等一些并发症时且尿酸超过480 μmol/L时,就要开始进行药物降尿酸治疗。

第四问:常用的降尿酸药物有哪些?

答 治疗高尿酸血症的药物有:

(1)抑制尿酸生成的药物:别嘌醇和非布司他,合并有缺血性心脏病和充血性心力衰竭的老年患者禁用。

(2)促进尿酸排泄的药物:苯溴马隆和丙磺舒,有尿酸结石、心功能不全、严重肾功能不全等的老年患者不宜使用。

(3)碱性药物:如碳酸氢钠,老年人不宜长期大量服用。

(4)新型降尿酸药物:包括拉布立酶和普瑞凯希。

(5)止痛药物:布洛芬为非固醇类消炎止痛药,可使急性症状在两三天内迅速得到控制,副作用较小,对血象及肾功能无明显影响,偶有胃肠道反应及转氨酶升高。

第五问:老年肾病综合征患者选择糖皮质激素类药物需要注意什么?

答 糖皮质激素以及一些抑制免疫能力的药物,对于老年人而言更容易引起严重的抵抗力下降和感染,因此在使用这些药物的时候,要根据老年人全身状况决定是否用这些药物、使用多少剂量,并根据密切随访的结果及时调整用药方案,不可擅自减量或停用激素,知晓注意事项和可能的不良反应,学会自我监测,定期随访。平时要注意休息,避免受凉。注意个人卫生以预防感染,尽量不要去人员密集的场所,合理安排每日饮食。

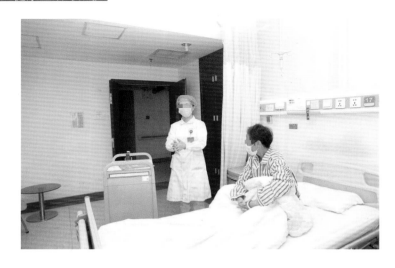

第六问:老年人出现泌尿系统感染时选择抗生素需要注意什么?

答 大多数老年人的抵抗力是比较差的,因此相对而言是比较容易出现泌尿系统感染的,老年人有不同程度的肾脏功能减退,在使用抗生素时应尽量避免对肾脏有毒性的药物,禁用氨基糖苷类药物(如庆大霉素、卡那霉素等)。抗生素的选用应尽可能依据尿液细菌培养和药敏实验结果,对于老年患者更强调短程、高效控制感染。

第七问:老年人使用利尿剂需要注意什么?

答 利尿剂引起血压的变化常见于老年人,需要从小剂量开始,用药后观察血压变化,避免低血压引起头晕。使用利尿剂要注意过敏反应的发生,如果是对磺胺药过敏的患者要禁止使用。另外注意长期服用时,不宜突然停服,在停药前应该逐渐减量,突然停服不仅会使疾病出现反跳的现象,还可能会引起钠、氯以及水的潴留。

第八问:肾脏疾病药物服用时间有什么要求?

答 不同药物治疗疾病有不同的特点,根据病情和药物疗效差异,服用时间也不完全相同。

(1)适合早上服用的药物:利尿药:如氢氯噻嗪在早晨7时服用疗效好,副作用小;呋塞米上午10时服用,利尿作用最强,应避免睡觉前服用。

(2)适合晚上服用的药物:① 补血药:人体对铁制剂的吸收有明显的昼夜规律,19—20时服用较早晨服用的吸收率可增加一倍,效果最佳。② 免疫功能药物:干扰素上午用药,易出现发热、寒战和头痛等,晚上用药则副作用少且疗效不减。

第九问：肾脏疾病药物在服用方法上有什么要求？

答　大多药品需要以温水整片（粒）送服，部分药品需嚼碎服用。

（1）降磷药物如碳酸钙、醋酸钙、碳酸镧都需餐中随饭嚼碎服用。

（2）降磷药中比较特殊的碳酸司维拉姆片需餐中吞服，不可以嚼碎。

第二十四章

老年人家庭用药常见
不良反应及应急处理

第一节　心血管疾病老年人家庭用药常见不良反应及应急处理

第一问：如何处理降压药常见不良反应？

答　（1）电解质紊乱：利尿剂不良反应常发生在大剂量应用时，可引起电解质紊乱，建议小剂量使用，用药期间按时监测电解质。

（2）心动过缓：部分患者服用β受体阻滞剂可能会出现心动过缓、房室传导阻滞等不良反应，应教会患者自数脉搏的方法，必要时做心电图检查。

（3）神经系统反应：当出现面部潮红、头痛、下肢水肿时，应在医生指导下更换其他药物。

（4）呼吸系统反应：血管紧张素转化酶抑制剂可引起刺激性干咳，当出现这种情况时，可在医生指导下更换其他药物。β受体阻滞剂可引起气道的痉挛，支气管哮喘老年人禁用。

第二问：发生体位性低血压时如何处理？

答　（1）当老年人发生体位性低血压伴头晕、心慌、出汗等症状时，立即取平卧位，防止发生跌倒受伤等意外。

（2）避免长时间保持低头姿势、长时间使用马桶及突然改变体位，频繁发生体位性低血压应及时就诊，由医生判断是否需要调整降压药物。

第三问：如何处理抗心律失常药物常见不良反应？

答　（1）胃肠道反应：口干舌燥、恶心、腹胀、腹泻，可口服保护胃黏膜的药物，必要时遵医嘱调整用药。

（2）心血管系统：盐酸胺碘酮作为广谱的抗心律失常药物，常可引起窦性心动过缓、一过性窦性停搏或窦房阻滞、低血压等，应在服药期间注意观察，及时就医，按具体情况给予相应处理,同时应排除电解质紊乱或合并用药的不良反应。

（3）神经或精神反应:头痛、头晕、无力,应在医生指导下更换药物。服用洋地黄者,服药期间学会自数脉搏,低于60次/min不可服用,出现视力模糊、黄绿视等提示可能有洋地黄中毒,应立即就医。

（4）内分泌系统:胺碘酮可导致甲状腺功能异常,服用前需检测甲状腺功能,一般甲状腺功能正常后方可使用胺碘酮。

（5）呼吸系统及肝脏损伤:胺碘酮可诱发肺纤维化和肝脏受损,用药期间注意监测胸片及肺功能、肝功能等。

第二节　糖尿病老年人家庭用药常见不良反应及应急处理

第一问:应用降糖药物常见不良反应如何应急处理?

答　（1）低血糖:血糖水平小于或等于3.9 mmol/L即属低血糖范畴,表现为心悸、出汗和饥饿感等,但老年患者发生低血糖时常可表现为行为异常或其他非典型症状。当出现低血糖反应时,神志清醒者立即进食糖果,或饮用含糖饮料,有条件者15 min后复测血糖。无条件测血糖者,如主观感觉未见好转,可重复进食糖果,仍反复发作立即拨打120送医院就诊。严重低血糖的患者存在意识混乱,无法饮食,不要强迫其摄入食物,以免发生呛咳,应立即拨打120急救。服用阿卡波糖出现低血糖时,需要直接服用葡萄糖或蜂蜜,而食用蔗糖或淀粉类食物纠正低血糖的效果较差。

（2）过敏反应:可能出现皮肤瘙痒、红疹等症状,当出现这些症状时停止服药,来院就诊,在医生指导下选择其他替换药物。

（3）胃肠道反应:腹胀、恶心、呕吐、食欲下降、腹泻等胃肠道反应,当出现这些症状时可来院就诊,在医生指导下选择其他替换药物。

第二问:注射胰岛素导致体重增加怎么办?

答　胰岛素治疗引起的体重增加是2型糖尿病患者维持胰岛素治疗的主要障碍之一,而超重或肥胖可能会增加糖尿病患者心血管疾病的发生风险,值得关注。根据可能增加体重的原因,有针对性地进行饮食和运动控制,可以有效防止注射胰岛素带来的体重增加。

第三问：胰岛素过敏如何应急处理？

答 动物胰岛素可能引起过敏，相比来说基因重组人胰岛素和胰岛素类似物引起过敏的概率小。胰岛素过敏主要有全身过敏反应和局部过敏反应，且发生局部过敏反应的比例远高于发生全身过敏反应。如果使用胰岛素发生过敏反应，处理原则为：立即停止用药或更换剂型，及时就医，遵医嘱使用抗过敏药物对症治疗。

第四问：使用新型降糖药物出现恶心、呕吐怎么办？

答 此类药物最常见的不良反应为胃肠道不适，包括恶心、呕吐、腹泻、腹痛、消化不良和食欲下降等，以恶心发生率居多。大多数胃肠道反应均为轻至中度，呈一过性，很少会导致治疗停止。为减少胃肠道反应，可从小剂量起始，逐渐加量，在患者可耐受的情况下，尽量避免停药。

第五问：长期注射胰岛素出现皮肤改变怎么办？

答 许多糖尿病患者长期注射胰岛素后，注射部位的皮下组织出现增厚的"橡皮样"病变，质地硬，或呈瘢痕样改变，这些病变称为皮下脂肪增生。脂肪增生为脂肪细胞增大和脂肪组织肿胀和(或)硬结。应按规范轮换注射部位，勿重复使用针头。每次注射注射点之间至少间隔 1 cm。

第六问：注射胰岛素疼痛怎么办？

答 研究证实，在各种导致患者接受胰岛素治疗依从性差的原因中，因注射疼痛导致的不愿进行胰岛素治疗的患者比例达 50.8%。减轻注射疼痛的措施：以不超过 28℃ 的室温保存正在使用的胰岛素；如果使用乙醇对注射部位进行消毒，应于乙醇彻底挥发后注射；避免在体毛根部注射。

第三节 呼吸道疾病老年人家庭用药常见不良反应及应急处理

第一问：速效支气管扩张药物吸入过量如何应急处理？

答 速效支气管扩张平喘药物，如沙丁胺醇气雾剂(万托林)，使用频次过多，可出现心悸、骨骼肌震颤等不良反应，如按医嘱频次使用后喘息症状仍然无法缓解，需及时就医治疗。

第二问:口服头孢类药物发生不良反应如何应急处理?

答　(1)消化道的不良反应:老年人能出现食欲减退、恶心、不消化、腹胀、腹泻。一般停药后会好转,严重者可遵医嘱使用护胃、止泻药物对症处理。

(2)损伤肾脏:对于一代头孢来说,出现肾损伤的概率相对比较高,而二代、三代、四代头孢出现肾损伤的概率相对会逐渐减少,三代和四代头孢基本上很少出现肾损伤。对于应用一代头孢需要密切监测肾功能,应当避免与氨基糖苷类药物一起合用。

(3)肝损害:在应用头孢哌酮、头孢曲松时,如果肝脏本身存在功能不全,需要调整剂量,同时还需要密切监测肝脏的生化功能。

(4)引起凝血酶原时间延长:头孢哌酮本身可以引起凝血酶原血症,也可以导致出血,所以在应用头孢哌酮时,最好能够合并应用维生素K1防止出血。

第三问:服药后出现肝肾功能损害如何处理?

答　通常来说,用药剂量过大、疗程过长是出现肝肾脏损害最主要的原因。因此,首要原则就是坚持合理用药,切忌滥用药物。对于老年人、伴有基础疾病者、原本存在肝肾功能不全的患者,用药前应就医评估自身肝肾功能情况,严格遵医嘱用药,并且应避免联合应用多种药物,避免滥用抗菌药。长期用药期间,需定期随访,复查肝肾功能指标情况,遵医嘱停药或治疗。

185

第四节　卒中老年人家庭用药常见不良反应及应急处理

第一问:卒中老年人常用药物不良反应有哪些?

答　(1)抗血栓药物常见不良反应主要有胃肠道反应:如恶心、呕吐;过敏反应:如皮肤瘙痒红疹;出血:如牙龈出血、皮肤瘀斑。极少数者出现比较严重的消化道出血,可能会伴随呕血等症状。

(2)他汀类药物主要副作用是肝脏损害、血糖升高、肌肉损伤等。最严重的不良反应为横纹肌溶解,表现为肌痛、尿色变深等。

第二问:服用抗血栓药物出现不良反应如何处理?

答　(1)如服药期间出现恶心、呕吐等不适,可在医生指导下加服保护胃黏膜药物。

（2）如出现过敏反应、皮肤瘀血、牙龈出血等症状,可先停止用药,再咨询专业的医生,在医生指导下调换药物。

总体来说,服药的获益远远高于其风险,切忌擅自完全停药且不就医。

第三问:服用他汀类药物出现不良反应如何处理?

答 （1）肝功能损伤:在服用他汀药物期间,应定期(如半年一次)检查转氨酶,如果转氨酶升高3倍以上,应停服药物。通常脂溶性的他汀,如辛伐他汀、阿托伐他汀、洛伐他汀等药物,引起肝功能异常的话,可以在咨询医生后换服瑞舒伐他汀、普伐他汀等水溶性他汀,往往可以有所改善。

（2）血糖升高:长期服用他汀类药物,血糖也要定期检查,如果出现糖耐量异常或者血糖升高的问题,应当引起注意,但是这种情况发生的概率并不大,即使出现这样的情况,也不要因为血糖的异常而停服他汀类药物,可以通过控制饮食、增加运动等控制血糖。

（3）骨骼肌受损:出现肌痛、肌肉乏力、横纹肌溶解。出现以上症状应立即停药,及时来院就诊治疗。

第四问:服用抗凝药物出现消化道大出血如何处理?

答 服用抗凝药物,如华法林,一般需要每5—7天查一次凝血指标,在凝血功能连续稳定情况下,可以酌情延长查血间隔时间,但最长不能超过1个月。由于凝血功能检测不到位,少数人可能会出现严重的并发症:消化道出血。应立即平卧,头偏向一侧,及时处理呕吐物,防止呕血引起的窒息,避免各种不良刺激,禁食禁水,同时立即拨打120入院就诊。

第五节　肾脏疾病老年人家庭用药常见不良反应及应急处理

第一问:使用抗菌药物出现不良反应如何应急处理?

答 碳青霉烯类药物如亚胺培南/西司他丁、美罗培南可引起中枢神经系统反应,如癫痫、精神障碍、幻觉、错乱状态等;喹诺酮类药物,如环丙沙星、左氧氟沙星和莫西沙星等可引起严重中枢神经系统不良反应,如抽搐、癫痫、意识改变、头晕、头痛、焦虑、精神异常、惊厥、失眠、噩梦、幻觉等,在肾功能减退者中易发生。需根据肾功能减退程度减量用药,以防发生体内蓄积而引起中枢神经系统严重不良反应。一旦出现一些行为异常情况要及时就医。

第二问：使用解热镇痛药出现不良反应如何应急处理？

答　常用的解热镇痛药有扑热息痛、布洛芬、吲哚美辛、保泰松、阿司匹林等，主要不良反应有胃肠黏膜损伤、胃十二指肠溃疡出血甚至穿孔。肾损害表现为急性肾损害、肾病综合征、肾乳头坏死、水肿、高钾血症（或）低血钠等。几乎所有解热镇痛药均可致肝损害，对血液系统的影响可抑制血小板聚集，使出血时间延长。中枢系统反应表现为头痛、头晕、耳鸣、耳聋、视神经炎和球后神经炎等。解热镇痛药引起肾损害的主要原因是长期使用和大剂量使用。发热的老年患者应小剂量使用，避免长时间和大剂量使用。

第三问：使用糖皮质激素类药物出现不良反应如何应急处理？

答　糖皮质激素以及一些抑制免疫能力的药物，会诱发骨质疏松、感染、糖尿病、高血压，诱发和加重溃疡出血等，在使用这些药物时，要根据老年人全身状况决定是否用这些药物、使用多少剂量以及根据密切随访的结果及时调整用药方案，以防血肌酐在短期内明显上升，导致肾功能的恶化等严重不良反应。如果出现发热、恶心、呕吐等不良反应及时就医。

第四问：慢性肾病引起的瘙痒症用药出现不良反应如何应急处理？

187

答　慢性肾病相关瘙痒症治疗药物主要有纳洛酮、纳曲酮、纳美芬、加巴喷丁、普瑞巴林、环孢素、沙利度胺、外用药物等。常见不良反应有血压升高或降低、心动过速、胃肠道紊乱、肝损害、头痛、眩晕、睡眠障碍、失眠、困倦、皮疹等。纳洛酮还可诱发心律失常、肺水肿、心肌梗死等，高血压、心功能不良者慎用。急性肝炎、严重肝功能不全者禁用纳曲酮。环孢素不良反应主要是免疫抑制，如白细胞减少、肝肾功能损害等。沙利度胺不良反应为头晕、镇静、便秘、皮疹、周围神经病变、血栓栓塞等，有显著的致畸作用。老年肾病患者一定要在医生指导下服用这些药物，一旦出现一些严重不良反应要立即就医。

第七篇　交流沟通与心理调适

随着社会角色、环境等发生变化，老年人心理会产生一些落差，使他们对人生的看法和对外界事物的见解发生改变。同时，由于生活适应能力下降、身体机能衰减，老年人容易产生各种心理问题，如孤独、失落、失眠、焦虑、自卑、抑郁……如何与老年人交流沟通？老年人常见的心理问题调适要掌握哪些知识？如果您或者您的家人、朋友有以上困惑，请阅读本篇内容，让具有十余年医养结合照护经验的专家团队为您答疑解惑。

第二十五章

老年人的沟通

第一节　老年人心理与沟通

第一问：老年人有哪些性格特征？

答　老年人的性格特征主要有：个体进入老年期后，行为和情绪等性格特点发生一系列变化，一般有如下性格特征：自我中心性；内向性；保守性；好猜疑，并往坏的方面猜；嫉妒心强；办事刻板，比较执拗；灵活性、应变性差，适应能力下降；怨天尤人，爱发牢骚；好管闲事；依赖性强等。

第二问：老年人有哪些心理特征？

答　老年人特有的心理特征主要表现为情绪不稳定、行动迟缓、活动性减弱、小气、疑心重、固执、爱"唠叨"、有"怀旧情绪"、"返老还童"、有依赖心理等。随着年龄增大，老年人精神活动自然趋于缓慢，生理功能趋于减退，感觉特别是视、听、味、触等感觉的灵敏度逐渐减弱，生病住院时更会有诸多顾虑，表现为焦虑、烦躁不安、情绪低落等。

第三问：老年人常见的沟通障碍有哪些类型？

答　老年人常见的沟通障碍有如下几种类型：

（1）语言障碍：语言是交流思想的工具，但不是思想本身，加之人们用语言表达思想的能力千差万别，故用语言表达思想、交流信息时，难免出现误差。

（2）观念障碍：人们的社会经历不同、思想理念不同，对事物的态度和观点也必然不同，不能避免沟通中的观念冲突。

（3）气质障碍：人的个性不同、气质不同，交流信息时难免发生困难。造成沟通障碍的因素很多，不单是听力不好，除了人的因素之外，还有物的因素。

第四问：影响老年人沟通的因素有哪些？

答 常见的影响因素有：

（1）心理因素：缺乏自信心，不敢与人沟通；对人缺乏信心，或抱敌意态度，心存偏见与误解；自视过高，轻视别人；过分保护自己，或以自我为中心。

（2）情绪情感因素：伤心、喜乐、悲痛等。

（3）环境因素：不理想的环境，如周遭嘈杂、人来人往等。

（4）不适合的时间：如不便讨论隐私时。

（5）身体因素：视力、听力下降，表达能力不足，未能了解对方。

（6）媒介因素：不懂得用合适的语言和态度去表达，言语不通，缺乏技巧。

第五问：老年人体检没啥问题但为什么沟通比较困难？

答 老年人心理变化除了受躯体疾病影响外，很多外界因素亦可引起，如退休后社会交往少，生活方式单调，生病住院不适应环境，或因丧偶等致孤独、寂寞、情绪低落、焦虑、忧郁，经济不富裕等。因此，会出现沟通困难。

第六问：为什么与老年人语言沟通有时会"欲速则不达"？

答 进入老年期，人将出现感知觉退行性变化、记忆力减退、智力减退等认知功能的改变，所以在与老年人进行语言沟通时注意语速要缓慢，语调要适中，语句要简短，言语要清晰、通俗易懂等，同时还要根据对方表情和反应去判断对方需要，用点头、微笑或语言向老年人反馈自己的感受。

第七问：如何做到与老年人恰到好处地沟通？

答 和老年人沟通时必须把握分寸，拿捏好尺度，选一个适当的话题，以避开他们忌讳的"雷区"。用一句话为老年人提供表达自己观点的机会，就能达到一句顶万句的效果。

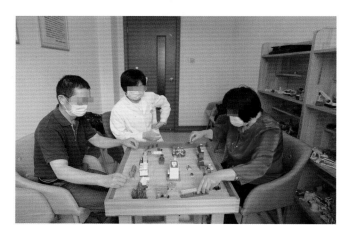

第二节 老年人的"沟通交流障碍"

第一问：老年人做事都很慢如何照护？

答 人老了，岁月慢慢夺走了他们的听力、视力、理解力，他们的行为动作日趋变慢，他们已成为老小孩，应该多一些换位思考，少一些理所应当的要求；多一些耐心，少一些急躁。他们需要我们去呵护，去耐心照顾。

第二问：老年人为什么都爱"唠叨"？

答 老年人由于大脑的退化和机能退化，引起感知觉能力降低。老年人感知觉能力降低之后，这种心理活动的反馈就失灵了，如看不清东西，就自言自语地督促自己集中注意力努力张望；听力减退，自己说的话自己没有听到，就会重复再说，力求使自己听到；看到别人开口自己却听不清，就会产生焦虑，再三催问。

另一个重要原因是记忆力减退，主要表现为短时记忆能力障碍。老年人往往对眼前事迅速遗忘，说话必须重复几遍才能说清楚要说的内容，刚刚讲过的话立刻又忘了，还以为自己根本没讲过，这样势必重复同样的话语，老年人需要通过话语的不断重复来达到心理活动和客观环境的平衡。

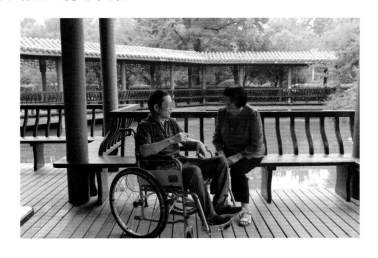

第三问：老年人爱"唠叨"都是生病了吗？

答 这可不一定，老年人爱"唠叨"有可能是病理性的，也有可能是一种心理宣泄。排除病理性因素，唠叨可能是老年人排除孤独感的一种手段。心理学研究指出，人的心理要获得健康,需要各种环境因素的刺激。如果缺乏这种刺激,人就会变得呆板、神经过敏。老年人从工作岗位退下来后,就会把注意力过分集中在一些"无关紧要"的事情上。如热衷于回首往事,因而喋喋不休;晚辈下班回到家之后,老年人就会尽情倾诉心中郁积之言;子女独立后不少事情不再听命于父母,本能的心理防御功能会使老年人坚持己见与习惯,不赞成晚辈的意见和看法;有的老年人觉得自己别无所求,而把生活的希望寄托于下一代,进而对下一代过分"关心"。

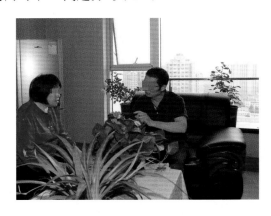

第四问:老年人"唠叨"起来没完没了如何陪伴?

答 老年人爱"唠叨"是一种自然现象,进入老年期由于大脑功能衰退,高级神经活动出现障碍,容易产生诸如唠叨、急躁、爱发脾气等一系列不能自控的性格变化,这种状况是老年期的生理现象。如果是生理性的唠叨我们应持理解态度,多加谅解,忌针尖对麦芒地顶撞,应多倾听、多陪伴。倾听也是一种陪伴,但在倾听中不要一味地顺着老年人的意识走,而是要加以适当地引导,有时可以适当发表自己的意见,让老年人感觉你很在意他。有时间尽量带他去老年人多的地方,让老年人去公园打太极拳或带他见以往的旧同事,找同一个小区的老年人下棋、打牌等,别让老年人独处一室。必要时邀请专业的心理咨询师对老年人进行心理评估与心理干预。

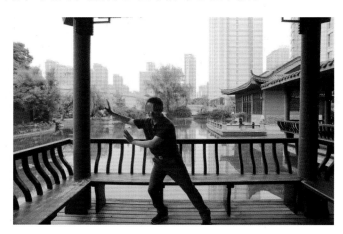

第五问:爱挑剔的老年人如何陪伴?

答 都说老年人是老小孩儿,尤其是生病的老年人。用任性、刁蛮来形容他们一点都不为过,可那毕竟是我们的长辈。我们要有同理心、多一点耐心、多一点爱心、多一点包容心、多一点细心,就像我们对待自己刚出生的孩子一样给予照顾与陪伴。

第三节 老年人交流沟通艺术

第一问:老年人经常沉默是怎么回事?

答 衰老及疾病等因素会导致老年人表现力、感知力、理解力等沟通能力有所减退,影响沟通效果,进而使老年人表达能力下降,不善言语,因此,大多老年人开始秉持"沉默是金"。

第二问:调动老年人谈话兴趣的赞美词有哪些?

答 对老年人的赞美可以从以下几个方面入手:
(1) 性格:外向、乐观、爽朗、大方、主动。
(2) 品性:正直、干脆、公平、简捷、豁达、真诚、恳切、坦率。
(3) 待人:热诚、好客、和蔼、和善、亲切。
(4) 意志:自谦、强硬、坚定、毅力。
(5) 风格:勇敢、果决、坚毅、坚强。
(6) 面貌:英俊潇洒、聪明绝顶、冰雪聪明、活泼开朗。

195

第三问:为什么与老年人沟通不能说"我刚刚告诉过你"?

答 老年人记忆力下降,可能常忘记你几分钟前告诉他们的事情。这可能会使老年人感到沮丧或生气,老年人并不是有意给你制造麻烦,说实话,他们是真的忘记了你之前说的话,不断重复将会成为其新的必要的沟通方式。所以,与老年人沟通永远不要说"我刚刚告诉过你"。

第四问:为什么与老年人沟通不能命令或要求?

答 因为用命令或要求的语气,会使他们出现抵触情绪,如有必要多使用身体示范而少使用口头指令。永远不要命令或要求,取而代之的是请求或示范,当请求老年人做某事时语音语调要轻柔温和。

第五问：如何及时转换话题来改变"尬聊"僵局？

答 在与老年人沟通的时候，如果发现他们对话题不感兴趣，这时我们就要转移话题，寻找双方共同感兴趣的话题和双方可以接受的观点。这样才能继续进行有效的沟通。这些话题最好就是他们身边具体而生动的内容。如果当双方谈话进行得不顺利时，可以通过转移注意力或转移话题的方法来改变当前的局面，例如：这时候外面突然有刺耳的汽笛声，就可以说："这么大的噪音，您能听得见吗，觉不觉得吵呀？"老年人有同样的感受，可能他因此就又同我们交谈起来了。

第六问：如何抓住老年人的好奇心进行交流？

答 与老年人交流时，可以用引起他们好奇心的方式进行，可以试着在叙述中制造"为什么""怎么会""请说说你的想法"……这样便能成功地将交流对象带入话题当中，他们会因为想探究答案而认真关注你讨论的话题，这样的交流会更加有效。

第七问：如何巧用故事艺术增强与老年人沟通的效果？

答 与老年人沟通时我们可以通过一些幽默的小故事来增强沟通的效果，既可以使老年人得到放松，也可以使场面有温度。对老年人来说，因为故事要比言语更具吸引力。老年人在听到故事的时候会根据故事中描述的场景想象出一幅画面来，如果听到的是一堆空洞的词句，他们很难根据抽象的语言想象出画面。

面对老年人，我们更应该多给他们一点耐心，等我们变老的那天，我相信我们也希望被所有人温柔相待。请多点耐心，去等待他们的回应。

第八问：如何帮助"特殊"老年人转移注意力？

答 有些"特殊"老年人，如爱唠叨、患有失智症的老年人，他们常会表达"现在要回家"的需求，因为他们不承认自己所居住的地方是他们的"家"。比如一些像"你不能回家！你现在就住在这里"的话可能会触发失智老年人内心的恐惧和一种无助感，这将可能导致老年人问题行为的出现。如果失智老年人的行为不适当或令人尴尬，这是疾病造成的，他们无法再遵从社会的正常行为标准。应试着转移老年人的注意力，和他们聊聊天或是让他们参与到喜爱的活动中以分散他们的注意力。

第四节　与老年人交流沟通的必备条件

第一问:与老年人交流沟通应注意哪些?

答 (1)态度:要和蔼可亲、平易近人,脸上常带微笑,能让老年人感受到你的亲切感。

(2)位置:不要让老年人抬起头或远距离跟你说话,那样老年人会感觉你高高在上和难以亲近,应该近距离弯下腰去与老年人交谈,老年人才会觉得与你平等并觉得你重视他。

(3)用心交流:你的眼睛要注视对方眼睛,你的视线不要游走不定,让老年人觉得你不关注他,同性间可以摸着对方的手交谈。

(4)语言:说话的速度要相对慢些,语调要适中,有些老年人耳背(弱听),则需大声点,但还要观察对方表情和反应,去判断对方需要。

(5)了解情况:要了解老年人的脾气、喜好,可以事先打听或在日后的相互接触中进一步慢慢了解。

(6)话题选择:要选择老年人喜爱的话题,如家乡、亲人、年轻时的事、电视节目等,避免提及老年人不喜欢的话题,也可以先多说一下自己,让老年人信任你后再展开别的话题。

(7)人都渴望自己被肯定,老年人就像小朋友一样,喜欢受到表扬、夸奖,所以,你要真诚、慷慨地多赞美、鼓励他,他就会高兴,谈话的气氛就会活跃很多。

(8)应变能力:万一有事谈得不如意或老年人情绪有变时,尽量不要劝说,先用手轻拍对方的手或肩膀进行安慰,稳定其情绪,然后尽快转移话题。

(9)有耐心:老年人一般都比较唠叨,一点点事可以说很久,你不要表现出任何的不耐烦,要耐心地去倾听老年人的话。

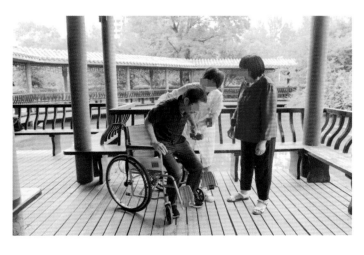

第二问：如何取得老年人的信任？

答 （1）学会拓展话题：了解老年人的故乡（或出生地），关于故乡的话题很少有人会讨厌，以这样的话题为开端把谈话继续下去，对于拓展话题和收集信息会起到很好的作用。了解老年人的人生经历也非常重要，老年人在哪里出生、从事过什么样的工作、家庭关系、兴趣爱好、人生观和社会观等，这能够进一步对老年人加深了解、扩大话题范围。

（2）学会用眼睛和耳朵来"了解"老年人的情况：通过老年人登记的信息来了解老年人的情况，这样并不全面。在日常的交流和沟通中，要学会用自己的眼睛和耳朵进一步了解老年人的详细情况。如：老年人喜欢什么样的谈话方式和沟通方式，仅通过登记的文字是无法获知的。另外，即使相同的语言，如果语气不同，所表达的意思也会发生改变。

（3）了解老年人对护理人员的看法：在了解老年人的同时，护理人员也要了解老年人是怎样看待自己的。学会观察老年人的谈话方式和表情，进一步倾听周围的老年人和同事们的意见，了解自己所照料的老年人是怎样看待自己的。通过了解自己在对方眼中的印象，去寻找能让老年人接受的沟通方法。

第三问：如何做好与老年人的非语言沟通？

答 在与老年人交流的过程中可以使用以下的非语言沟通技巧：

（1）面部表情：这是非语言沟通技巧中最基础性的沟通技巧，微笑会让老年人产生愉快和安全感，进而拉近与老年人的距离。运用好面部表情，与老年人的情绪体验保持一致，将促进与老年人的沟通。

（2）目光接触：友好和善的目光会给老年人带来安全感，也可从老年人的表情中识别老年人的心理状态。

（3）沟通距离：与老年人沟通时，应选择合适的沟通距离，保持50—120 cm。

（4）触摸：当老年人情绪失控和不稳定时，可适当地触摸老年人，让老年人情绪稳定下来，尽量不要摸老年人的头部，以免造成老年人的反感。

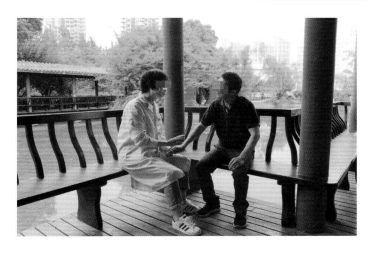

第四问:如何对意识不清的老年人进行非语言沟通?

答　(1)触摸法:采用触摸疗法时,需要关注老年人的"非语言暗示",例如肢体语言。寻找老年人行为、表情、呼吸和姿势上的细微变化,判断自己应该继续或是改变什么。在提供护理前先温和地告诉老年人你要做什么? 例如:"我要在您的手臂上涂抹乳液,好吗?"

(2)音乐疗法:与老年人说话时,可能无法得到回应,这将略显"尴尬",但这种联系仍然有益。如果不知道谈什么,可以说一些生活中正在发生的事或过去的事,重要的是主题应轻松。可以把音乐当成沟通工具,听音乐对于无法说话的老年人来说是一种良好的治疗方法,可以帮助老年人放松身心。最好选择老年人喜欢的音乐类型、歌手,使用老年人喜欢的音乐播放设备。

第二十六章

老年人的心理调适

第一节　老年人常见心理变化应对方式

第一问：老年人担心多如何调适？

答　老年人闲下来会经常为自己的身体健康而担心，为晚辈的幸福生活而担心，为家人的各种事情而担心，担心身边没有亲人遭受冷落，担心家人出什么事，担心以后生活没有着落，担心老伴先己离开人世等，这些担心会随着年龄的增长日益加重。

老年人的担心是把心用在了其他人、事物上，而忽略了自己的感受，老年人应把所有的精力转移到自己的身上，做自己喜欢的事，接触自己喜欢的人，吃自己喜欢的美食等，时间安排得满满的，让自己的生活充实起来，就不会有过多的担心。

第二问：老年人小心眼如何调适？

答　现实生活中，老年人容易受到周围环境的影响，对一些事情比较敏感，心胸狭隘、斤斤计较，因为一件小事或者不经意的一句话，竟然好几天不愉快，有的老年人因为年轻人的无知冒失，心里会耿耿于怀。

"小心眼"与看问题的方式有关系，必须抛弃片面、单一、武断的方法，站在一定的高度，多角度、客观、公正地看待问题，自然就没有问题了。

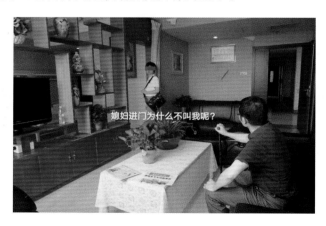

第三问：老年人有爱面子心理如何调适？

答　进入老年期后，老年人特别爱面子，希望晚辈及老伴听自己的意见，总认为自己有社会阅历、想法正确，遇到问题时就想展示权威的姿态，如果自己的意见没有被采纳，就会发火、使性子、闹情绪，固执心理加剧。

老年人自己应该深刻认识固执性格之害，注重自我调适，陶冶情操，克服虚荣、孤僻、自傲等缺点，控制自己的情绪冲动，寻找更多的生活乐趣，养成接受新鲜事物的良好习惯。

第四问：老年人感到孤独如何调适？

答　老年人不再正常地工作，思想压力也没有了，日常接触的人少了；子女也有了自己的小家庭，相互间也很难相聚了；老家的亲戚逐渐疏远了，亲情少了；老同事、亲友的来往也因为身体、家庭等原因明显减少；离异、丧偶等客观现实的存在，最终使得其心理得不到及时的抚慰，产生孤独感。

老年人不要把孤独感看成是自己的专利，孤独感人人都会有，应对得当是关键。老年人必须积极改变这一现状，培养自己广泛的兴趣，琴棋书画、根雕茶艺，可样样参与、知晓。主动走访老朋友，结交新朋友，在推心置腹的叙旧过程中陶冶情操，不知不觉地驱逐孤独感。

摆脱孤独，关键是要战胜自己，树立信心，主动寻找生活乐趣，换一个角度品味亲情、友情，或许就不再感到孤独了。

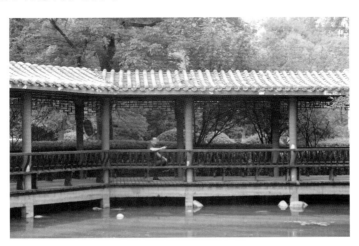

第五问：老年人感到失落如何调适？

答　多数老年人由于离开了感情深厚的工作岗位，已经形成的规律性的行为被打

201

乱,紧绷的"神经"一下子松弛下来了,觉得没有事情可以做,好像自己变成了多余之人,如果身体再患有疾病,特别是长期卧床的老年人,失落感会越发明显。

应对失落心理最好的方法是主动寻找快乐,打破封闭的精神枷锁,多参加各种健康的集体活动,多与老朋友交谈,多看书,多读报,多接受新知识、新思想,自己自然会充实起来的。

失落不可怕,只要你心中的那团火没有熄灭,只要你敢于走进生活,温暖的阳光就会出现在你周围。

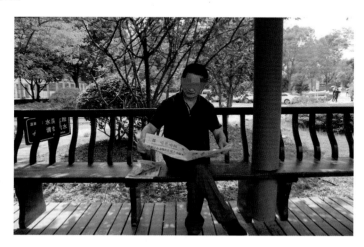

第六问:老年人有自责感如何调适?

答 退休以后,相当一部分老年人会对以前的事情进行回忆,当回想起在工作岗位上对同事、家人、亲友没有竭尽所能,现在又无法弥补时,就会出现沮丧、后悔、烦恼及自责感。

老年人应降低期望值,多多地赞美自己,俗话说得好"赞美是自信的催化剂",腰杆挺直了,内心便充满自信。

第七问:对于有沟通障碍的老年人我们该如何陪伴?

答 首先我们可邀请专业的心理咨询师对老年人进行心理评估:

如果是生理性的,家人就算再忙再累、压力再大也要抽出一定的时间去陪伴老年人,听他们说说过去的事情及对我们在工作、生活及子女教育方面的意见,这样会让老年人觉得我们还是需要他的。

如果是病理性的,那就要专业的心理咨询团队通过叙事疗法、心理绘画技术、缅怀疗法、催眠技术、沙盘游戏等心理治疗技术对老年人进行护理,如:可以从老年人过去光荣的历史谈起,谈谈老年人过去得到的荣誉、最喜欢的纪念品、最清楚的历史事件,等等;也可以从老年人感触最深的话题谈起,老年人的经历、今昔对比、过去唱过的歌、日记和所读过的书,等等;也可以从老年人最关心的问题谈起,老年人的衣食住行,保健、体育活动等;还可以从老年人最尊敬和最关心的人谈起,老年人所尊敬的爱国英雄、无产阶级革命家、老上级、老师,等等;最后,可以通过个体或团体绘画对老年人进行心理评估与情绪调适。

第二节　老年人离退休综合征

第一问:什么是离退休综合征?

答　离退休是人们在老年期需要经历的一次重大转折,是一个不可避免的生命阶段。部分老年人离退休后其心理平衡被打破,出现了离退休综合征。离退休综合征指老年人在离退休后因对环境适应不良而引起的多种心理障碍和身心功能失调的综合征,是一种心理社会适应不良的心理病症。

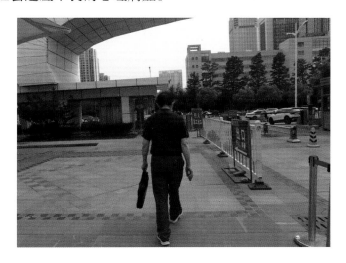

第二问:离退休老年人身心变化有哪些?

答　离退休老年人在告别原有的工作环境后,因生活规律、周围环境、人际交往、社会地位、工资福利、权力范围等发生变化,产生较为强烈的不适应感和去势焦虑,从而出现身体、心理及情绪上的变化。

(1)身体变化:全身软乏无力、有衰弱感、失眠、早醒。

(2)心理变化:压抑感、失落感、空虚感和对死亡的恐惧感。

(3)情绪变化:忧郁、焦虑、喜怒无常,终日愁眉苦脸、怨天尤人、悲观厌世。离退休综合征主要有四大症状:无力感、无用感、无助感、无望感。

第三问：老年人离退休后都会出现离退休综合征吗？

答　并非每一个退休的老年人都会出现离退休综合征。一些调查表明，退休老年人中出现不适应反应的占10％—40％。心理学家研究发现，离退休心理准备、职业性质、性格特点、兴趣爱好、文化程度、年龄大小、性别等因素都与老年人的离退休综合征的产生有密切的关系。

第四问：离退休老年人如何做好心理调适？

答　（1）离退休前，老年人应做好充分的心理准备。

（2）离退休后，可安排充实的生活，发挥原有专长，并培养兴趣爱好。

（3）重新认识家庭成员关系，主动营造社会支持系统。

（4）改变认知方式，换一种思维方式重新认识事物。

（5）拥抱现在，学会遗忘，学会幽默。

（6）放松心情，善待自己，善待他人。

第三节　老年人的空巢综合征

第一问：什么是"空巢"家庭？

答　"空巢"家庭是指无子女或子女成年后相继离开，剩下老年人独自生活的家庭，特别是老年单身家庭。

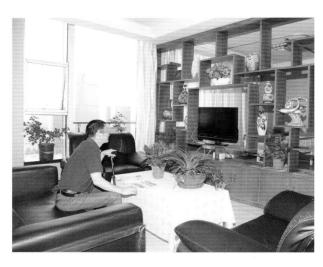

第二问:什么是空巢综合征?

答　空巢综合征是指老年人生活在"空巢"环境下,由于人际关系疏远而产生被分离、舍弃的感觉。常出现孤独、空虚、寂寞、伤感、精神萎靡、情绪低落等一系列心理失调症状。

第三问:如何做到"爱满空巢"?

答　鼓励空巢老年人与子女就近居住,使空巢老年人和子女能够分而不离。鼓励邻里互助和老年人之间的互助,社区工作人员应定期看望、慰问空巢老年人,为他们解决困难。也可以鼓励丧偶老年人再婚,使丧偶老年人得到配偶的照料和心理支持。

第四问:如何避免空巢综合征?

答　一方面,子女多抽点时间回家看看老年人,多与老年人聊聊天、拉拉家常,帮老年人做做家务事。另一方面,老年人应积极地看待空巢现象,把子女长大离巢看作自己抚养子女的成就,把独自生活当作锻炼自己社会适应能力的机会,利用空巢悠闲、清净的环境做自己感兴趣的事,从而战胜空巢综合征带来的抑郁、孤寂和不安。

第五问:出现空巢综合征如何调适?

答　(1)认知疗法:要看到子女"离巢"是家庭发展的必然趋势,是子女成熟、自立的标志。

(2)行为疗法:当空巢老年人感到孤独时,可以拟订计划,为自己布置不同难度的交往任务,任务由易到难。与人交往时,尊重别人的特点与习惯,乐于助人,同时也要善于求助于人,通过与人交往,使自己变得开朗。

(3)婚姻疗法:少年夫妻老来伴。孩子"离巢",老年夫妻应将情感寄托转向老伴,以填补子女"离巢"留下的情感"真空"。如果是单身老年人,可考虑再婚,使情感得到寄托。

(4)生活疗法:加强与子女的联系,相互理解,给予关心。

第四节　老年焦虑

第一问:什么是老年焦虑症?

答　老年焦虑症指老年人以感到担忧为主,存在莫名其妙的提心吊胆、紧张、担心、害怕,同时伴有自主神经功能紊乱。老年人往往表现为惶惶不可终日,忧心忡忡,有大难临头之感,对自我的身体也特别关注。

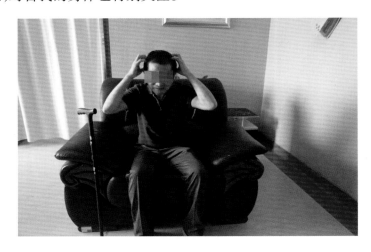

第二问:老年焦虑症常见的症状有哪些?

答 老年焦虑症往往表现出自主神经功能紊乱的症状,临床上常见的症状有:头晕、头痛、心慌气短、呼吸困难、咽部的梗阻感、心前区不适感、胃胀、腹胀、腹泻、尿频、尿急、出汗、忽冷忽热等症状。这些症状往往查不出原因,会导致老年人的焦虑更加严重。

第三问:老年焦虑情绪如何调适?

答 (1)积极行动,解决问题:遇到问题干着急没有用,只能增加烦恼。老年人要明白一个道理,人一生中会遇到很多问题,只有通过努力,克服困难,积极地解决问题,把焦虑转化为有意义的行动,心理压力才会逐渐减少。如果自己无法解决,可以向家人说,向老朋友说,请求大家帮助一起解决问题。

(2)多想好事,做一个乐观主义者:生活中很多问题本来没有那么严重,不要把问题想得很坏。事情的发生、发展与结果是有规律的,该发生的事情,你拦也拦不住;不该发生的事情,无论如何也发生不了。心胸要宽广起来,做一个乐观主义者,多想好事,多预测好的结果,把问题往好处想,心情就会变得平静。善于用乐观的态度看问题,就能发现问题其实不是问题,是人生的必经之事。不经历问题的人生是不存在的,也是没有意义的。

(3)增强自信,自我安慰:生活中一旦遇到让自己焦虑的问题,不要紧张,要敢于战胜自己,不断地安慰自己,设法使自己镇静下来。不断地运用语言暗示自己:着急没有用,会好起来的,世界上还是好人多。也可以用笔写一些增加自信的话,如:不会有事,我们是善良的人家,有人会保护我们,一切都会变好的,不会很严重。

焦虑由眼而入,由心而发。克服焦虑一定要眼静、心静,二静合一,顺应自然,为所当为,焦虑便无影无踪了。

第四问:老年人突然出现心慌、胸闷、喘不过气怎么办?

答 排除躯体性疾病后,考虑为急性焦虑发作,可表现为轻、中、重度。

(1)轻度:感觉自己将会遇害、感觉自己身体有病、担心自己在意的人。表现为思路飘来飘去,无法集中注意力,可能伴有强迫症状与胸闷或者其他(指担心的部位)躯体化症状,可以忍受。

缓解方法:转移注意力,立即停下手头的事情,深呼吸(5 s呼5 s吸,做10次以上),做一些自己喜欢的事,否则老年人焦虑将加重,做事效率将降低。

(2)中度:出现躯体化症状,如担忧、心慌、心悸、头晕、头疼、五官麻木、脸麻、手麻、胸闷加重等,担心身体某部位会有症状出现,可能会伴随恐慌,无法以轻度缓解的方法缓解情绪,但还可以忍受(克制)。

缓解方法:① 一只手放在胸部,另一只手放在腹部,然后用鼻子吸气,保持1 s,默数1—2—3,然后嘴均匀平缓呼气,默数1—2—3—4—5,反复,1 min大概做10—12次,每次坚持10—15 min,长时间练习,会对减缓焦虑起到很大帮助。② 冷水憋气法,将脸浸于冷水中憋气,尽可能憋较长的时间,水温不宜低于10℃,对于焦虑情绪的缓解会有很大帮助。

(3)重度:恐慌过度,濒死感强烈,浑身难过,或无法以轻度、中度缓解方法缓解焦虑情绪。表现为在原有症状基础上,出现喘不过气,有濒死感。

缓解方法:用一个塑料袋,剪开一个角,然后用塑料袋套住嘴巴和鼻子,呼吸,10 s左右就可以缓解恐慌,5 min左右就可以暂时解除焦虑。

第五节 老 年 抑 郁

第一问:什么是老年抑郁症?

答 老年抑郁症一般起病年龄在60岁或60岁以上,表现为一种不寻常的持续的严重抑郁情绪,有一种极度悲伤的感觉,同时会产生一连串生理上的不适,包括失眠、持久的情绪低落、高兴不起来、对什么都不感兴趣、什么也不想干,甚至会感到绝望。

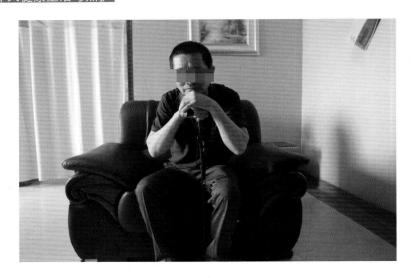

第二问：如何调适老年抑郁情绪？

答 （1）快乐是最佳良方：心理实践证明，快乐是驱除抑郁的最佳途径，要设法通过参加各种自己喜欢的活动，改善自己看待事物的态度，多感受美好的事物，多获得快乐的信息，在笑声中改善郁闷的心境。要快乐，就要勇敢地改善生活环境，大胆地走出家门，把自己融入集体，在健康积极的活动中找回自信。

（2）以音乐为伴，可以让内心充满喜悦：音乐是人类最好的精神食粮，抒情、奋进的乐曲会给人带来积极向上的原动力，让人回味无穷，心情舒畅。每天可以静下心来听几首乐典，也可以选几首喜爱的地方戏剧欣赏，跟随着美妙的旋律，让心情愉快起来。

（3）以自然为趣，美景尽收眼底：研究发现，住在可俯瞰树木的病房中的病人比住在只能俯瞰砖墙的病房中的病人恢复得更快。事实上研究人员也发现置身大自然中是最好的缓解压力的方法之一。所以老年人应主动接近大自然，欣赏美好的景色，美丽的风景可以使人身心舒畅，达到天人合一的境界，幸福感就油然而生。

第三问：快乐和痛苦可以相互转化吗？

答 痛苦与快乐只是情绪情感上的不同体验，快乐的事，如果你用痛苦的眼光看，兴许真的就痛苦了；痛苦的事，如果你用快乐的眼光看，兴许就会变快乐了。生活中要学会寻找快乐，保持积极心态。

第四问：如何预防老年抑郁症？

答 预防老年抑郁症，需要老年人自己和家人共同努力。

首先应鼓励老年人培养兴趣爱好。要多参加集体活动，如打牌、聊天等，多结交朋友,积极开展户外活动。其次,适当做家务,不要过分关注身体健康,不能把所有精力都集中在"健康"上。再者,学会倾诉,在心情不好时,一定要告诉家人和朋友。最后,老年人更需要的是子女的关心和陪伴,分居的子女要多抽空看望父母,多关心、陪伴、支持他们,感受他们的喜怒哀乐,不仅要满足他们的物质需求,更要满足他们的精神需求,营造良好的家庭氛围,给他们带去欢乐,帮助他们预防老年抑郁症。

第八篇　老年痴呆照护

老年痴呆症即阿尔茨海默病,是一种主要发生在60岁以上老年人群中的精神疾病,临床表现为记忆障碍、认知障碍、执行功能障碍及人格行为障碍。老年痴呆患者由于脑部萎缩,记忆力、智力等受到很大影响,甚至日趋减退,日常生活能力逐渐丧失,对其生活质量造成很大影响。怎样判断老年人得了老年痴呆?老年痴呆都有哪些表现?老年人出现认知、行为障碍该如何应对?如何保证痴呆老年人的生活、活动安全?如果您或者您的家人、朋友有以上困惑,请阅读本篇内容,让具有十余年医养结合老年照护经验的专家团队为您答疑解惑。

第二十七章

老年痴呆的识别

第一节　老年痴呆特征与前兆

第一问：老年人痴呆早期认知功能有哪些特点？

答　老年痴呆是一种慢性疾病，而且起病不是非常明显，容易被忽视。其早期症状主要是记忆力减退，尤其是对刚刚经历过的事情特别容易忘记，学习新东西的能力减退，不能用适当的语言表达，情绪大幅度波动，性格发生改变。对日常活动越来越感到困难，比如不会计算收支、外出迷路、不能记住东西放在哪里等，虽然早期的病情不会妨碍患者的社交活动，但是老年人一旦出现这些早期表现，家人应特别注意。

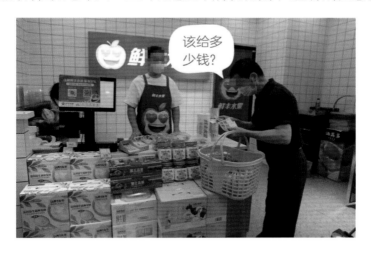

第二问：老年人痴呆早期为什么难以诊断？

答　随着年龄的增加，大脑老化也会使记忆力下降。一般在痴呆早期，老年人对自己的记忆问题有一定的自知力，并力求弥补和掩饰，例如做记录，避免因记忆缺陷而给工作和生活带来不良影响。老年人这样做就掩盖了症状，增加了早期识别老年性痴呆的难度。这就需要我们更加细致地观察老年人的生活。

第三问:如何区分谵妄和痴呆?

答　谵妄是意识障碍的一种特殊情况,最主要的特征就是注意力不集中,其他特征还有突然发病、持续时间短、思维不连贯、语无伦次、幻觉、睡眠周期紊乱等。在老年患者中,因为谵妄的临床特征不明显,识别起来有一定的困难。虽然典型的谵妄起病突然,但老年患者中谵妄则可能表现为隐匿发病,容易误诊为痴呆。若存在波动性的认知缺损伴间断清醒和突出的幻觉,应高度警惕谵妄的可能。

第四问:一个熟人的名字怎么到嘴边又想不起来了?

答　出现这种情况是记忆减退的表现,记忆减退是指识记、保存、再认和回忆普遍减退。早期往往表现为回忆减弱,特别是对日期、年代、专有名词、术语、概念等的回忆发生困难,可表现为远记忆和近记忆的减退,有的可表现为由近而远的记忆减退。记忆减退主要见于神经衰弱、脑动脉硬化及其他大脑器质性损害的患者,也见于许多正常的老年人。

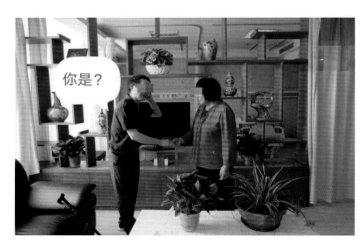

第五问:早期筛查与认知评估在老年痴呆的诊断中有什么作用?

答　老年期痴呆病情发展缓慢,无明显的症状,早期的症状往往表现在记忆、智力方面,容易被患者本人和家属忽视。痴呆早期表现在认知功能方面的问题,常被当作"老糊涂",失去了早期治疗的大好时机。因此,老年痴呆症的早期筛查与认知评估是诊断老年痴呆早期症状的主要手段。

第六问:受教育程度与痴呆的发病有关系吗?

答　有关系。受教育程度越低,痴呆的发病率越高。有研究显示,未受教育者罹患痴呆的概率是受过小学教育和中学教育者的2倍。因此,低教育水平也是罹患痴呆的一个独立危险因素,文化程度相对较高被认为是一个保护因素。

第七问:老年性痴呆发病与性别有关系吗?

答　不是绝对的。许多研究发现,女性老年性痴呆的发病率高于男性,是男性的1.5—3倍。但男性血管性痴呆发病率明显高于女性,这可能与男性脑血管事件发生率较女性高,而脑血管疾病是与血管性痴呆的重要危险因素有关。

第八问:老年性痴呆会遗传吗?

答　会遗传。老年性痴呆患者中一部分是因遗传而导致的,但这类患者仅占老年性痴呆总数的5%—10%。即痴呆家族史是老年性痴呆的一个重要的危险因素。老年性痴呆是遗传因素和环境因素共同作用的结果,虽然遗传因素可能是最基本的,但并非决定因素,而环境因素在发病中可能起着重要作用。虽然老年痴呆会遗传,但不是一定的,我们可以提前预防,及时发现并及时治疗。

第九问:怎么知道是不是真的得了老年痴呆?

答　如果老年人出现以下记忆力减退现象,可能表示其已患老年性痴呆,应及时就医。

(1)记忆力丧失,特别是近事记忆,老是记不起刚发生过的事情,即使经过提醒也记不起。

(2)对周围环境丧失了判断能力,如不知道年、月、日,不知道季节变化,不知道自己在哪,有时甚至找不到回家的路。

(3)记忆力下降,思维越来越迟钝,言语越来越贫乏,反应迟钝。

(4)求生欲望下降,没有求医的愿望。

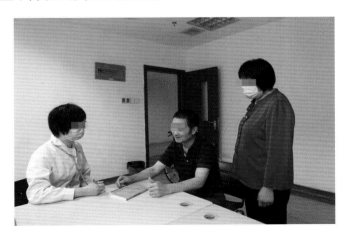

第十问：哪些老年人常见的慢性病会导致老年痴呆？

答 脑血管病、高血压、糖尿病、冠心病、高脂血症、脑外伤等众多疾病是痴呆的重要发病因素，可直接或间接作用于脑部组织血管，使血流量减少、氧供障碍、代谢异常，最终导致痴呆的发生。

第十一问：老年痴呆为什么要早期诊断、及时治疗？

答 原因如下：

（1）及时治疗能提高患者的生活自理能力。

（2）及时治疗能减缓患者功能衰退的进程。

（3）及时治疗能改善患者的预后。

（4）及时治疗能帮助患者更长时间内保持自我治疗，减轻护理人员的负担。

第十二问：是因为得了老年痴呆才导致行动迟缓吗？

答 这可不一定，也可能是帕金森病。帕金森病是神经性系统退行性疾病，老年人多见，平均发病年龄为60岁左右。临床主要表现出静止性震颤、肌强直、意识障碍和运动迟缓的特点。帕金森病老年人中有30%—40%的老年人早期并不出现手颤抖，仅仅表现为动作迟缓、手脚不灵活、肢体僵硬、面部无表情等，经常被人误认为"痴呆"。由于这些帕金森病老年人在发病早期会伴发紧张、担心、坐卧不安、失眠等所谓的"帕金森病非运动症状"，他们早期有时被其家属当作老年痴呆。

216

第二节　痴呆老年人的异常行为与照护

第一问：老年人手脚不灵活、行动缓慢是怎么回事？

答 随着年龄的增长，许多老年人的灵活性会降低。由于年龄的关系，许多老年人走路时可能会放慢速度。这也是一个普遍现象，不要太过于担心。老年人平时应该有良好的生活习惯，以避免受伤。如果老年人突然行动迟缓，应该引起注意，这可能是老年痴呆的早期信号。

第二问：老年人被诊断为老年痴呆后会出现攻击行为吗？

答 虽然老年痴呆会改变患者的性格，但并非每位患者都会变得具有攻击性。有的也会出现其他行为,如:到处游荡、烦躁不安、多疑和不断重复相同动作等。

第三问:痴呆老年人变得行动迟缓后应注意些什么?

答 老年人出现行动迟缓症状时,家属要仔细评估老年人在生活中哪些事情可以自理,哪些事情需要协助,要经常训练老年人的语言沟通能力、计算能力和记忆能力,这样可以提高老年人的生活自理能力和生活质量,要经常督促老年人做好个人卫生,比如要经常洗澡,如果老年人有随地大小便的现象,要定时督促老年人上厕所。

第四问:面对行为迟缓的痴呆老年人应如何进行心理护理?

答 对于行为迟缓的痴呆老年人来说,不仅护理比治疗更为重要,而且在整个护理中,心理护理更显得特别重要。在对老年人进行看护和照料时,既要了解老年人的生活需要,还要了解老年人在想什么、感觉怎么样、有什么愿望、怎样做才是老年人需要的,这样才能真正做好护理。即使在对老年人开展药物治疗时,精神作用也不可忽视。当老年人认为自己的疾病能够治好时,就会很高兴地服药,服下去的药物也会发挥好的疗效。如果老年人没有食欲,在进食护理时,绝不能强迫老年人进食,应想办法让老年人愉快地进食。应针对老年人的心理问题,积极地开展心理护理,以消除老年人的不良心理状态。

第五问:老年人出现藏东西行为应该如何照护?

答 如果老年人出现藏东西的行为,家人应该从以下几点进行照护:

(1)避免责怪和说服:由于痴呆老年人记忆力下降,他们记不住东西是自己收起来了或是放在哪儿了。照护者不要试图责怪或说服老年人,如"是你自己放起来了",这样做不但起不到效果,反而增加老年人的不安和困惑,甚至会激怒他们。

(2)妥善保管和备份:对于贵重的物品,家人要帮助老年人收放好。对于钥匙或其他经常用的小物件,可提前多制作几个备份,以便原物找不到时作为备用,以缓解老年人的担心。对于存折、房产证等重要的物品,可制作仿真的备份,交给老年人保管。

(3)耐心帮老年人"寻找":平日细心观察老年人经常藏东西的地点,找不到时要耐心帮忙一起寻找,最好通过提示或引导,让老年人自己把东西找出来。注意:如果照护者很快将"丢失"的东西找出来,反而会引发老年人的疑心。

(4)转移注意力:如果东西确实找不到了,可尝试采用转移注意力的方法,例如看看电视、吃点儿零食、聊老年人感兴趣的话题、一起出门活动。由于记忆力的下降,老年人往往会很快忘记找东西这件事。

217

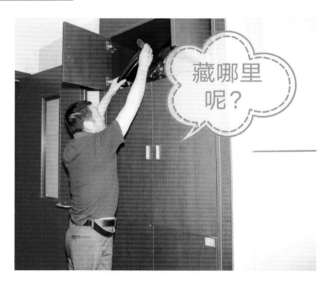

第六问：痴呆老年人总是把外面的垃圾捡回家，应该如何照护？

答 （1）避免争论和说服：由于痴呆老年人储藏"废品"往往使房间很乱，甚至出现异味，照护者往往跟老年人争论或试图说服，如"这些是废品，应该扔掉"，但这样做并不能起作用，反而会诱发更多异常行为。

（2）迂回地清理和解释：如果收集的物品不会带来异味，可主动为其提供储藏空间。若必须清理，一定要在痴呆老年人不在场时进行，千万不要当面扔掉，这样会激怒老年人。如果老年人追问东西去哪儿了，可事先与周围的人沟通好，用善意的谎言解释，例如告诉老年人：为了更好地保管这些物品，某位家人已经收好并拿到某个地方去了。

第七问：痴呆老年人粗暴地扔东西时，应该如何照护？

答 这是由于痴呆老年人的判断力和理解力都在下降，不能理解照护者是在帮他，甚至会把某些身体接触误解为有人要侵犯或攻击自己，感到自身安全受到威胁，从而通过攻击行为进行防卫。我们应做到以下几点：

（1）理解并保持冷静：当认知障碍老年人出现攻击行为时，照护者一定尽量保持冷静，理解这是疾病所致，要认识到攻击行为并不是故意针对某个人，不要为此生气或伤心，更不要指责或表现出过激反应。

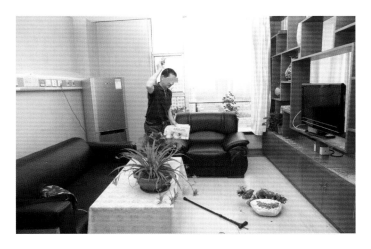

（2）做好安全防范：把认知障碍老年人周围的贵重物品和危险物品收放好。发生攻击行为时，照护者不要靠得太近，一方面避免自身受到伤害，另一方面避免让认知障碍老年人感觉到人身威胁。必要时可暂时离开一会儿。

（3）调整照护方式：在涉及身体接触的照护过程中，不要采取强制手段，也不要突然进行，在做每一个动作时，先用简单的语言告诉认知障碍老年人要做什么，尽量让他一起参与，如洗澡时让他自己打肥皂。也可以通过放音乐、聊老年人感兴趣的话题来分散他的注意力，减轻因身体接触造成的威胁感。

第八问：老年人多疑后出现语言攻击，应该如何照护？

答 "老觉得有人在说我，我就要骂他"，这种情况虽然有时看上去是毫无理由的，但从痴呆老年人的角度去看，可能存在一些潜在的原因：例如环境中有激惹他的因素，或幻觉、妄想，导致他认为身边有令人厌恶或恐惧的人或事。我们应该从以下几点进行照护：

（1）适当回避和忽略：如果咒骂指向照护者或其他老年人，千万不要与痴呆老年人争吵，可保持安静或暂时回避。如果咒骂并无明确的指向，也不会危及与其他老年人的关系，可有意忽略，不去强化它。

（2）去除诱发因素：如果咒骂或骂人是由于周围人的言行无意中激怒了痴呆老年人，这时要马上把他带离现场，到一个安静的环境，避免进一步激惹。有时咒骂是幻觉和妄想所致，例如有些痴呆老年人会不停地对着镜子大骂，可能是他将镜子中的自己当成了自己厌恶或对自己有威胁的人，应该移除家中所有的镜子。

（3）适当安抚和转移：可尝试抱抱痴呆老年人的肩膀或握他的手，表示关心和安慰，使其慢慢平静下来，也可尝试换一个愉快的话题、讲个笑话、找感兴趣的事情做等，以分散注意力。

第九问：预防老年痴呆行为异常应警惕哪十大痴呆"信号"？

答　如果老年人出现了以下10种症状中的任意2种，就应该警惕痴呆的发生，这10种症状是：

（1）老是忘东西。

（2）做家务事颠三倒四（如忘记做饭顺序）。

（3）表达不清楚。

（4）不记得当前月份、年份，容易迷路。

（5）常判断失误（如大热天穿棉袄）。

（6）总是不明白别人的意思。

（7）乱放乱藏东西。

（8）情绪不稳定。

（9）经常发呆，容易怀疑和发火。

（10）不想做任何事，整天昏昏沉沉。

第三节　痴呆老年人性情异常与照护

第一问：痴呆老年人拒绝进食，应该如何照护？

答　老年人说"我觉得食物不安全，为什么要让我吃？"这时我们可从以下几点进行照护：

（1）找到信任的人：有些痴呆老年人拒绝照护可能源于对照护者不信任或不习惯某种照护方式。此时可换一名照护者试试，观察和识别痴呆老年人最信任的人是谁，请信任的人劝解或让其提供照护，避免强行进行。另外，借用痴呆老年人所崇拜的人说的话，"×××说了，吃饱肚子才有力量去战斗"，这时老年人就会顺从地去吃饭。

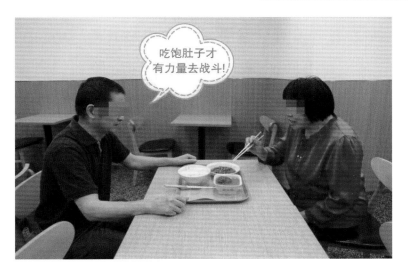

（2）寻找拒绝的真正原因：有的痴呆老年人拒绝进食，可能源于老年人怀疑饭里有毒，照护者可以自己先吃一口，再让他吃。

第二问：痴呆老年人"疑神疑鬼"，这是怎么回事？

答　这是因为老年人出现了精神障碍，精神障碍是痴呆病人的常见表现，主要表现为以下几个方面：

（1）情感淡漠：常在痴呆的早期出现，表现为对引起正常人极大悲伤或愉快的事无动于衷，声调平淡，表情呆板。

（2）精神症状：也可见于痴呆的早期，病人表现出狂躁、幻觉、妄想、抑郁、淡漠、意志减退、性格改变、谵妄、不安、焦躁、多辩、多疑、睡眠障碍等。

（3）痴呆行为：表现为行为异常，如徘徊、多动、攻击、暴力、乱跑、过多的性行为（包括暴露自己、对异性进行言语和行为猥亵，真正的性行为并不多见）。

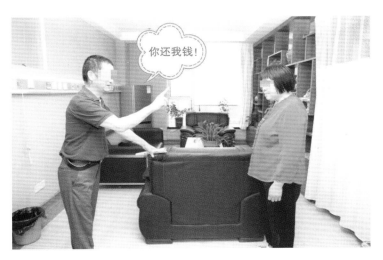

第三问:痴呆老年人对什么事情都提不起兴趣,这是怎么了?

　　答　这是情感淡漠,对待痴呆老年人的情感淡漠,在平时照护中,可以摆放老年人熟悉和喜欢的物品,如日历、时钟、照片;由老年人亲近的亲属陪伴;护理人员要不断地把关爱的信息传递给老年人,以建立信赖的关系;对老年人进行生活能力、心理和社会功能训练,如开展"角色扮演"活动,让老年人扮演各种社会角色,安排活动要从老年人的能力和接受程度出发,以提高生活自理能力;采取鼓励和赞赏的方法等。

　　第四问:老年人东西找不到了就怀疑被人偷了是怎么回事?

　　答　这是由记忆障碍引起的,老年人忘记自己的东西放在哪里了,或者发生记忆倒错,把以前放过东西这件事当成刚发生的事情,找不到东西,进而怀疑东西是被偷了!

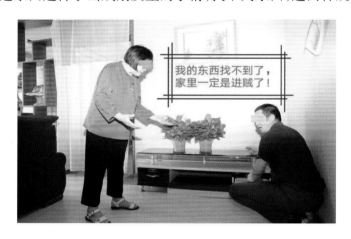

　　第五问:"黄昏综合征"是什么? 应该如何照护?

　　答　"黄昏综合征"又称"日落症候群",指痴呆老年人在下午到晚上的时间段(大约从下午3时到晚上11时)出现的精神错乱、激越行为、定向力丧失等一系列症状。表现为早上和上午头脑清醒,情绪安静或嗜睡,但到了下午近黄昏时,则出现精神错乱、激动不安,会一直持续到夜晚且不睡、吵闹。当老年人出现"黄昏综合征"时,应该从以下几点进行照护:

　　(1)使用光照疗法:可在傍晚时分早一点开灯,灯光尽量亮一些,避免痴呆老年人察觉到光线的变化。另外,可采取光照治疗,每天早上8时、下午4时左右各开展一次,每次30 min。

　　(2)提前带痴呆老年人去活动:下午尽量陪伴痴呆老年人到户外去活动,如散步、跳舞、做操等。

第六问:痴呆老年人出现"多疑"时该如何调节?

答 有些痴呆老年人,诉说"肚子胀得要放炮了""肠子中的屎烂了""肚子要溶解了"等等。表现出对自己的身体的过分重视,医学上将这些症状称为"多疑症状",也称为多疑症。痴呆老年人因不能理解周围事物及自身变化,所以陷入失去自信状态,眼睛只看自己,而且把正常的生理现象看成是病态,最终陷入多疑状态。

当痴呆老年人出现妄想或猜疑的时候,照护者需要耐心倾听,让老年人充分表达自己遇到的"困惑"。站在老年人的立场,让老年人充分认为你是可以信赖的朋友。如老年人认为有人偷他的东西时,不要说:"不会有人偷你东西的。"可以改为:"您什么东西被偷了,我们已经报警了,等警察来处理。"并和老年人一起寻找。老年人质疑居所不是自己家时,照护者要尽量说服老年人:"××奶奶/爷爷,这房子是您家孩子买下来的,是您的新房子。"

第七问:痴呆老年人出现大声喊叫等异常现象,应该如何照护?

答 上述症状在晚期卧床不起的痴呆老年人中多见。

(1)检查有无身体不适:由于重度痴呆老年人语言能力衰退,无法用语言正确表达自己的需求和身体不适,有时可能通过大声喊叫来表达。因此,照护者首先应识别老年人是否存在身体上的不适,如疼痛、瘙痒、尿床、溺便等。如果确认没有身体不适,可采取有意忽略的态度,不要责怪老年人。

(2)提供各种感官刺激:由于重度痴呆老年人长期卧床,无法外出活动,失去了接受外界自然感官刺激的机会,从而通过大声喊叫、敲打床栏等创造声音刺激。因此,对于长期卧床的痴呆老年人,应尽量在室内为其提供各种感官刺激的机会,例如播放音乐或自然界声音(如海浪声、鸟叫声),使用色彩鲜艳的窗帘或床单、被罩,在墙上挂不同色彩的画或照片,使用不同质地的抱枕、毛绒玩具等。

第八问:痴呆老年人自己能做的事却不断地要求照护者做,应该如何照护?

答 当痴呆老年人想要我们帮助时,作为照护者应做到以下两点:

(1)理解和包容:照护者要理解这是疾病所致,并非故意所为,可能是痴呆老年人内心感到孤独或不安,试图通过这种方式引起别人注意,因此照护者要包容这种表现,不要争论、说服甚至指责。

(2)主动表达关心:照护者平时多抽些时间与痴呆老年人聊天,主动询问痴呆老年人有什么需求和不满意的事情,让他感到被关注。

第二十八章

痴呆老年人安全照护

第一节　进食安全照护

第一问：常常忘记自己刚刚吃过饭或认为还没有吃饭该怎么办？

答　这是因为患了老年痴呆以后人的摄食中枢出现异常，中枢神经得不到饱腹感的信号，这一症状多出现于痴呆症的中期以后，在这种情况下要想说服老年人几乎无效。当痴呆老年人出现暴饮暴食症状时，应该尽量将老年人每天的进食量控制在一定水平，先制定出一天的进食总量，把一天的饭、菜量分为6—8次进食的量，按时按量分次给老年人食用。

第二问：常常想吃一些"特别的东西"这样正常吗？

答　不正常，在老年痴呆的中期以后，有些痴呆老年人有时会出现异食症状，常把一些柔软的东西，如布条、纸屑等，有时也把硬币往嘴里送，这种现象为异食症。为此，在照护中要经常关注痴呆老年人，且不要把金属、药物等放在痴呆老年人身边，以避免老年人误吞服。

第三问：如何选择舒适温馨的就餐环境？

答　就餐环境宜简单、安静、光线明亮，进餐地点及座位应尽量固定，给予老年人充足的就餐时间。尽量安排一家人一起吃饭，营造温馨、愉快的进餐氛围。

第四问：如何鼓励老年人自行进食？

答　根据痴呆老年人的病情选择合适的进食方式。大部分痴呆老年人已经无法使用筷子，可以为其选择简单的餐具，比如用勺子进食；如果老年人不习惯使用餐具，而习惯直接用手抓取食物，可以允许老年人用手抓取食物进食，照护者注意确保老年人进食安全；选择老年人喜欢的食物，提高老年人进食的兴趣。

第五问：痴呆老年人的饮食该如何选择？

答 在饮食的选择上，对于能自主进食的老年人，可以根据老年人的情况选择合适的食物。食物制备应多样化，以刺激食欲，以防老年人拒食。很多痴呆老年人味觉发生了变化，可以用调味料丰富食物的风味，比如在鸡蛋饼上涂西红柿酱、在米粥里加糖、做水果沙拉等。可以在白色的食物上撒些颜色对比度相对较大的小装饰物，如香葱、菜叶、肉松等。选择一些可以用手抓取的食物，比如一些小饼干、小面包、去皮的水果等，既可以锻炼老年人手部的功能，也能体验进食的乐趣。

第六问：进食前应如何评估？

答 （1）首先要评估老年人的咀嚼和吞咽功能、义齿是否合适、能否自行进食、口腔卫生情况、有无口腔疾患、饮食习惯，也要评估是否有进食异常的表现。

（2）就餐环境对痴呆老年人的进食也有很大的影响，进餐地点及座位尽量固定，保证时间充足勿催促。餐桌布置尽量简单，只放吃饭需要的餐具即可。

（3）根据患者自理程度及病情选择适宜的进食体位，老年人能够自理或上肢功能良好时，应采取坐位进食；病情危重或完全卧床时可采取半卧位，头偏向一侧进食，一定避免平卧位进食，以免患者发生误吸、噎食等意外。

第七问：进食过程中有哪些注意事项？

答 （1）不能自行进餐的老年人，由照护人员喂食。每喂食一口，食物量为汤匙的1/3为宜，确定老年人完全咽下后再喂食下一口。

（2）食物要保持温度适中，一般以20—40℃为宜。

（3）进餐后保持进餐体位，30 min后再卧床休息。

第八问：老年人吃饭时发生噎食该如何急救？

答 一旦出现呛咳，应立即停止进食。立即清理口腔内食物，保持呼吸道通畅。若老年人噎食症状未得到缓解，应立刻给予膈下腹部冲击（海姆立克急救法）施救，必要时送往医院急救。

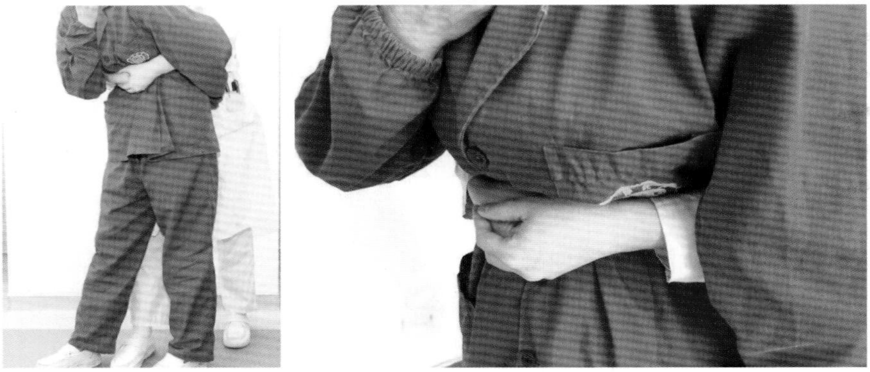

第二节 活动安全

第一问:如何选择合适的衣服预防痴呆老年人跌倒?

答 我们可以选择宽松、棉质、舒适并且容易脱去的衣物,但要避免衣袖和裤腿过长或过肥,从而导致老年人行动不便,增加跌倒的风险。同时衣服宜简单、颜色鲜明,不宜添加过多的装饰和选用复杂的图案,以衣裤可以保暖又不影响身体活动为宜。如果老年人特别喜欢穿着某套衣服,可以多买几套相同的服装轮换。

第二问:如何选择合适的鞋子预防痴呆老年人跌倒?

答 首先应该穿大小适宜的鞋子,以脚趾与鞋头间略有空隙为宜。鞋面的材质应柔软,有较好的保暖性和透气性。鞋的足弓部位略微增厚,可在走路时起到一定支撑和缓冲作用。鞋应底厚、平稳、齿痕深、跟低,可以选择不需要系鞋带、方便穿脱的鞋子。

第三问:痴呆老年人的日常活动要注意哪些?

答 (1) 转身、转头时动作一定要慢。

(2) 起床要遵循“起床三部曲”,即醒后卧床1 min再坐起,坐起1 min再站立,站立1 min再行走。

(3) 坐着穿脱裤子、鞋袜;坐下时,椅子高度应适宜,避免坐软沙发。

(4) 走路保持步态平稳,尽量慢走,避免携带沉重物品。

(5) 避免单独外出,避免去人多及湿滑的地方。

(6) 避免走过陡的楼梯或台阶,上下楼梯、如厕时尽可能使用扶手。

(7) 避免登高取物。

第四问：防跌倒辅助用具有哪些？

答 （1）行走类辅具：三角、四角手杖，助行器，当老年人外出时也可使用四轮助步车。对于一些严重认知障碍或不能行走的老年人也可选用轮椅。因认知障碍患者无法控制速度和方向，所以其一定不能使用电动代步车，不当的操作可能对其自身和他人造成伤害。

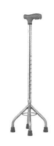 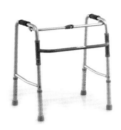

（2）卫生类辅具：可以将可移动式坐便器放在床边，洗澡时应使用洗澡椅，其他如便盆、小便壶也可根据患者的具体情况来选用。

（3）为老年人选择防滑垫，应选择颜色鲜艳、老年人易看见的颜色。

第五问：痴呆老年人居家环境如何进行适老化改善？

答 （1）家具的设置应简单实用，固定牢固，靠墙放置，保持环境整洁，无障碍物。

（2）各区域光线充足，夜间光线宜暗，为患者创造良好的睡眠环境，避免昼夜颠倒。

（3）创建个性化环境：摆放自己和家人的照片、纪念品和其他熟悉的物品。

（4）走道、卫生间安装扶手，地面应保持干燥，厕所安装感应夜灯，方便夜间去洗手间。

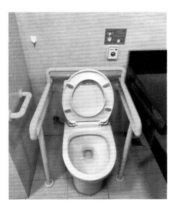

第六问：痴呆老年人外出时如何防范跌倒？

答 （1）痴呆老年人应避免独自出门，照护者应提前做好外出规划，陪伴老年人外出。

（2）增强防跌倒意识，不要有侥幸心理，注意观察室外环境、公共场所中的跌倒危险因素。出门前关注天气预报，雨雪、大风等恶劣天气时避免外出活动。

（3）出行时注意地面是否湿滑，有无坑洼不平之处、台阶、坡道、障碍物，尽量选择无障碍、不湿滑、光线好的路线。

（4）上下台阶、起身、乘坐交通工具、乘自动扶梯时站稳扶好，放慢速度，避免"忙中出错"。

（5）在运动、出行过程中，根据身体条件，主动休息，避免因体力下降增加跌倒风险。

（6）外出时随身携带应急联系卡片、手机。夜晚尽量减少出行，如要出行需携带照明工具。

第七问：老年人跌倒如何科学施救？

答　（1）发现老年人跌倒，施救者首先要确定周围环境是否安全，在确保老年人和救助者安全的前提下进行救助。

（2）救助时首先判断老年人的意识、呼吸及有无骨折、大出血等伤情，避免因盲目扶起伤者而加重损伤。不能猛烈晃动伤者，注意给老年人保暖。如果只是软组织损伤，不要急着在损伤部位进行搓、揉、压或热敷等，这样会加重损伤部位的出血、肿胀。

（3）如摔倒后的老年人意识清醒，可以询问老年人是否有哪里特别疼痛，且若活动此部位时疼痛加剧，这时切记别盲目搬动或扶起，应原地不动迅速拨打急救电话，去医院就诊，给予老年人安抚、宽慰等心理支持，如果施救者具备一定的急救技能，可以对受伤老年人进行初步救治。如果不具备急救技能，可寻求他人救助，提供力所能及的帮助。

（4）如摔倒的老年人意识不清、呕吐，要使其平躺在地面上，头部偏向一侧，保持呼吸道通畅。若伤情严重，应立即拨打急救电话。

第三节　防　走　失

第一问：如何选择合适的智能防走失设备？

答　（1）对于轻度失智、具有一定操作能力且愿意佩戴智能设备的老年人可以选择带有定位及通话功能的智能手环，一些智能穿戴设备还具有监测心率、呼吸等功能。

（2）一些失智老年人无法操作智能设备，或者不承认自己患有痴呆，对佩戴定位设备非常反感时可以选择隐藏在钥匙扣内的定位设备。家人可以在手机上设置一个范围，一旦老年人活动超出设置范围便会发出警报或提醒，以便及时了解老年人位置，减少走失的概率。

第二问:老年人走失了怎么办?

答 除报警之外我们还可以向附近的居委会、新媒体单位等寻求帮助,发放寻人启事,最好有老年人的近照,尽可能地将老年人走失的地点,老年人走失时所穿的衣物、所佩戴的配饰等可以辨识老年人身份的特征描述清楚。可采用高科技手段进行寻找,查看一下小区及重要路口的摄像头。

第三问:防走失标识很重要吗?

答 老年人佩戴防走失标识可以让其他人及时辨别失智老年人,同时在老年人走失时给予帮助,大大提高失智老年人走失后找回的概率,降低老年人受到伤害的概率。目前比较常见的标识有:写有老年人基本信息及子女联系方式的胸牌、可以贴于衣服外侧的求助标识以及防走失手环等。在防走失胸牌、胸卡、提示牌等标识牌上写上老年人的住址、亲属联系电话、烦请好心人帮忙等话语,也可将老年人所患病症及处理方法、过敏信息标在上面。平时将其缝在老年人衣服口袋上或是胳膊处,当老年人走丢的时候,遇上好心人就能帮忙联系家人了。

第四问:怎样降低外出寻找痴呆老年人的难度?

答 (1)强化老年人的记忆:要让老年人记住家人的电话、工作单位和家庭住址,或让老年人记住家周围的标志性建筑,如商场、市场、学校、公园或者小区名称等,告诉他们觉得迷失时应在原地等待,不要乱走。

(3)在日常生活中采取一些措施,除上文提到的信息牌、GPS定位手表外,可以经常带老年人与小区里熟悉的保安、经常见面的邻居、菜市场的小贩等交流,告知老年人的病情,多沟通、多委托,到居委会或物业进行登记。我们可以过一段时间就为老年人拍摄一些近照,包括老年人常穿的衣服、携带的物品都可以拍照留存。一旦老年人真的走失我们也不至于束手无策。

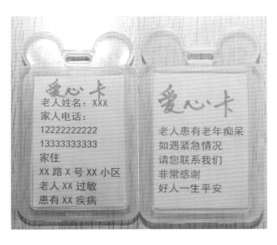

第二十九章

痴呆老年人日常锻炼与康复

第一节 益 智 游 戏

第一问:益智辅助"小玩具"有哪些?

答 适合痴呆老年人的益智辅助"小玩具"分为两类:

(1)益智类积木或拼图:这类玩具不仅能够充分激发脑细胞的活跃性,而且有利于锻炼老年人的精细动作和肢体协调性,通过手脑并用,能够达到延缓老年痴呆病情进展的目的。

(2)认知类卡片玩具:这类玩具有助于锻炼痴呆老年人的认知能力,通过反复重复和记忆,能够增强和唤醒大脑的记忆功能,减轻认知损害。

第二问:痴呆老年人做益智游戏的好处有哪些?

答 通过做游戏能够延缓痴呆老年人认知功能的减退,在改善老年人心理健康的同时对增强老年人身体协调性也具有积极作用。

第三问:参加益智游戏总是玩不好怎么办?

答 玩游戏总是比别人慢,常常会感到疲乏,老年人出现这种感觉时有可能是游戏的强度过大,不适合老年人的身体情况,也可能是老年人对游戏丧失了兴趣。当感到疲乏时可以休息一下,适当地选择老年人能够耐受的游戏。同时作为照护者可以和老年人一起做游戏,给予老年人一些鼓励,一方面,能够调动老年人的积极性;另一方面,可以随时观察老年人的状态,活动适度即可。

第二节　日　常　锻　炼

第一问：哪些运动可以预防老年痴呆？

答　（1）手指操：手指操是一种很好的保健恢复方法，简单易学，不需要跑、跳，也不需要特定的环境，随时随地都可以锻炼。对于老年痴呆、脑中风后遗症等引起的半身不遂、大脑受损、功能丧失等有明显的治疗效果。但是这种方法需要长期坚持，不能半途而废，可以每天做两次，每次持续15—20 min。

（2）双手手指进行叩击：

动作一：用大拇指依次和其他几个手指轻轻叩击。

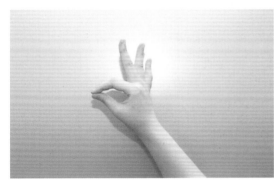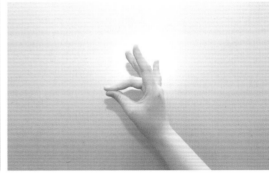

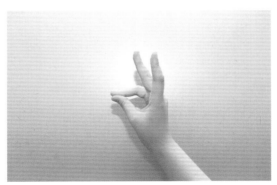

动作二：双手手指进行叩击。

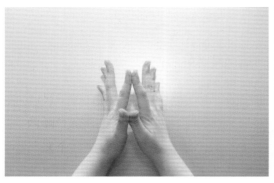

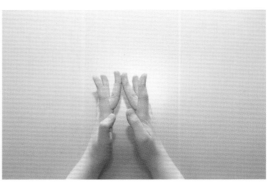

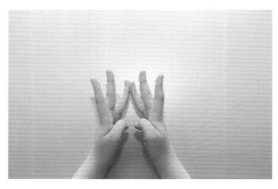

动作三:一只手比"四",一只手比"八",双手交替,逐渐加快速度。

232

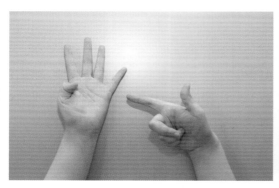

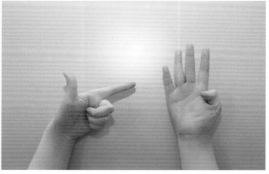

(3)抛接沙包:老年人在抛接沙包时手、眼都得到了锻炼,需要手部和大脑进行配合,不受场地、物品的限制,没有沙包时也可以换成小玩具、小球等。老年人可以根据自己的耐受能力选择锻炼的难度。

动作一:单手抛接沙包,两只手替换进行锻炼。

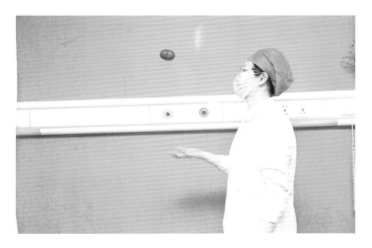

动作二：单手抛两个沙包，一只手控制两个沙包依次向上抛，手部及大脑协调配合。

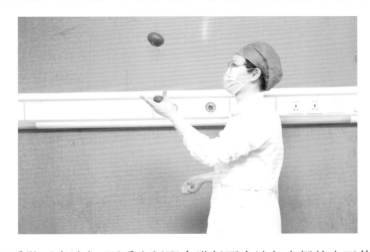

动作三：双手抛两个沙包，两手之间配合进行两个沙包之间的交互传送。此动作需要调动全身肌肉，与大脑配合完成。

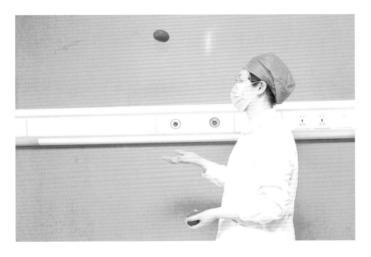

第二问：失智老年人的锻炼方式该如何选择？

答 对于失智老年人来说运动的目的不在于增强心肺功能、减少脂肪量，而是从运动中得到乐趣。失智老年人的运动目标是提高生活质量，比如可以去遛狗、散步，也可以和小区的老年人一起跳广场舞，既能锻炼身体又能进行人际交流，并不需要进行一些高强度的运动，所以不要担心会吃不消，也不要惧怕运动。

第三问：如何帮助痴呆老年人制定个性化运动方案？

答 老年痴呆后期老年人特别需要照顾及支持，痴呆老年人言语沟通困难、活动能力有限，当病情持续恶化时，可能情绪不稳或偶尔失控，影响参与运动，故必须设计个性化的活动。此时可安排痴呆老年人进行日常活动及轻度的低冲击运动，让患者从活动参与中获得趣味性及成功的经验。到后期，痴呆老年人运动功能下降，但至少要保持肌力训练、动态及静态伸展活动，以维持肌肉量及关节的活动性。个性化的运动设计会更好地调动老年人的积极性，例如老年人过去若有打篮球的经验，可以将动作幅度较小的运球作为增强肌力的训练活动，也可以投橡皮球入圈作为增强协调能力的训练活动。

第四问：如何选择合适的有氧运动？

答 有氧运动不需要辅助工具且形式多样，如走路、打保龄球、打高尔夫、打篮球、打网球、步行、爬楼梯、打桌球、打撞球、骑固定式脚踏车、跳舞及在安全监督下游泳。有研究表明，适当地进行运动，能够有效延缓大脑神经退行性病变的恶化，进而改善老年人的认知功能。考虑老年人的体力，强度上只要能达到"有一点喘"或能边运动边对话的程度即可，一周内进行多次，每次至少持续20—45 min，即可提高注意力，增强言语及认知功能。

第五问：哪些锻炼方式可以提高老年人的肌力与平衡能力？

答 强化肌肉力量，能明显改善失智的症状、预防跌倒及身体功能的丧失，以维持独立性。

（1）肌肉的等张训练：例如，利用装了水的饮料瓶来进行上肢肌肉的等张训练，可以根据患者的耐受程度调节瓶内的水量。

（2）平衡力训练：例如，本篇"活动安全"一节中提到的预防跌倒平衡力训练。

第六问：如何使老年人对运动更有兴趣？

答 陪伴者在失智老年人运动过程中扮演着引导的角色。在运动的过程中与老年人交流,适时给予鼓励,耐心引导老年人对运动产生兴趣、建立信心,拉近老年人与陪伴者的距离,也在心理上给予老年人安慰和鼓舞。

第七问:运动锻炼过程中老年人感到不舒适怎么办?

答　(1)运动时出现不适时应立即停止运动,原地坐下休息,保持环境通风。

(2)及时查看或询问老年人不适的部位、程度,可结合老年人所患的基础疾病做出最初的判断。例如,糖尿病患者可能因低血糖导致头晕、心慌,这时可以吃一点饼干、糖果等;心功能不全的老年人可能是因为运动强度过大所导致的不耐受,让老年人坐下或者躺下休息一会。条件允许可立即为老年人测量血压、心率等生命体征。

(3)当老年人出现不适但又无法表述清楚或陪护人员无法准确做出判断时应立即拨打120,及时送医。

第八问:日常锻炼过程中防跌倒、促平衡的方法有哪些?

答　下面介绍几种在家就能做的平衡锻炼方法:

(1)原地高抬腿:匀速缓慢地抬腿,双腿交替,感受肌肉的发力,以达到增强平衡能力的效果。

(2)剪刀腿:腿从侧面抬起,注意脚尖要向前。另外,做动作时上身最好挺直,不能有大幅度的摇晃。

(3)不倒翁:手扶着椅背,将身体重心在脚后跟与脚尖之间反复转移。后移时,脚尖起翘;前置时,踮起脚后跟。整个动作匀速、有节奏地进行。

(4)步步高升:双脚交替踩在矮凳上,脚掌要完全踩在矮凳上,千万不能只把前半个脚掌放在凳上,会很容易滑倒。如果家里的台阶两边都有扶梯,老年人也可以扶着两边的扶梯做这个动作。当身体习惯了这样抬腿的高度后,爬楼梯就不容易摔倒了。

(5)金鸡独立:单腿站立后要注意保持平衡,此动作难度较大,练习时最好有人在旁边扶一下。

第九问:哪些康复训练可以维持和提高痴呆老年人的生活能力?

答　为了能够让痴呆老年人维持并回到安稳的生活状态,需要进行以提高生活能力及运动功能等身体、心理功能为目的的康复训练。主要内容包括:身体能力训练、日常生活活动能力训练指导、创作活动、团体作业疗法。

身体能力训练:通过站立、起身、步行、保持某种姿势等锻炼,以维持生活自理需要的体力为目标。

日常生活活动能力训练指导:指导老年人进行吃饭、穿衣、修饰、如厕、洗脸、从床移动到轮椅上等日常生活活动,以维持和提高日常生活能力。

创作活动:在手工、工艺、园艺等活动中选择自己感兴趣的和能够做到的事情,并付诸实践,从中得到乐趣和充实感。

团体作业疗法:和伙伴们一起做运动、听音乐、玩游戏、参与创造活动等来增强身心功能和与人交往的能力。

第三节　认　知　改　善

第一问:什么是"叙事护理"?

答　叙事护理是指护理人员通过对患者所述故事的倾听、吸收,运用叙事护理的技巧将患者现实生活、疾病故事意义重构,并发现护理要点,继而对患者实施护理干预的护理实践。

第二问:什么是"音乐疗法"?

答　音乐疗法就是通过让患者接触各种形式的音乐,来改善病情的疗法。可以给予大脑生理、心理、社会方面的刺激,可以让患者情绪更加稳定,减轻其不安、攻击性、焦躁性兴奋等症状。有研究表明,音乐疗法能改善认知障碍患者的协调能力和认知能力,在运动中结合音乐治疗,能够改善老年人的情绪,使其更好地参与到运动中去。

第三问:什么是"临床美术和学习疗法"?

答　临床美术是一种预防和改善认知障碍的艺术疗法,在临床美术师的指导下,可根据老年人病情轻重程度、个人爱好、文化背景等设定活动内容,如以设定的题目画画、用纸做工艺品,享受创作的快乐,让大脑更灵活、心态更平和。

学习疗法是指通过学习简单的数的计算和简单的读写来提高大脑的灵活程度。持续简单的学习,可以增加患者对待生活的热情和自身的精力。

第四问:什么是让大脑更灵活的"回想法"?

答　回想法是美国精神科医生罗伯特·巴特勒在1960年提出的一种心理疗法。在通过回忆过去的事情来让大脑更灵活的同时,和拥有同样经历的同伴共同回忆,彼此产生的共鸣可以缓解焦虑,而且向别人传达自己的感情可以起到刺激感情的作用。回想法可以以小组的形式进行,也可以一对一进行。在家就能进行,或在吃饭、散步时,听他们讲讲过去的事。

第五问：什么是激活大脑残存功能的"现实取向训练"？

答　认知障碍是指不知道时间、地点、自己和他人关系的症状。现实取向训练是一种可以改善这一症状的康复训练。其有两种方法：第一种是"现实取向训练教室"，比如，不是直接问老年人"您今天从哪来的"，而是说"在这附近有一条河"，在对话中提供地点的相关信息，引起患者的注意。第二种是"24 h现实取向训练"，在交流中通过让患者意识到季节、地点、事物等情况来掌握周围的情况。这些康复训练，有意识地让患者对周围环境感兴趣，促使其使用认知能力，维持并且提高其大脑残留的功能。

第六问：怎样选择叙事伴友？

答　面对失智老年人，家人、朋友、邻居可以与他一起聊天、包饺子、做手工。要与失智老年人共情——理解其内心的情绪，满足其尊重的需要，使其暂时忘掉生理需要，把目光放在其心理感受上，抓住情感暴发点，并让老年人感知到我们对他的理解和关心。

第七问：家人多一些陪伴很有必要吗？

答　很多人单纯地把老年痴呆等同于生理疾病，以为找家好医院治疗就是最好的选择，却忽略了家人的陪伴对于痴呆老年人才是最重要的。在日常生活中我们可以帮助老年人搭配喜欢的衣服，和他们一起散步，一起去菜市场，一起参加康复活动。邀请亲朋好友一起为老年人庆生，重要节日时和老年人一起度过，也可以为老年人安排同学或战友的聚会。让老年人感到自己没有被抛弃，对生活充满信心，才能积极地参与游戏、活动，减少焦虑与抑郁。

237

第九篇　中医适宜技术照护及药膳养生

　　中医学在我国有着数千年的发展历史,是中华民族传统文化的重要组成部分。中医适宜技术是祖国传统医学的重要组成部分,其内容丰富、范围广泛、历史悠久,包括灸法治疗、针法治疗、按摩疗法、中医外治疗法等,具有安全、有效、成本低廉、简便、易学的特点,在家庭防治常见病、多发病中发挥了巨大的作用。居家养生保健的中医适宜技术照护操作中有哪些注意事项?如果您或者您的家人、朋友有以上困惑,请阅读本篇内容,让具有十余年医养结合老年照护经验的专家团队为您答疑解惑。

第三十章
中医适宜技术照护

第一节 推 拿

第一问:推拿是按摩吗?

答 有的老年人认为推拿就是按摩,不需要讲究手法,只要按按揉揉都能起到很好的效果。专家认为这种说法是不完全正确的。推拿是人类最古老的治疗保健方法之一。早在原始社会,人们在生活和实践的不断探索中就发现按摩能缓解疼痛。但早期的按摩手法少,且只用于少数疾病的防治。随着手法的多样化,治疗疾病的范围越来越广,按摩被改称为推拿。推拿与按摩的不同之处在于,推拿是在中医学理论指导下,由专业医生通过在患者体表定部位或穴位后,采取各种推拿手法或配合某些特定的肢体活动,来达到治疗和保健目的。

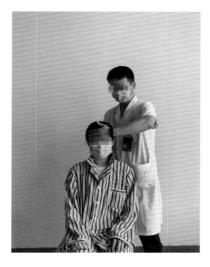

坐位推拿

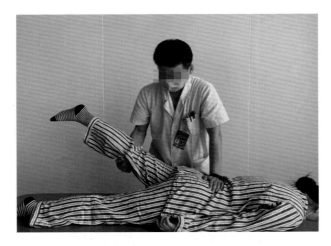

卧位推拿

第二问：推拿适宜人群有哪些？

答 推拿操作简单、方便，且效果往往很明显，所以很多老年人喜欢在家自己动手或为家人进行推拿。专家认为不评估推拿部位或者推拿对象的病情，就盲目地操作，这样做往往很危险。推拿的应用范围很广，但是也有不适宜或推拿治疗有一定潜在风险的疾病。例如各种急性传染病、皮肤病（湿疹、癣、疱疹、脓肿等）、诊断不明确的急性脊柱损伤、寰枢关节半脱位、肿瘤、血友病、恶性贫血、紫癜等。脑出血者应在出血停止2周后再行推拿治疗；治疗部位有皮肤破损（如烫伤、烧伤），不能推拿；有严重心、脑、肺、肾等器质性病变者，禁止推拿；剧烈运动、饥饿、极度劳累及体质极度虚弱者，不宜推拿。

第三问：推拿工具如何选择？

答 日常生活中能作为推拿工具的生活用具比比皆是，人人都能做自己的居家保健医生。例如，用木槌、推拿棒等工具，可以对身体肌肉丰厚的部位进行击打推拿；用牙签不带尖的一端、圆珠笔和铅笔尾部、钥匙头端等物品可以对小部位的穴位进行按压推拿；核桃、鹅卵石等，可以用来在脚底搓动滚动，对足底穴位进行推拿刺激；用夹子夹住疼痛的穴位可以模拟捏法推拿达到刺激穴位的目的；牙刷、软毛刷、浴刷等物品，也可以达到摩擦推拿的作用；梳子、梳背、梳柄可以用来按摩推拿头部穴位；王不留行籽、菜籽可以用来对耳部穴位进行按摩刺激。

第四问：推拿只能躺着吗？

答 推拿时的姿势根据治疗部位而定，并不全都是躺着。一般进行头部和面部的推拿治疗时可采用坐位或平卧面朝上的姿势；进行腹部的推拿治疗时可采用仰卧面朝上的姿势，平躺在治疗床上小腿弯曲，放松腹部；胸部、大腿前侧、膝盖和小腿前侧的推拿治疗可以采用仰卧面朝上的姿势,平躺在治疗床上,腿自然放平;侧腰部的推拿治疗,可以采用侧卧位的姿势;后腰部的推拿治疗可以采用俯卧位的姿势,趴在治疗床上;颈、肩、背部的推拿,可以采用坐位的姿势。

第五问:推拿力度如何把握?

答　有的老年人认为推拿力度越大,治疗的效果肯定就越好,所以使用推拿法自我保健的时候力度很大,甚至会导致局部的软组织损伤。专家认为,每种推拿的手法都可以对人体造成一定的刺激强度。刺激过轻的话可能无效,过重又可能会导致损伤。一般在人体能接受的范围内,存在着力度小作用效果弱、力度大作用效果强的规律。通常在治疗的开始阶段,手法要轻柔,治疗一段时间以后,手法可以逐渐加重,随着症状的改善,手法又可逐渐减轻。推拿的力度取决于性别、年龄、体质、疾病部位等多方面因素,要以安全有效为第一位,一定不能认为力度越大越好。

第六问:推拿的时间多久合适?

答　有的老年人认为推拿时间越久,作用时间越长,肯定效果就越好,所以居家自我推拿保健的时候,不注意把握时长,甚至造成局部损伤。专家认为推拿时间应该以20—30 min 为宜。若是敏感性皮肤,可缩短至10—15 min,因为推拿时间过长会使皮肤表层温度提高,血液循环加速,使敏感程度加剧。刚清洁过的暗疮性皮肤,尤其要缩短推拿时间,否则可能导致皮肤炎症的扩散。

第七问:自我推拿要注意些什么?

答　应在空气流通、温度适宜的室内进行推拿,推拿前要清洁双手,修剪指甲,摘掉戒指。根据自己的实际情况和需要,选用适宜的推拿方法,并按规定的手法、经络、穴位依次进行。在推拿手法上应先轻后重、由浅入深,循序渐进,切勿用力过大,以免擦伤皮肤。推拿时宽衣松带,放松肌肉,自然呼吸。每日可做1—2次,每次20—30 min。

第八问:帮助家人推拿时应该注意些什么?

答　推拿前要修剪指甲,用温水洗手,将戒指等物品摘掉。调整好推拿对象的姿势,既要使其舒适又要便于操作。推拿手法要轻重合适,每次推拿时间控制在20—30 min。推拿对象情绪波动较大的情况下,如大怒、大喜、大恐、大悲等情绪时,不宜推拿。饭后不要立即接受推拿治疗,最好在饭后2 h 左右推拿。推拿时要注意保暖,以防着凉。

第二节　耳穴贴压

第一问：耳穴贴压是在进行治疗保健吗？

　　答　耳穴贴压法又称耳穴埋籽法，是用代替针的药丸、药籽、谷类等置于胶布上，贴于穴位，用手指按压以达到刺激耳穴、治疗疾病的一种方法，是目前最盛行的一种耳穴刺激法。它具有以丸代针、刺激持久、疗效可靠、取材方便、易学易懂、简单便捷、不良反应小的特点。

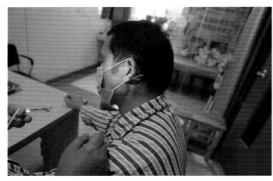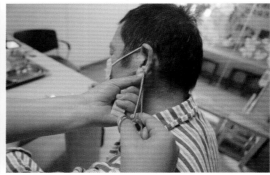

　　第二问：耳穴贴压真的能治疗疾病吗？

　　答　耳郭外联躯体、内联脏腑，耳与五脏均有生理功能上的联系，《灵枢》有曰："肾气通于耳，肾和则耳能闻五音矣。"耳与经络之间有着密切的联系，六阳经经脉循行于耳或分布于耳周，六阴经经脉通过各自的经别间接上达于耳。

　　第三问：居家耳穴贴压可以使用哪些材料？

　　答　可以用于耳穴贴压的材料生活中随处可见，如王不留行籽、绿豆、莱菔子、白芥子、油菜籽、小米、磁珠等，这些都可以开展耳穴贴压。

　　第四问：耳穴贴压有哪些作用？

　　答　耳穴贴压可以刺激耳穴，传导感应，达到平衡阴阳、调整虚实、调理脏腑、疏通经络、清热降火、扶正祛邪、养血安神、清利湿热、活血止痛、通便排石等目的。

　　第五问：哪些情况下不能耳穴贴压？

　　答　老年人居家保健耳穴贴压时，要注意观察贴压的耳郭情况，如果耳郭上有湿疹、溃疡等，不宜用耳穴治疗；耳郭皮肤有炎症或冻伤者，不予使用。严重耳鸣的老年人一定要注意，禁忌采用磁珠贴压。耳穴贴压操作时，要安全使用探棒，不可用尖头的锐器，避免皮肤损伤或定穴不准确。

第六问：居家耳穴贴压怎么预防皮肤感染？

答　专家建议老年人接受耳穴贴压治疗后一定要注意观察耳郭的皮肤，如果耳郭皮肤出现了炎症或冻伤，应该及时去除胶布、终止治疗，局部红肿的部位可以用碘伏消毒，外用消炎药，防止发生软骨炎。如果已发生感染的应及时到医院进行对症处理。

第七问：耳穴贴压疼痛难忍怎么办？

答　大多数人在耳穴贴压治疗初期，耳穴周围可能会有微痛的感觉，部分疼痛比较敏感的人可能还会因为疼痛影响睡眠，这种情况可能会维持几天，适应后症状就会消失，不需要特殊处理。

第八问：耳穴贴压发生胶布过敏怎么办？

答　耳穴贴压治疗中，要学会自己观察过敏反应。耳穴贴压处胶布过敏反应表现为被贴耳穴部位发红、发痒，发生胶布过敏时，可缩短贴压时间或改用其他耳针方法治疗。

245

第三节　拔　　罐

第一问：什么是拔罐？

答　拔罐是以罐为工具，利用燃火、抽气等方法产生负压，使罐吸附于体表，造成局部瘀血，以达到疏通经络、行气活血、消肿止痛、祛风散寒、祛除病邪等作用的治疗方法。

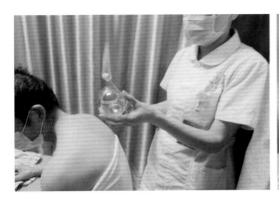
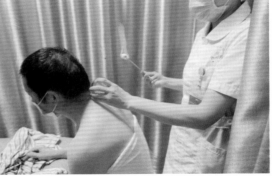

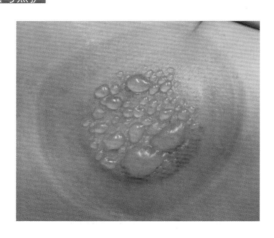

第二问:拔罐一定要用到火吗?

答 其实常用的拔罐工具种类较多,有竹罐、陶罐、玻璃罐、负压吸引罐等。负压吸引罐是指用玻璃罐与气囊相接,用气囊挤压排出罐内空气,产生负压附在皮肤上;或用橡胶制成微型胶罐,利用负压直接吸附在皮肤上。此种罐不用火,排除了安全隐患且不会烫伤皮肤,操作简便,可普遍用于个人和家庭的自我医疗保健,是目前较普及的新型拔罐工具。

第三问:拔罐不适合哪些人?

答 专家警告,拔罐治疗虽简单方便易上手,但是操作时一定要注意,不是所有人都适合拔罐。比如,高热抽搐和痉挛发作者不宜拔罐,癫痫者应在发作间隙期使用;有出血倾向者慎用,更不宜刺络拔罐,以免引起大出血;有严重肺气肿的病人,背部及胸部不宜使用负压吸拔;心力衰竭或体质虚弱的,不宜拔罐;骨折在未完全愈合前不可拔罐,以避免影响骨折对位及愈合;急性关节扭伤如韧带已发生断裂,不可拔罐;皮肤有溃疡、破裂处,不宜拔罐;在疮疡部位脓未成熟的红、肿、热、痛期,不宜在病灶部位拔罐;面部疖肿部位禁忌拔罐,以免造成严重后果;孕妇的腰骶及腹部不宜拔罐;恶性肿瘤者不宜拔罐;过饥、醉酒、过饱、过度疲劳者均不宜拔罐;精神失常、精神病发作期、狂躁不安、破伤风、狂犬病等不能配合者不宜拔罐。

第四问:哪些状况不适合拔罐?

答 在过饥、过饱、过劳、过渴、高热、高度水肿、高度神经质、皮肤高度过敏、皮肤破损、皮肤弹性极差的情况下及患有严重皮肤病、肿瘤、血友病、活动性肺结核的情况下,以及处于月经期、孕期均应禁用或慎用拔罐。

第五问：居家拔罐全身都可以拔吗？

答　老年人自己在家拔罐时，一定要注意选择肌肉丰厚的部位拔罐。尽量避免在骨骼凹凸不平处、毛发较多的部位，以及皮肤松弛处、瘢痕处拔罐，防止罐具脱落。

第六问：拔罐时如何避免受伤？

答　拔罐时应该选择适当的体位，以俯卧位为主，充分暴露拔罐部位。拔罐过程中不能移动体位，以免罐具脱落。根据所拔部位的面积大小选择大小合适的罐具。年老体弱者，宜用中、小号罐具。病情轻或有感觉障碍（如下肢麻木者）者，拔罐时间要短。病情重、病程长、病灶深及疼痛较剧者，拔罐时间可稍长，吸附力稍大。拔罐动作要稳、准、快，起罐时不要强拉，以免损伤皮肤。拔罐时的吸附力过大时，可按挤一侧罐口边缘的皮肤，稍放一点空气进入罐中。拔火罐时，酒精棉球不要太湿，以不滴酒精为度，动作要快，以防酒精滴下烫伤皮肤。

第七问：居家拔罐意外事件如何处理？

答　居家用火罐治疗时，一定要注意安全，切勿烧伤皮肤或烫伤皮肤。若烫伤或留罐时间太长而皮肤起水疱时，小的水疱无须处理，仅敷以消毒纱布防止擦破即可；水疱较大者，用无菌空针将水放出，患处涂以外用药膏，再用消毒纱布包敷，以防感染。拔罐过程中若罐体脱落，应该立即更换清洁罐重新记时间再拔罐。取罐后如果皮肤出现水疱，小的水疱不用处理，保持局部皮肤清洁、干燥，嘱老年人穿棉质衣物；水疱大者可常规消毒后用无菌注射器抽出液体，并用无菌纱布覆盖，每天观察，嘱老年人适当多饮水，水疱未痊愈者不要洗澡，以免感染，尽量不要外出，以免受风寒感冒。

第四节　针灸治疗

第一问：什么是针灸？

答　针灸起源于中国，具有悠久的历史，包括针刺法和灸法。针刺法包括毫针法、电针法、皮内针法、水针法、皮肤针法、耳针法等。灸法又称艾灸，包括艾条灸、艾炷灸、温针灸、雷火灸、热敏灸、铺蒜灸、温灸等。

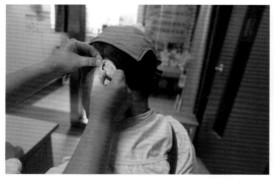
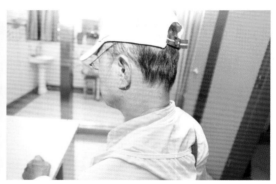

248

第二问：哪些情况不能针刺？

答　专家提醒，疲乏、饥饿或精神高度紧张时不宜针刺；皮肤有感染、瘢痕不宜针刺，肿痛部位不宜针刺；有出血倾向及高度水肿时不宜针刺；小儿囟门未闭合时的头顶腧穴部位不宜针刺；儿童针刺时不宜留针，破伤风、癫痫发作、躁狂型精神分裂症发作，针刺时不宜留针；孕妇禁止针刺；月经期最好不针刺，但如果是为了调节经期，也可针刺。

第三问：针刺时发生晕针怎么办？

答　一般晕针的原因多见于初次接受针刺治疗的人，由于精神过度紧张、过度劳累、体质虚弱、针刺手法过重等原因诱发。晕针时应立即停止操作，退出全部留针，使患者平卧。轻者休息数分钟，饮用温开水或糖水后即可恢复，重者指掐或针刺人中、内关、足三里、涌泉等穴，必要时及时送至医院救治。

第四问：针刺时为什么会发生针拔不出来的情况？

答　针拔不出来通常称为滞针，主要原因是患者精神紧张，导致肌肉强烈收缩；或者捻转针的时候角度过大或连续进行单向捻转，肌纤维缠绕针身；或留针时移动体位，都可以造成滞针。滞针时首先要消除患者紧张情绪，延长留针时间，使局部肌肉放松。如果是因单向捻转造成肌纤维缠绕的，可反方向捻转出针。也可按揉局部，或在滞针附近加刺一针，转移患者注意力，然后将针拔出，切忌硬拔。

第五问：针刺部位出现了血肿是怎么回事？

答　针刺部位出现血肿的原因主要是针尖弯曲带钩，或进针时刺伤血管。一般轻者不需处理。重者局部轻轻按摩，促进瘀血的消散吸收，减轻症状。

第六问：针刺意外事件如何预防？

答　过于疲劳、精神高度紧张、饥饿者不宜针刺；年老体弱者针刺应尽量采取卧位，取穴宜少，手法宜轻；怀孕妇女针刺不宜过猛，腹部、腰骶部及能引起子宫收缩的穴位如合谷、三阴交等禁止针灸；小儿因不配合，一般不留针；婴幼儿囟门部及风府、哑门穴等禁止针刺；有出血性疾病的患者，或常有自发性出血、损伤后不易止血者，不宜针刺；皮肤感染、溃疡及瘢痕和肿瘤部位不予针刺。

第七问：什么是灸法？

答　灸法是指应用高温（主要是艾绒或其他物质燃烧后产生的温热）或低温，或者以某些材料（对皮肤有刺激作用的药物或其他物质）直接接触皮肤表面后产生的刺激，作用于人体的穴位或特定部位，从而达到预防或治疗疾病的一种疗法，是针灸医学的主要组成部分，也是我国重要的传统非药物疗法之一。灸法属于温热疗法，与火的关系密切，随着火的应用而萌芽，并在其应用实践中不断发展。

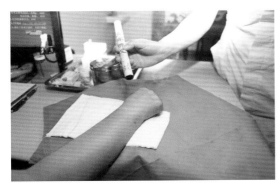
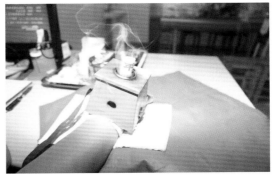

第八问：艾灸适合所有人吗？

答　高热高血压危象、肺结核晚期、大量咯血、呕吐、严重贫血、急性传染性疾病、皮肤有痈疽疮疖并有发热者，均不宜使用艾灸疗法；器质性心脏病伴心功能不全、精神分裂症者不宜施灸；孕妇的腹部、腰部不宜施灸；颈部及大血管走行的体表区域不得施灸；空腹、过饱、极度疲劳者应谨慎施灸。

第九问：艾灸应该注意哪些问题？

答　治疗过程中局部皮肤产生烧灼、烫热的感觉，应立即停止；施灸过程中局部出现小水疱无需处理，可自行吸收；如水疱较大，消毒局部皮肤后，用无菌注射器吸出液体，覆盖无菌敷料，保持干燥，防止感染。

第五节　刮　痧

第一问：什么是刮痧？

答　刮痧法是指通过特制的边缘钝滑的刮痧器具如铜钱、瓷匙、有机玻璃扣、小陶瓷酒盅或水牛角等物，使用相应的手法，蘸取一定的介质，在体表进行反复刮动、摩擦，使皮肤局部出现红色粟粒状或暗红色出血点等痧斑或瘀痕，让脏腑秽浊之气外散，从而使周身气血迅速得到畅通，以达到治疗目的的方法。

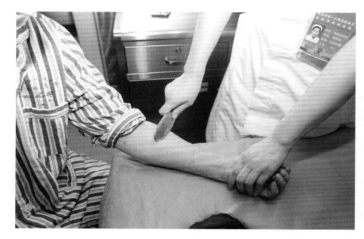
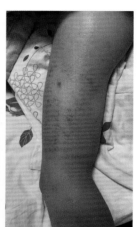

第二问：刮痧能治疗哪些常见病？

答　刮痧可治疗夏秋季节发病的各种急性疾患，如中暑、霍乱、痢疾等病症，以及感冒引起的胸闷、头疼，常用于高热患者降温。

第三问：刮痧适合所有人吗？

答　有出血倾向的疾病，如血小板减少症、白血病、过敏性紫癜症，出血倾向严重者，新发生的骨折患部不宜刮痧。恶性肿瘤患者手术后瘢痕处慎刮；原因不明的肿块及恶性肿瘤部位禁刮，可在肿瘤部位周围进行补刮。妇女月经期下腹部慎刮，妊娠期下腹部禁刮。

第四问：刮痧工具有哪些？

答　牛角类刮痧工具质地坚韧，光滑耐用，原料丰富，加工简便，可发散行气、活血消肿;玉石类刮痧工具质地温润光滑,便于持握,因其触感舒适,适宜面部刮痧,玉石具有润肤生肌、清热解毒、镇静安神等作用;砭石类刮痧工具石材含有多种微量元素,红外辐射频带极宽,可以疏通经络、清热排毒、软坚散结。

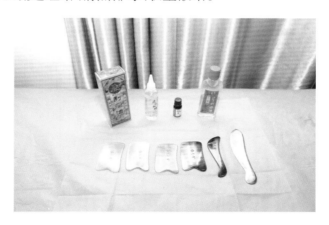

第五问:居家刮痧时刮痧油应怎么选?

答 液体类主要有温开水、植物油(如芝麻油、菜籽油、豆油、花生油、橄榄油)、药油(如红花油、跌打损伤油、风湿油)等,不仅可防止刮痧板划伤皮肤,还可起到滋润皮肤、开泄毛孔、活血行气的作用。乳膏类选用质地细腻的膏状物质,如凡士林、润肤霜、蛇油、扶他林乳膏等。

第六问:刮痧有哪些注意事项?

答 专家提醒,居家刮痧一定要注意以下情况:刮痧器具边缘要光滑,以免划伤皮肤;单一方向,用力均匀,轻重程度以能忍受为宜;要随时观察病情变化,如出现面色苍白、出冷汗或神志不清等情况,应及时前往医院进行紧急救治;刮痧时应避风和注意保暖,如感觉疲劳,可随时更换体位;刮痧后保持情绪安定,饮食清淡,避免生冷、油腻、刺激之品,以免影响脾胃运化,使邪气不能外泄;保持空气新鲜,操作中用力要均匀,勿损伤皮肤;使用过的刮具,应消毒后备用;刮痧结束后,应在室内休息30 min后方可外出。

第七问:刮痧时发生晕刮怎么办?

答 晕刮的症状主要是头晕、面色苍白、心慌、出冷汗、四肢发冷、恶心欲吐或神昏扑倒等。刮痧前应避免空腹,过度疲劳患者忌刮;低血压、低血糖、过度虚弱和神经紧张特别怕痛的患者轻刮。出现晕刮时,应迅速平卧,饮用1杯含糖温开水,迅速用刮板刮拭百会穴(重刮)、人中穴(棱角轻刮)、内关穴(重刮)、足三里穴(重刮)、涌泉穴(重刮)。

第三十一章

药膳食疗中医养生促健康

第一节　舌尖上的养生知识

第一问：老年人如何进补？

答　进补分为食补和药补，合理进补可以使老年人增强体质、延缓衰老，进补需要辨明体质、季节和地理位置，不可盲目跟风，陷入误区。老年人进补需要注意四个方面：一是补药剂量不宜过大；二是进补时间宜延长；三是不能滥用壮阳药；四是注意药补与食补一起并进。老年人进补要根据药补和食补的特点合理安排，可以收到更好的效果。

第二问：药膳食疗安全无毒吗？

答　药膳食疗作为中医养生保健一种方式，其强调通过饮食达到养生保健目的。它之所以有好的效果，是因为食物中含有一些药效成分，无论是食物还是药物，只要其中药效成分超出一定剂量，就变成负担而成为有害物质，所以中医食疗更强调食物和药物剂量适当，而非越多越好，因此药膳食疗安全无毒是有前提条件的。

第三问：药膳食疗能够调理疾病吗？

答　药膳食疗运用中医的养生知识，根据药食同源、养医同理的原则，通过药物与食物的配伍，隐药于食，以食养生，以药疗病。对于很多处于健康或亚健康状态老年人来说，通过药膳食疗可以达到保健强身、防治疾病、延年益寿的目的。但药膳食疗吃的毕竟是食物，应用得当可对疾病调理起到很好的辅助作用，但并不能代替药物。

第四问：药膳烹调有哪些方法和特点？

答　药膳烹调方法主要有炖、焖、煨、蒸、煮、熬、炒、卤、烧、烤、粥、饮料12种类型。药膳烹调特点：以"汤"为主，以"炖、煮、蒸"为主要加工方法，保持药物和食物的原汁、原味，适当佐以辅料调制其色、香、味、形来诱发人们的食欲，使大家乐意食用，从而使药膳的效果得到充分发挥。

第五问：如何理解五色食物养五脏？

答 由《黄帝内经》衍生而来，指白、绿、黑、红、黄五色食物分别补益肺、肝、肾、心和脾五脏。绿色属木，对应人体的肝脏及胆，绿色食物养肝脏，如绿豆、菠菜等；红为火，入心，红色食物补血补气，如红豆、红薯等；黄色食物性微寒，活血通便、解毒去风热、益气补脾，如黄豆、南瓜、薏米等；肺脏与白色都属金，白色食物可以起到润肺效果，如山药、燕麦片等；黑色食物具有强肾的作用，如黑豆、黑米等。

第六问：不同体质老年人药膳食疗一样吗？

答 中医把人体分成9种体质，即平和质、气虚质、阳虚质、阴虚质、痰湿质、湿热质、瘀血质、气郁质和特禀质，辨体质施膳，是中医体质养生重要内容。老年人由于性别、年龄、体质和生活习惯不同，决定了老年人在形体、生理和心理特征及发病倾向等方面均有区别，因此不同体质老年人在药膳食疗上应有所不同。

第七问：药膳食疗根据其医疗作用分哪几类？

答 可分为四类：一是保健类药膳：如美容药膳——香椿伴豆腐，明目药膳——决明子菊花饮等；二是预防类药膳：如马齿苋粥预防泻痢等；三是治疗类药膳：如解表药膳——姜糖饮，驱寒药膳——当归生姜羊肉汤等；四是康复类药膳：如津液不足致津亏——桂圆参蜜膏，劳倦过度——八宝米饭等。

第八问：什么是异病同膳、同病异膳？

答 中医食疗遵循"辨证施膳"的原则，即在给老年人施膳的过程中，不是着眼于病的异同，而是着眼于证的区别。如两位老年人分别被诊断为肺结核和尿路感染，但中医辨证均为阴虚火旺，老年人病异而证同，都以滋阴降火为原则，指导老年人服用冰糖炖银耳等药膳。再如有两位老年人均被诊断为高血压，中医辨证分别是肝阳上亢型和肝肾阴虚型，老年人病同而证不同，肝阳上亢型老年人需要平肝潜阳——指导饮菊桂决明饮，肝肾阴虚型老年人需要滋补肝肾——指导食天麻鸡汤。

第二节　老年人常见疾病的药膳食疗

第一问:冠心病老年人如何选择药膳食疗?

答　冠心病在老年人中具有较高发病率,主要表现为心绞痛、心律失常和心肌梗死等,该病病程长,药膳食疗对疾病防治尤为关键和重要。应根据病症和体质合理为老年人选择药膳。

(1)气滞血瘀型:临床表现为老年人情绪激动或心情不佳时胸闷加重胀痛或刺痛。药膳食疗可选择佛手柑粥或桃红柠檬饮。

① 佛手柑粥:

a.原料组成:佛手柑15 g、粳米10 g,适量冰糖。

b.制作方法:将佛手柑洗净放入锅中煎煮2 min,去渣取汁,再放入洗净的粳米小火煮,最后放入冰糖一起煮即可。

c.用法:指导老年人早晚食用。

d.功效:疏肝理气,和中止痛。

② 桃红柠檬饮:

a.原料组成:桃仁15 g、红花10 g、柠檬2个、蜂蜜30 g、白酒50 g。

b.制作方法:桃仁、红花放入砂锅煮水取药汁200 mL,柠檬榨汁,连同蜂蜜、白酒放入瓶中混匀即可,放冰箱备用。

c.用法:发作时饮50—100 mL,平时早、晚各服1次。

d.功效:化瘀通脉,芳香通窍。

(2)气阴两虚型:临床表现为老年人感觉神倦乏力,心慌气短,容易出虚汗,心前区隐约疼痛。药膳食疗可选择黄芪烧活鱼或人参银耳粥。

① 黄芪烧活鱼:

a.原料组成:黄芪30 g、党参30 g,活鱼1条约1 kg,葱、姜、料酒调料适量。

b.制作方法:活鱼洗净油炸后捞出,将鱼、黄芪、党参、葱、姜、料酒放入砂锅大火煮开,然后小火炖至浓汤,加入盐等调味即可。

c.用法:每日食用1次。

d.功效:滋阴补中益气。

② 人参银耳粥:

a.原料组成:西洋参5 g、银耳10 g、冰糖10 g。

b.制作方法:用水将银耳泡发,西洋参切片,两者与冰糖一起放入砂锅,加水小火煎煮2 h即可。

c.用法:早晚空腹服1次。

d.功效:滋阴补中益气。

第二问:高血压老年人如何选择药膳食疗?

答　老年人高血压主要表现以收缩压增高为主,老年人应谨遵医嘱口服降压药,定期监测血压,保持血压平稳。中医药膳食疗在缓解高血压临床症状、疾病进展和减轻降压药副作用方面具有优势,高血压老年人可以根据自己病症选择适合的药膳食疗方进行调理。

(1)肝阳上亢型:临床表现为老年人脾气急躁易怒,血压骤升,伴头痛头晕。药膳食疗可选择决明子粥或降压饮。

① 决明子粥:

a.原料组成:决明子20 g、菊花15 g、大米100 g、冰糖适量。

b.制作方法:将决明子、菊花煎水后去渣取汁,与大米煮粥,粥煮熟趁热加入冰糖至融化。

c.用法:早、晚各服用1次。

d.功效:潜肝平阳降压。

② 降压饮:

a.原料组成:白菊花15 g、荷叶10 g、生山楂30 g、枸杞子30 g、芹菜根50 g、乌龙茶15 g。

b.制作方法:加水煎煮即可。

c.用法:代茶饮,每日饮数次,长期饮。

d.功效与用途:清利头目、降压降脂。

(2)肝阴肾虚型:临床表现为老年人除血压高之外,出现头晕耳鸣、腰膝酸软、视物不清等症状。药膳食疗可选择天麻鸡汤和黄芪夏杞茶。

① 天麻鸡汤:

a.原料组成:天麻10 g,枸杞子30 g,乌骨鸡1只,料酒、葱、姜、花椒适量。

b.制作方法:乌骨鸡洗净切块,与天麻枸杞子同入砂锅,加入清水、料酒、葱、姜、花椒煮至熟烂调味即可。

c.用法:每日服用1次。

d.功效与用途:滋补肝肾、平肝降压。

② 桑寄生茶:

a.原料组成:桑寄生30 g、夏枯草15 g、枸杞子10 g、菊花3 g。

b.制作方法:将夏枯草在砂锅中干炒炒熟,与桑寄生、枸杞子、菊花放入沸水中煎煮即可。

c.用法:代茶饮,每日饮数次,长期饮用。

d.功效与用途:补肝明目降压。

(3)痰湿内阻型:临床表现为老年人血压高、头晕、胸闷痰多、胳膊及手指麻木。药膳食疗可选择薏苡仁杏仁粥或芹菜炒香菇。

① 薏苡仁杏仁粥:

a.原料组成:薏苡仁50 g、杏仁10 g,白糖适量。

b.制作方法:薏苡仁洗净放入砂锅加水,大火煮沸转小火煮,半熟后放入杏仁,再煮20 min,加入适量白糖即可(高血糖者禁放白糖)。

c.用法:早晚各服用1次。

d.功效与用途:化痰祛湿降压。

② 芹菜炒香菇:

a.原料组成:芹菜、干香菇、淀粉、菜油、酱油、味精等调料。

b.制作方法:干香菇水泡发后切片,芹菜洗净切段,淀粉、味精加水兑成芡汁。油加热后加入芹菜煸炒,加入香菇翻炒片刻,淋入酱油和芡汁出锅即可。

c.用法:每周食2—3次。

d.功效:清热平肝,益气和血。

第三问:高脂血症老年人如何选择药膳食疗?

答 高脂血症是导致老年人心脑血管疾病的主要危险因素之一,应提倡老年人减轻体重、有规律地进行有氧运动,戒烟限盐。优先选择通过饮食调理,也可指导老年人口服降脂药,药膳食疗亦有提高药疗的效果。药膳食疗可选择冬瓜粥或山楂消脂饮等药膳调理。

① 冬瓜粥:

a.原料组成:冬瓜300 g、薏苡仁30 g、糯米50 g。

b.制作方法:薏苡仁和糯米洗净放入砂锅,加水大火煮开放入冬瓜炖,粥煮烂即可。

c.用法:长期服用。

d.功效:健脾祛湿降脂。

② 山楂消脂饮:

a.原料组成:鲜山楂10 g、生槐花10 g、嫩荷叶15 g、白糖适量。

b.制作方法:以上原料洗净,同入砂锅煎煮,山楂煮烂碾碎再煮,去楂取汁,放入白糖即可(糖尿病老年人不放白糖)。

c.用法:代茶饮,每日饮数次。

d.功效:消食利水降脂。

第四问:糖尿病老年人如何选择药膳食疗?

答　老年糖尿病以2型为主,早期多无"三多一少症状",以餐后血糖升高多见。糖尿病老年人除了常规治疗外,还可通过药膳食疗进行调理以改善临床症状、延缓疾病进展。中医根据糖尿病老年人临床症状推荐不同药膳。药膳养生虽有益于糖尿病患者,但仍要以控制热量为前提,尤其是食用养生粥时,以免血糖波动。

(1)上消:临床表现为糖尿病老年人口干舌燥、口渴喜饮、大便干结等特点。药膳食疗可选择沙参玉竹老鸭煲或五汁饮。

① 沙参玉竹老鸭煲:

a.原料组成:沙参30 g,玉竹30 g,老雄鸭1只,绍酒、葱、姜、盐、味精各适量。

b.制作方法:老鸭洗净切块,与沙参、玉竹(洗净放入纱布袋内)一起入砂锅,加入清水、绍酒、葱、姜各适量,大火煮沸后改用小火炖2 h,最后调味即可。

c.用法:每周服用1次。

d.功效:生津止渴降糖。

② 五汁饮:

a.原料组成:莲藕、梨、荸荠各200 g,芦苇根30 g,玉竹20 g。

b.制作方法:将莲藕、梨、荸荠洗净切碎,绞成汁;芦苇根和玉竹用水煎过滤取汁,将绞汁和煎汁搅匀即可饮用。

c.用法:每日1次。

d.功效:生津止渴降糖。

(2)中消:临床表现为形体消瘦、口苦、口臭、口干、多食易饿。药膳食疗可选择清炒苦瓜或苦瓜茶。

① 清炒苦瓜:

a.原料组成:苦瓜200 g,葱、姜、蒜、盐、菜油等适量。

b.制作方法:苦瓜洗净去芯切片,热锅加菜油,油热放葱、姜、蒜爆香,加入苦瓜翻炒,最后调味即可。

c.用法:每周食用2—3次。

d.功效:清热去火降糖。

② 苦瓜茶:

a.原料组成:鲜苦瓜1根、绿茶3 g。

b.制作方法:将苦瓜洗净、切片,与绿茶一起用开水冲泡。

c.用法:代茶饮,每日饮数次。

d.功效:清热去火降糖。

(3)下消:临床表现为小便频繁量多、手足心热、腰膝酸软等,药膳食疗可选择枸杞子炖兔肉或黄芪枸杞山药茶。

① 枸杞子炖兔肉:

a. 原料组成:兔肉250 g、枸杞子30 g、洋葱100 g、油盐等调料适量。

b. 制作方法:兔肉洗净切块,与枸杞子放入砂锅加水炖熟,加入洋葱再煮片刻,最后调味即可。

c. 用法:吃肉饮汤,每周食用3次。

d. 功效:滋阴清热补肾。

② 黄芪枸杞山药茶:

a. 原料组成:生黄芪30 g、枸杞子30 g、怀山药30 g。

b. 制作方法:将三味中药洗净煎煮。

c. 用法:代茶饮,每日饮数次。

d. 功效:滋阴补气。

第五问:脑卒中老年人如何选择药膳食疗?

答 脑卒中具有发病率高、死亡率高、致残率高和复发率高等特点,中医通过辨证施膳给予合理食疗,对改善脑卒中患者症状、预防复发具有一定优势。脑卒中恢复期主要表现有半身不遂、口舌歪斜、吐字不清、头晕目眩等,药膳食疗可选择枸杞桃仁鸡丁或葛根粉粥。

① 枸杞桃仁鸡丁:

a. 原料组成:鸡脯肉250 g,枸杞子40 g,核桃仁20 g,葱、姜、素油、盐、味精等适量。

b. 制作方法:鸡肉切丁,核桃仁泡水去皮,核桃仁用油炸熟,放入枸杞立即捞出沥油,放入葱、姜、蒜煸,鸡丁入锅速炒调味,最后放入核桃、枸杞即可出锅。

c. 用法:每周食用1—2次。

d. 功效:抗老益寿,补养气血。

② 葛根粉粥:

a. 原料组成:葛根粉15 g、梗米50 g。

b. 制作方法:将梗米清洗加水用大火煮开,转小火煮至半熟,加入葛根粉,小火继续煮成粥即可。

c. 用法:每日早晚服用。

d. 功效:降脂降糖。

第六问:老年人消化不良如何选择药膳食疗?

答 老年人随着年龄增长,脾胃功能减弱,加上活动量减少、咀嚼差等因素影响,老年人容易出现消化不良,可表现为腹胀、嗳气、食欲不振,偶尔出现恶心、呕吐等不适症状。药膳食疗可选择山楂曲末粥或山楂麦芽茶。

① 山楂曲末粥:

a.原料组成:山楂15 g、神曲15 g、粳米100 g、白糖适量。

b.制作方法:神曲捣碎,与山楂同煎取药汁,加入粳米一起煮粥,加白糖调味。

c.用法:早晚各食用1次。

d.功效:消食导滞、调和脾胃。

② 山楂麦芽茶:

a.原料组成:焦山楂15 g、焦麦芽200 g。

b.制作方法:两味中药武火煮开,文火慢煮20 min即可。

c.用法:代茶饮,每日饮数次。

d.功效:健胃消食。

第七问:老年人失眠如何选择药膳食疗?

答　老年人容易出现睡眠问题:如入睡困难、夜里常醒、老是做梦,这种症状就是常说的失眠。长期失眠会引起人体疲劳、反应迟钝,容易诱发疾病,严重者会出现抑郁症等精神疾病。应指导老年人常食(饮)用牛奶、大枣、龙眼肉、百合、莲子和猪心6种食物,提高睡眠品质。中医药膳食疗具有很好的催眠作用,应根据老年人病症和体质进行选择。

(1)心脾两虚型:临床表现为夜里入睡困难,睡着后容易醒,伴有食欲不佳、倦怠无力。药膳食疗可选择茯苓山药莲子粥或龙眼茶。

① 茯苓山药莲子粥:

a.原料组成:茯苓25 g、山药50 g、莲子25 g、猪瘦肉50 g、粳米200 g。

b.制作方法:将茯苓、山药、莲子、粳米洗净加水大火煮开后转小火煮,快熟时放入猪瘦肉,调味后服用。

c.用法:每日早晚食用。

d.功效:益气健脾,养心安神。

② 龙眼茶:

a.原料组成:龙眼肉15 g、枸杞子10 g、桑葚10 g、鸡蛋1枚。

b.制作方法:鸡蛋煮熟剥壳待用,将龙眼肉、枸杞子和桑葚加水1000 mL煮至350 mL,加入鸡蛋再煮10 min调味即可。

c.用法:每日饮1次。

d.功效:补心益气安神。

(2)心血虚型:临床表现为容易失眠多梦、心悸健忘、烦躁、心神不宁、便秘等。药膳食疗可选择养心粥或甘麦大枣汤。

① 甘麦大枣汤：

a. 原料组成：甘草20 g、小麦100 g、大枣10枚。

b. 制作方法：将甘草放入砂锅加水500 mL熬至200 mL，药汁备用。大枣洗净与小麦一同在锅中慢煮至熟，加入药汁，再煮开后即可食用。

c. 用法：每日饮1次。

d. 功效：养心安神，和中缓急。

② 养心粥：

a. 原料组成：党参30 g、红枣10枚、麦门冬10 g、茯苓10 g、糯米100 g、红糖适量。

b. 制作方法：将党参、麦门冬和茯苓加水1000 mL放入锅中煮开至300 mL，药汁备用；将大枣洗净与糯米一同在锅中慢煮至熟，加入药汁，再煮开后加入红糖即可。

c. 用法：每日食用1次。

d. 功效：养心安神，润肠通便。

第八问：老年人便秘如何选择药膳食疗？

答 老年人因肠道蠕动能力下降、活动量减少等因素，容易发生习惯性便秘，主要表现是排便次数减少和排便困难。中医认为便秘由燥热内结、津液不足和脾肾虚寒所引起，可根据老年人体质指导食用高纤维素、富含油脂等的食物，如玉米、红薯、核桃仁等，并可食用蜂蜜。药膳食疗可选择首乌大枣粥或黄芪汤。

① 首乌大枣粥：

a. 原料组成：何首乌50 g、大枣20 g、大米100 g、冰糖适量。

b. 制作方法：将何首乌放入锅内加水煎煮，取药汁去渣后，与洗净的大米和红枣入锅加水、冰糖，小火煮成粥即可。

c. 用法：每日服1次，分数次服用。

d. 功效：润肠通便，适用于阴血亏损、大便干燥者。

② 黄芪汤：

a. 原料组成：黄芪25 g、麻子仁10 g、陈皮15 g、蜂蜜适量。

b. 制作方法：将黄芪、麻子仁和陈皮加水煎煮30 min，取药汁去渣后，加入蜂蜜即可。

c. 用法：每日饮1次，服用1周。

d. 功效：健脾补气、润肠通便，适用于呼吸不畅、解大便无力的气秘患者。

第三十二章

老年人四季养生药膳指导

第一节　老年人春季养生药膳

第一问:老年人春季常用养生膳食有哪些?

答　老年人春季养生膳食遵循"养阳防风"的原则,强调以升补为主,重在扶阳,顺应肝脏阳气升发,以防春寒伤人。可饮用葱白生姜茶、蜜糖红茶以护肝驱寒;健脾养肝可选五味子鲜贝粥、茯苓粥、韭菜猪肝汤、茄汁青鱼片等。

第二问:老年人春季宜食用的食材有哪些?

答　春季饮食养生当注重养阳气和肝胆之气。主食可选小麦(甘凉性)加工的各种面食,再配食一些米粥(如红枣粥、黑米粥等有健脾养肝功效)。副食可选择辛甘之品,如韭菜、白菜、菠菜、胡萝卜、葱、鸡肉、猪肉、鱼等。多食富含硒的食物,如鹌鹑蛋、芝麻、枸杞子等,以增加抵抗力;富含维生素C的食物,如西红柿、芹菜、春笋、柑橘等具有抗病毒作用。每日至少食用4种以上蔬菜和2种以上水果。

第三问:老年人春季饮食禁忌是什么?

答　老年人春季食物宜温热、忌生冷,宜温补、忌大辛大热滋补品。春天是高致敏期,忌食虾、蟹等发物,不宜吃易过敏的水果如芒果、菠萝,谨防出现"水果疹"。慎食辛辣刺激性食物,如羊肉、狗肉、茴香、花椒、洋葱等,不宜多食肥肉等高脂肪食物,多食清淡易消化蔬菜、豆制品等食物,饮食不宜过饱,少吃多餐。

第四问:老年人春季如何养肝?

答　中医认为"春季通肝",春天阳气升发,人体也顺应自然界辅助机体升阳气、通畅肝胆气机,老年人要趁势养肝,以便更好地抵御暑期的阴虚。饮食上应注意营养均衡,多食绿色蔬菜,不食对肝脏刺激的食物;合理用药,勿乱用药,以免增加肝脏负担;保持平和的心态、愉快心情,谨防"怒伤肝";生活要有规律,经常锻炼,增加机体抵抗力,早睡早起,保持充足睡眠等。

第二节　老年人夏季养生药膳

第一问:老年人夏季常用养生膳食有哪些?

答　夏季养生根据自然界阳气极度旺盛的特点,老年人应盛夏防暑邪、长夏防湿邪,注意保护人体阳气,不离"春夏养阳"的总规律。夏季养生粥如绿豆粥、莲子粥等可以早晚吃。可用苦瓜、西瓜、杨梅等制作各种果汁。

第二问:老年人夏季宜食用的食材有哪些?

答　老年人夏季膳食养生宜选用清淡爽口、少油腻、易消化食物,多用清蒸、凉拌等方法烹饪。蔬菜可选油麦菜、萝卜、苦瓜、黄瓜、丝瓜、冬瓜、番茄等,水果可选西瓜、椰子、草莓、香蕉、猕猴桃、杨梅等,可用葱白、姜、蒜调味,夏季高温导致蛋白质分解快,老年人应适量吃一些瘦肉、鱼肉、蛋类、奶品及豆制品保证蛋白供给。

第三问:老年人夏季饮食禁忌是什么?

答　老年人夏季饮食宜清淡,忌食辛辣香燥食物如麻辣火锅等,忌食温热助火食物如油炸食品等,以免损伤机体阳气和津液。忌过量食用冷饮和凉食,以免伤脾胃。不宜一次性饮水过多,以免出现头昏眼花、虚弱无力、心跳加快等水中毒症状;不可食用变质食物,以免引起腹泻等症状。

第四问:老年人夏季如何养心?

答　中医认为夏季在五行中属于火,对应的脏腑就是心,因此夏季是养心的最重要季节。夏季是人体心火旺、肺气衰的季节,老年人要注意保养阳气。起居上做到晚些入睡早些起床,中午适当午睡,以消除疲劳,保持充沛精力;精神上做到神清气和,快乐欢畅;饮食宜清淡平和,多食少油腻、易消化食物,多辛温,少苦寒,节冷饮。选择清晨或傍晚天气凉爽时进行户外运动锻炼,增强体质,提高机体抗病能力。

第三节　老年人秋季养生药膳

第一问：老年人秋季常用养生膳食有哪些？

答　从中医角度来说，老年人秋季养生应遵循"养阴润燥"基本原则，为冬藏打基础。老年人应多食滋阴润肺食物和水果，适当通过食疗进补，可以常食雪梨粥、芝麻粥、胡萝卜粥、菊花粥、板栗粥等，这些粥具有健脾和胃、生津润肺、养阴润燥功效。

第二问：老年人秋季宜食用的食材有哪些？

答　老年人秋季膳食养生饮食上应多食温性食物，避免吃寒凉食物。秋季以大米、糯米等谷物为主食，配以面食、白薯等，可喝一些粥如雪梨粥、芝麻粥、胡萝卜粥、菊花粥等。副食可选甘润之品如芝麻、杏仁、蜂蜜、银耳、莲藕、青菜、生梨、荸荠之类。食（饮）用百合银耳羹、萝卜茶、银耳茶、橘红茶等茶饮可起到滋阴润肺、养胃生津作用。

第三问：老年人秋季饮食禁忌是什么？

答　老年人秋季忌过食辣椒、葱、姜、八角、茴香等刺激、燥热食品，少食辛辣、油炸、烧烤等热性食物，如羊肉、狗肉；忌食寒凉食物，如海带、紫菜、冬瓜、猕猴桃等；不宜过多食用的水果，如葡萄、橘子、李子、梨、柿子等；不宜多食生冷食品，以免造成老年人胃肠消化不良；应多食温性食物和滋补食品，有助于改善脏腑功能，增强体质。

第四问：老年人秋季如何养肺？

答　秋季热、燥、寒气都有，老年人起居等若不慎，容易患病，秋季养生重在养肺，老年人养生应以收敛养阴为原则。饮食上，少食多餐，多食开胃易消化食物，补足水分，多食白色食物如白萝卜、荸荠等；注意防寒保暖，有条件坚持冷水洗脸、擦鼻，提高耐寒能力；卧室注意通风，入睡时一定要避风寒而卧，保持充足睡眠，养成早睡早起习惯；选择适宜项目（如散步、慢跑、练拳等）进行锻炼，增强体质。

第四节　老年人冬季养生药膳

第一问:老年人冬季常用养生膳食有哪些?

答　冬季老年人食养基本原则是"藏热量",重视保温、御寒、防燥,增加身体热能供给,补充优质蛋白、各种矿物质和维生素,冬季药膳食疗可选萝卜炖牛肉、葱爆羊肉、黄芪炖甲鱼、黄芪山药核桃粥等以健脾开胃、益气养血、滋补肝肾,姜枣红糖饮喝下可全身暖和舒畅,以防治风寒感冒。

第二问:老年人冬季宜食用的食材有哪些?

答　冬季是最好的进补季节,但老年人进补一定要辨证施膳,合理选择滋阴潜阳、热量较高的食材。冬季常用谷类有小麦、高粱、黑米等,肉类食物有羊肉、鸡肉、鳝鱼、虾米、动物肝脏等,果蔬类有胡萝卜、山药、萝卜、香菜、红薯、板栗、橘子、龙眼等。益肾补虚食材可选苦菊、生菜、莴笋、木耳、黑豆、黑芝麻等。热粥在冬天补阳有特别好的效果,还可适量饮用一些药酒,如人参酒、杜仲酒等。

第三问:老年人冬季饮食禁忌是什么?

答　冬季老年人禁忌盲目进补,需根据老年人实际情况和个人体质有针对性地进补。忌过度饮酒御寒,尤其是老年人饮酒应适量,否则容易伤神耗气、损心伤肝;不宜喝过热饮料,以免损伤消化道黏膜;老年人脾胃功能虚弱,不宜食生冷、油腻、辛辣刺激性食物,以免影响机体消化和营养物质吸收,造成补养不当,降低老年人身体抵抗力。

第四问:老年人冬季如何养肾?

答　老年人冬季养生应该顺应自然界冬气闭藏的特点,滋养人体阴精,保养阳气,防寒保暖,以保护肾气为根本。做到早睡晚起,天亮之后再起床,以避开早晚气温低寒之邪气;注意保暖慎防冻疮,尤其双脚一旦受凉极易引起感冒和其他疾病;冬季是老年人养阴滋补的好时机,应加强膳食营养供给,多食黑色食物养肾,如糯米、桂圆、黑芝麻、核桃等补心气、固肾津食品;冬季老年人要节制房事,闭藏肾经,蓄养阴精。

第五节　老年人四季茶饮指导

第一问：老年人春季如何选择茶饮？

答　中医讲"春养肝"，春季茶饮也将养肝列为重点，可以帮助老年人升发阳气，消除春困，起到养生保健的作用。春季肝火旺盛导致老年人视物模糊可选择清肝明目茶，情绪不宁、失眠多梦者可使用解郁安神茶，脾虚肝郁、气机不畅者可以饮用解郁行气茶，菊花、金银花、玫瑰花和茉莉花可直接冲泡，有清热解毒、行气安神等作用。老年人服药期间饮茶应注意避免茶饮与药物之间发生拮抗影响药效。

第二问：老年人夏季如何选择茶饮？

答　夏季天气炎热，老年人因抵抗力弱、适应能力差等因素，容易出现心情急躁等不适症状，除了日常健康饮食、进行适当锻炼外，还可以通过茶饮缓解不适。夏季茶饮应遵循"养阳气"的总规律，饮清暑生津、清热利湿茶品，如降压茶、防暑茶等，也可直接用桂花、青驰菊、百合花、胖大海、鲜竹叶、鲜荷叶、鲜薄荷、金银花中一种或数种煎水代茶饮。老年人夏季建议喝热茶，有暖胃解渴降温功效。

第三问：老年人秋季如何选择茶饮？

答　秋季气候干燥多风，做好防秋燥措施势在必行，老年人应注意多补充水分。秋季茶饮配置应遵循"养阴润燥"原则，保养老年人体内阴气，为冬藏打基础。老年人秋季茶饮还应做到"早、少、淡"，即宜在早上饮茶，每次饮茶量不宜过多，饮茶宜淡不宜浓，建议老年人早起饮一杯淡茶。秋季老年人可饮绿茶、乌龙茶、苦荞茶、普洱茶、枸杞茶、龙眼红枣茶等。

第四问：老年人冬季如何选择茶饮？

答　冬天气候寒冷，老年人很容易受到寒冷湿邪侵袭发病。冬季也是一年中最好的进补季节，茶饮保健应以养"藏"为主，可以多饮甘温助阳、益肾补虚之品。老年人可以喝发酵程度高、茶性温和的茶，直接泡饮选择普洱熟茶、红茶、老白茶、黑茶等，也可以多种茶一起泡煮，如甘蔗红茶、糯米红茶、菊花普洱茶等，以上茶饮均有缓解干燥、温暖肠胃、御寒驱寒、提高老年人身体免疫力的作用。

第十篇 外出旅游篇

老年人辛苦操劳一生，来一场说走就走的旅行，岂不美哉！江山如画，我在画中，山巅举目，溪水荡舟，临风把酒，土楼问茶。那种潇洒浪漫，那种轻松愉快，那种从容飘逸，那种闲情野性，让人物我两忘，达到心之静、人之闲、意之美、情之幽的欲仙欲醉的境界。老年朋友出游前身、心需要进行哪些评估？物品、路线如何准备？出游中有哪些常见问题？出游时出现紧急情况如何应对？如果您或者您的家人、朋友有以上困惑，请阅读本篇内容，让具有十余年医养结合老年照护经验的专家团队为您答疑解惑。

第三十三章

旅游前准备

第一节　旅游前的身心准备

第一问：老年人为什么要旅游？

答　（1）旅游是休闲养生的重要组成部分。

（2）旅游可以增强体魄、有益健康。

（3）旅游可以结识朋友、增进交往。

（4）旅游可以开阔视野、增长知识。

（5）旅游可以调剂口味、享受生活。

（6）旅游可以进一步实现老年人的人生价值。

第二问：外出旅游前如何评价自身健康状况？

答　老年人最好在出游前到医院做一个检查，了解自身健康状况，尤其是曾患过慢性疾病的老年人应征得医生同意后再出游，防止旅行途中因劳累或环境变化旧病复发。

第三问：外出旅游前如何做好心理准备？

答　心情不要过于兴奋，身体不要过于劳累，旅程中凡事不要苛求，付费不要过于计较，交际不要过于拘谨，行程不要过于拖沓。

第四问：外出旅游前如何合理安排时间？

答　由于老年人退休后比较空闲，因此在选择出游时间时比较自由，老年人出游应避开旅游旺季和黄金周等高峰期，此时游人多，各景区景点人满为患，人们眼睛里看到的是人头攒动，耳朵里听到的是吵闹声、嘈杂声，想在值得纪念的地方拍一张单人照片都是极其困难的事情，再加上有些老年人腿脚慢、眼神不好，很可能在拥挤的人群中走失走散,这样的旅游不但不能带来好心情,反而会造成心情的郁闷和烦躁。旅游旺季和黄金周等高峰期游人多,造成交通运力紧张、食宿压力大、旅游景点的设备设施资源紧缺,因此旅游整体价格会比较高。避开高峰出游,是老年人的优势,也是明智之举。应事先确定旅游的景点及下一个要去的景点,了解当地的天气及交通情况,在网上订好酒店,以方便休息。应合理安排出游路线,提前规划时间,合理的出游路线可以提高旅行的效率。应减少在路上浪费的时间,出行之前确定自己何时出行、何时结束旅行,及时在出发前订好来回的车/机票。

第二节 旅游季节和目的地的选择

第一问:外出旅游前如何选择适宜的季节?

答 结合老年人自身身体情况及旅游目的地时令特点,宜选择适合老年人旅游的季节出游。比如有过敏性疾病的老年人不宜春季出游,要注意花粉过敏。根据我国的气候条件,4—6月以及10—12月期间是老年人出游的黄金时间,同时应注意尽量不在节假日出游。这时候无论是南方还是北方,天气都不会太热,也不会太冷,由于温度湿度适宜,老年人出游也不容易生病。这个时间段游人也少,老年人能真正饱览大好风光与景色,好天气、好风景,再加上一个好的旅游计划,能带来好心情,这样旅游的目的才能达到。

第二问:外出旅游前如何选择适宜的地方?

答 (1)兴趣:仁者爱山智者乐水,每个人的喜好不一样,旅游地的选择也就不一样,或喜欢城市游,或喜欢自然风光,老年人可根据兴趣选择出游地点。

(2)身体:要考虑自己的身体素质能够承受什么样的环境,如果身体素质差就不要去攀登高山了,如果怕冷就不要去较寒冷之地了,如果心脏不好就不要玩蹦极、过山车之类的项目了。老年人出游时应尽量选择就医便捷、交通便利、温湿度适宜、空气流通良好、昼夜温差较小的地方。翻山越岭的地方尽量少去;人多聚集的地方尽量少去,容易出现踩踏事故;气压的变化大的地方尽量少去,老年人通常伴有慢性基础疾病,器官功能下降,气压的变化对老年人的身体有着无法预计的影响。

(3)经济:选择旅游目的地之前先做一个预算,根据自身经济实力来选择出游地点。

(4)时间:在时间允许的范围内选择地点。

(5)其他:如疫情、地震、水灾、干旱、恶劣天气等自然灾害以及政治环境等,也是选择目的地所需要考虑的重要因素。

第三问:外出旅游时如何选择合适的交通工具?

答 在交通工具的选择上,老年人比较倾向于选择较为传统的陆路交通方式。在短途旅行中,由于腿脚不便,他们更喜欢汽车这种灵活性较强的交通工具。但是因为飞机的速度最快,所以长距离旅游还是离不开飞机。而老年人在乘飞机旅游时,由于飞机的轰鸣、震动,有时还会出现颠簸、机舱内轻度缺氧等,患有心脑血管疾病、呼吸系统疾病、严重贫血、耳鼻疾病的人要听从医生建议,考虑自己是否适合乘坐飞机。

第三节 旅游物资准备

第一问:外出旅游应该准备哪些物品?

答 (1)证件类:身份证、护照、车票、老年证、核酸检测证明等。
(2)钱:现金、银行卡、信用卡等。
(3)设备类:手机、充电器、相机、充电宝等。
(4)物品:旅行箱、背包、衣物、鞋子、拐杖等。
(5)药品:根据自身身体情况,配备常用药物和急救药品。

第二问:外出旅游如何选择合适的衣服?

答 衣服的准备要根据旅游目的地的季节、温度而定。

如果是参团旅游,出发前每人会得到一份通知,通知中会把当地的地理位置、气候特点等告诉大家,可以根据这些信息做必要的准备。

如果是家庭或朋友结伴旅游,我们可以上网查找相关的资料做好相关准备。根据当地天气携带合适的、足够的衣服很重要。然而不论我们是去温暖的地方还是去较冷的地方,都应该带上一件与季节温度相反的衣服。

第三问:外出旅游如何选择合适的鞋子?

答 可根据出游目的地选择轻便的旅游鞋、防滑鞋,最重要的是选择大小合适、透气性良好、柔软合脚的鞋。如果有特殊场所,如登山、过草地、穿沙漠等可选用具有特殊功能的鞋子。

第四问：外出旅游如何准备常用药物？

答　老年人出游时既要防止新病发生，又要保持旧病稳定，所以旅游带药有两类：一类是保持旧病稳定的药物。如患心脏病、糖尿病、高血压病的老年人应携带平时的用药以及应急用药（如硝酸甘油）。另一类就是防止旅游途中因水土不服造成的肠胃不适、蚊虫叮咬或偶尔感冒的药物。具体包括：清凉油、风油精及外用驱蚊剂，用于防治蚊虫叮咬；创可贴，用于皮肤外伤；乘晕宁（茶苯海明），防治晕车；黄连素（小檗碱）或氟哌酸（诺氟沙星），用于治疗肠道感染引起的腹泻；颠茄片，用于治疗腹痛；VC银翘片、感冒软胶囊、藿香正气胶囊，用于治疗感冒、热伤风；息斯敏（阿司咪唑）或扑尔敏（氯苯那敏），用于治疗各种过敏；百服宁或去痛片（索米痛片），用于治疗头痛及关节、肌肉痛；安定，帮助睡眠；等等。

第三十四章

旅游过程须知

第一节　老年人的旅游目的和形式

第一问：老年人旅游的目的有哪些？

答　(1) 旅游观光：这是我国老年旅游者类型的主体。其特点为：通过游览观赏异国他乡的自然景观和人文景观，达到增长见识、开阔视野、陶冶情操，感受新、奇、美的目的。因为有太多的风景等着去观赏浏览，所以持这种目的的老年朋友通常在每一个旅游地逗留的时间都不长，重游率较低，花费较少。

(2) 娱乐消遣：摆脱孤寂与烦恼、松弛精神、享受短暂的变换环境所带来的欢娱，这也是大多数老年旅游者参与旅游活动的目的。抱着这种旅游目的的老年人，通常对旅游产品的质量、旅游项目的参与度、旅游内容的丰富性要求较高，因为新鲜好玩，所以出游和停留时间较长，重游率较高。

(3) 医疗保健：追求医疗保健目的的老年朋友，对疗养旅游、休闲度假旅游、温泉旅游、森林旅游、气功、体育等保健旅游形式比较感兴趣，希望通过参加这些有益身心健康的旅游活动，治疗某些慢性疾病，达到强身健体的目的。除了某些特点显著的目的地外，这类旅游通常是近地游、一地游，或者周边游，而且停留时间较长，花费较多。

(4) 规避寒暑：我国地域辽阔，南方夏季炎热，北方冬季寒冷，为了规避寒暑，安享晚年，于是出现了一批冬季到南方小住御寒，夏季则往北方避暑纳凉的老年人。受季节时限的影响，这类候鸟式旅游的逗留时间大多较长，对吃住的要求较高，深度了解目的地文化和民俗风情的意愿比较强烈。

(5) 学习发展：很多老年人多年来养成了学习思考的习惯，这使得他们把旅游当成了学习的课堂，通过旅游观察社会、体验民俗民风、丰富历史文化积累、满足自己对知识的渴求。持有这一旅游目的的人群，一般具有较高的文化素养。

第二问：什么是参团游？

答 所谓参团游有三种情况：

第一种情况是通过社区或退休前所在单位提供的信息与同事、朋友一起出行，如果条件宽松还可以携带家人，以方便在旅途中相互照顾。这种形式应该说是老年朋友们最喜欢的一种形式。

第二种情况是由大家族的兄弟姐妹或者老同学、老朋友相约确定目的地和基本旅游线路，提出各方面的基本要求，然后交给旅行社组织。

第三种情况是参加由旅行社按其业务路线组织的包价老年团，接待老年人的旅游团往往自称为"夕阳红"或"金色夕阳"等。所谓包价，就是一次性缴费购买了包括旅游交通、住宿、餐饮、游览地活动、导游讲解等一整套服务的旅游产品。

第三问：什么是家庭游？

答 家庭游，顾名思义就是家庭成员在一起的旅游。不过家庭游也有多种情况，比如家庭自驾游、家庭参团游等。现在大多数子女平时很忙，不能总陪伴在父母身边，于是利用周末或节假日开车带父母和孩子出去走走转转，一方面能表达子女的孝心，另一方面一家三代也能享受天伦之乐，其乐融融。家庭成员陪同老年人一起旅游有两个好处：一是方便照顾老年人，因为子女最了解父母的身体状况和生活习惯；二是增进两代人之间的感情，给儿女们一个孝敬父母的机会。

第四问：什么是结伴游？

答 结伴游目前是老年人最普遍的一种旅游方式。有结伴参团游、结伴自助游、结伴自由行和结伴自驾游多种。

第五问：什么是候鸟游？

答 所谓候鸟游，是指老年人随着季节气候的变化而选择旅游休闲地点，像候鸟那样冬天选择温暖的地方，夏季选择凉爽的地方，入住养老院或当地居民家中等，从而改善生活质量，提高健康水平。特别提醒：这种来往冷热两地，易刺激心血管疾病，不太适合体弱及原本有心血管疾病的老年人。

第二节　适合老年人的旅游活动

第一问：什么是康体健身游？

答　当疾病和各种衰老症状随着年龄增长而逐渐显现出来的时候，老年人通常对自身健康会产生强烈的需求和渴望。而旅游正是他们强身健体的重要方式之一。通过旅游他们可以亲近大自然，呼吸新鲜的空气，饱览秀美的风光，潺潺流水、鸟语花香可以使他们忘却烦恼，摆脱郁闷，能让人获得放松，使身心达到最佳状态。在山中林间小路适度行走还是一种有氧运动，可以舒展筋骨、调理呼吸、促进消化，增加身体的灵活性与协调性，通过出汗清除体内垃圾。经常旅游能够让人的心理年龄和生理年龄变小，人越活越年轻。

第二问：什么是休闲养身游？

答　休闲养身游以养生为目的来选择旅游地点，安排旅游内容和进程，考虑节奏快慢，强调饮食、健身、娱乐等诸多方面，促使参与者尽量保持身体各机能的平衡，以确保心理和生理的健康。

第三问：什么是交际扩展游？

答　大部分老年人随着退休离开了工作岗位和曾经的交际圈，活动范围、社会角色都发生了转变，曾经的辉煌和成就及其带来的满足感、荣誉感、被尊重感骤然减少或失去，对情感的追求占据了生活中的重要地位。而旅游作为一种占据时间和空间的活动也可以占据老年人因不必工作而放松下来却又不知怎样安排的大量闲暇时间，于是旅游就成了沟通你我、联系社会的途径。通过旅游，老年人可以探亲访友，旧地重游，与老朋友一起重温昔日美好时光，还可以在旅游过程中结识新朋友，建立新的友谊，丰富自己的生活，消除孤寂感。在人际关系的拓展中老年人会重新恢复自信与自尊，社会归属的需求能重新得到满足。

第四问：什么是增长知识游？

答　在老年人当中，有相当一部分人有自己的个人爱好和兴趣，像一些老科技工作者、老文艺工作者、老教师等，他们有的爱好历史，有的爱好书画，有的爱好戏剧，还有的对民俗风情比较感兴趣。出于这样一些原因，一些历史古迹、文化名城、传统戏剧发源地、少数民族村落等就成为这些老年人渴望去参观的地方。其实更多的老年人还会出于一种好奇和求知,想了解异地他乡的人的生活习惯、历史传统、宗教信仰、风土民情,旅游可以满足人们的这种愿望。老年人在旅游中可亲眼观赏到自然和人文景观,亲身了解到各地的地理、气候、植物、特产,身临其境地体验到各地的民俗民风、宗教与美食,听到各种传说、典故和奇闻异事。可以说,老年人每一次旅游都如同进了一次课堂,读了一本书,不知不觉中视野开阔了、知识增长了。

第五问:什么是怀旧圆梦游?

答 人都年轻过,年轻的时候都有过梦想。游遍大江南北、周游世界各地就是很多人曾经的想法,但是受各种条件的限制,这些梦想没能实现。现在条件具备了,老年朋友可以潇洒地迈开脚步,走向自己渴望的地方,弥补年轻时留下的遗憾,去圆自己的梦。老年人通常还有这样的特点,对早期发生的事件和人物记忆清晰,愿意回忆往事,愿意重温旧梦。这使得老年人时常产生见一见老友、游一游旧地,见识一下所发生的变化的想法。于是约上老朋友旧地重游,或到老地方去见老朋友,既解了相思之苦,又使相聚的时刻丰富多彩、浪漫温馨。

第六问:什么是实现价值游?

答 很多老年朋友退休之后身体硬朗、思维敏捷,因此他们不服老,不甘寂寞,有的继续关注着自己所在工作领域的发展变化,有的对新事物产生了兴趣,利用旅游可以继续他们的考察、调研,或者是提升他们的专业造诣。

第三节 旅游过程常见问题

第一问:完整旅游活动的六大环节有哪些?

答 (1)吃:我们一般关心的是吃什么、在哪儿吃,然后考虑特色、风味、是否好吃。我们提醒老年朋友,与好吃相比,我们更应关注是否卫生、是否健康、是否好消化。

(2)住:除要了解有没有地方住,住的地方交通是否方便,是星级宾馆还是经济型酒店外,老年朋友更应该注意的是环境是否安静,有没有电梯,设备、设施使用起来是否方便、安全。

(3)行:我们应该比较哪一种交通工具更适合我们的身体,哪一种交通工具更安全,哪一家旅行社在交通工具的使用上更关注老年人的需求,比如乘车时间适当、上下楼梯有扶手、楼梯层较矮,更接近地面便于上下车等。

(4)游:重点应放在游什么景点,这些景点有什么特色。比如,景点的历史、典故以及相关的人物事件,或者是景点的地理特点、地形地貌;景点的交通条件,景点之间的距离或车程,游玩这一景点的辛苦程度以及与自己身体状况的适应度,游历各景点所需要的时间、具体的安排及行程紧张程度等。

(5)购:购在老年人旅游过程中一般不占重要地位。但是难得去某一地方,买些当地特色吃、用产品,对于顾家的老年朋友而言还是愿意的,而对于"轻龄"老年人来说,化妆品、奢侈品也还是有足够吸引力的。因此了解旅游目的地或沿途有些什么特产、价格如何、品质如何、在哪儿买最合适等类似信息还是必要的。

(6)娱:通常老年人不大关注娱乐,但如果是候鸟游这种逗留时间较长的旅游形式,需要"娱"来打发时间,还是应该做些功课的。具体应了解,有些什么娱乐项目,是不是自己感兴趣的,是否适合自己身体情况。如果缺少自己喜爱的娱乐项目,自己该怎样自娱自乐等。总之,要让自己充实起来。

第二问:吃喝有哪些注意事项?

答　(1)旅途中老年人的饮食要有节制。应选择有营养的、清淡的、易消化的食物,少吃煎、炸、油腻、刺激性的食物。每餐宜吃八分饱,切忌暴饮暴食,特别是吃自助餐时,这一点应特别强调。

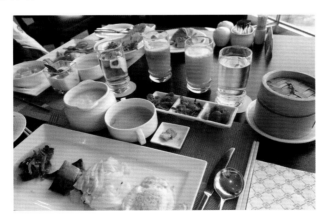

(2)品尝地方风味小吃、名菜,这常常是旅游中的一个令人期待的节目,但一定要把握好度,要适可而止,因为这毕竟是自己不常吃的东西,肠胃适应它需要一个过程,以防因消化不良造成病痛。

(3)到海边地区旅游,吃海鲜是少不了的。但是吃海鲜要特别注意,一定要选择卫生条件好的餐馆就餐,海鲜要新鲜、炒熟,最好配上米醋、大蒜、姜等佐料,或适量喝点白酒,以起到杀菌消毒的作用。食后2 h内不要食(饮)用冷饮、西瓜、椰汁等食品,更不要冲凉或游泳,以免引发急性肠炎。

（4）老年人的肠胃蠕动慢，换了环境后因生活规律、食物内容的改变，便秘的发生是普遍的。所以要多吃水果，但吃水果时一定要洗干净。

（5）要多喝水。多补充水分好处多多：可去火润燥；可运输营养；可排毒润肠促进消化，有助于通便；能让皮肤水分充足，起到润泽养颜的作用；可润滑关节、肌肉和人体其他器官；高血压、缺血性心脏病患者因为血液黏稠，多补充水分，有利于稀释血液，降低血糖浓度。

（6）旅途中最怕吃坏肚子，影响体力破坏情绪，为了确保旅游愉快不闹病，老年朋友千万要注意饮食卫生，做到饭前、便后洗手，尽量把每餐安排在室内，对于路边或景区摊点的食品不要随意购买。

第三问：如何克服水土不服？

答 水土不服是老年人旅游中常见的一种情况。其症状是初到某地浑身起疙瘩、瘙痒，并伴有腹泻。首先，要喝开水，如无开水可饮，也应喝一些市售饮料。千万不要因一时口渴，而无所顾忌地饮用当地生水。其次，起程前可携带一些家乡水，与旅游地的水对服，从而起到一个"缓冲"的作用，使人体逐步适应，以减少水土不服对我们的伤害。针对水土不服，专家也给我们开出了药方。春夏"水土不服"有区别，春天"不服"与风有关，所以用防风通圣丸；夏天的"不服"与湿气有关，可以用藿香正气水，肠胃不舒服、没胃口时可以喝点。最后，多喝点酸奶，或服用些双歧杆菌饮品对调节肠道菌群、保护肠胃也有很好的作用。

第四问：外出旅游时如何避免疲劳？

答 （1）抓住机会小憩：如乘飞机时，可坐在位子上搓搓手、梳梳头、揉揉腹、捶捶腰，进行一些穴位按摩；乘坐渡船时，可到过道或甲板上做几分钟的伸展操；在大巴车上的时间比较多，利用这个时间我们可以闭目养神。可不要小看这些零星不起眼的小憩，它对疏通经络、蠕动肠胃、预防头晕背痛以及振作精神都是很有效果的。

（2）沐浴按摩解疲劳：现代医学认为，沐浴对促进细胞代谢、消除疲劳和改善睡眠有积极意义。按摩对疏通经络、放松肌肉、润滑关节、促进气血运行、调整脏腑有作用。

（3）补充营养注意饮食：疲劳后，吃什么、喝什么？营养专家认为，运动后身体需要蛋白质用于细胞生长和修复，而牛肉、羊肉、鸡蛋、鱼肉、豆类、牛奶等能提供优质蛋白和必需氨基酸。

（4）调整心境化解疲劳：人们都有这样的体会，在心情愉悦时，不容易感到累。保持好心情还能让人在旅游归来后通过与他人轻松地聊聊天，给同事或朋友看看照片、讲讲趣事，分发带回来的小礼物来平缓情绪，消除亢奋，消除疲劳，迅速回到原有的生活节奏，为下一次旅游做准备。

第三十五章

紧急情况应对

第一节 心血管疾病突发情况应对

第一问：外出旅游时出现心脏不适要注意什么？

答 （1）旅游前全面体检，要根据专科医生意见确定病情是否适合长途旅游和活动范围。心绞痛频繁发作者、心肌梗死后3个月以内者、心功能不全者，均属暂不能参加旅游的范围。

（2）旅游时应携带自己的病情简介、心电图及冠心病急救用药，应有人陪伴，如有不适，应立即去就近医院诊治，以免贻误病情。

（3）选择好旅游时节：旅游应尽量选择在春末、夏初或秋季。避免因寒冷或酷暑诱发冠心病。

（4）选择好旅游地点：旅游地点应选择在环境优美、空气新鲜、人员较少的地方，避免人员拥挤的大城市。

（5）旅游时应避免过度疲劳、饱餐及情绪激动，每日活动时间不超过6 h，保证充足的睡眠，应注意个人保护，如遇到刮风、炎热或湿度过大、阴雨等情况，应及时进行调整。

（6）选择安全、平稳的交通工具，旅游交通工具以火车为宜，少乘飞机或长途汽车等，最好不坐夜车，以免影响休息，途中每1—2 h活动一下腿部。到达目的地后，用热水洗脚，防止血栓发生。旅馆应选择安静、舒适的地方，不应离医院太远，以免发生意外时寻医不便。有条件者最好参加配有保健医生的集体旅游团。

（7）要注意劳逸结合，旅途宜短不宜长，活动强度宜弱不宜强，时间不宜安排太紧，不应参加爬山、登高等剧烈活动。避免过度疲劳，更不宜连续旅行。

（8）心理调节：缓解紧张情绪，保持良好的心态，以防因情绪因素而导致冠心病发作。

（9）旅游途中应按时服药。

第二问:外出旅游出现高血压该如何紧急处理?

答 （1）在外出旅行过程中老年人可能会出现头昏、心慌、恶心、呕吐等高血压现象,甚至有些老年人会出现晕厥的情况,这个时候不能急,要先把老年人扶到安静的地方,可以监测血压,根据血压的情况,进行相应的处理。及时拨打120,到就近的医疗点进行及时处理。

（2）建议在出行的时候尽量备一台小型血压计,可以随时测量血压。把平时吃的降压药备好、备足量,准备充足的衣物,早晚温度低,对于高血压患者,这时的血压波动非常大,容易发生心脑血管意外,必须要备一些可以御寒的衣物。

第三问:外出旅游出现低血压该如何紧急处理?

答 旅游过程中发现老年人有低血压症状,立即使老年人平卧,并按摩四肢肌肉。注意观察脉搏变化,通常数分钟后血压即可恢复。一旦发生晕厥,应立即将老年人置于平卧位,松解衣服,或取头低脚高位,避免改变体位和搬动,一般平卧位休息血压即可回升,不需特殊处理。如病情不能好转应及时寻求医疗救护。

第四问:外出旅游出现心律失常该如何紧急处理?

答 （1）窦性心动过速,对于无器质性心脏病的窦性心动过速可以应用β阻滞剂,比如倍他乐克半片或者一片口服,能够减少心动过速带来的不适,但需要注意有无心肌缺血、贫血、缺氧、发热等诱因。

（2）如果室上速的患者反复发作,可以通过深吸气后屏气,再用力做呼气的动作或刺激咽喉部,产生恶心感,这种方法可以终止心动过速,若无效需要到医院应用药物或者行电复律术转复。

（3）对于持续时间长的房速、房颤、房扑,持续不能自行转复并有明显症状的,若无明显诱因可应用倍他乐克等减慢心率、缓解症状,亦可应用心律平、胺碘酮等终止发作。

（4）若无效及时拨打120寻求帮助。

第二节　血糖异常突发情况应对

第一问:外出旅游出现高血糖如何应急处理?

答 （1）血糖偏高的老年人旅游时应控制饮食,控制总热量的摄入。品尝当地美食,要把握好度,适可而止,以防糖分摄入过多,引发高血糖。

（2）适当补充水分,有利于稀释血液,降低血糖浓度。

（3）出现血糖急剧升高的情况时,立即就地休息,及时使用备用降糖药,拨打120进行急救,或在医生的指导下进行输液以及胰岛素治疗。

第二问:外出旅游出现低血糖如何应急处理?

答 （1）老年人旅游时应规律饮食,保证总热量的摄入。

（2）出现低血糖时,及时口含身上备用糖果,或喝些含糖饮料、吃些其他食品。

（3）如果旅伴出现低血糖并突然晕倒在地,应立即让其平躺仰卧休息,松解衣服扣子和裤腰带,让其服些浓糖水或甜饮料、果汁之类,一般都能很快缓解过来。

（4）如采取上述各种措施均无法使低血糖症状消失,应考虑患有其他疾病,及时拨打120进行急救,送往当地医院诊断治疗。

第三节 中暑突发情况应对

第一问:中暑是什么?

答 中暑是指暴露在高温(高湿)环境和(或)剧烈运动一定时间后,吸热—产热—散热构成的热平衡被破坏,机体局部或全身热蓄积超过体温调节的代偿限度时发生的一组疾病,可表现为从轻到重的连续过程。

第二问:中暑的易感人群有哪些?

答 （1）老龄人:皮肤汗腺萎缩和循环系统功能衰退,机体散热不畅。

（2）孕产妇:怀孕或产后体力消耗大,身体虚弱,如果长期逗留在通气不良、温度较高的室内,就容易中暑。

（3）婴幼儿:各系统发育不够完善,体温调节功能差,皮下脂肪较多,对散热不利。

（4）心血管病患者:炎热天气会使心血管病患者的交感神经兴奋,加重心血管的负荷。

（5）糖尿病患者:机体对内外环境温度变化反应迟钝,虽然热量已经积蓄在体内,但病人的自觉症状却出现得较晚,容易中暑。

（6）感染性疾病患者:细菌或病毒性感染可以使人体产生内源性致热原,让机体产热加速。炎症还使机体释放出物质,使血管痉挛收缩,不利于散热而容易中暑。

（7）营养不良患者：营养素的缺乏导致血压下降,反射性地引起血管的收缩,易导致中暑。

第三问：如何判断是否中暑？

答 中暑分为三种：

（1）先兆中暑：在高温环境下,出现头痛、头晕、口渴、多汗、四肢无力、注意力不集中和动作不协调等症状。体温正常或略有升高。

（2）轻症中暑：面色潮红、大量出汗、皮肤灼热,或出现四肢湿冷、面色苍白、血压下降和脉搏增快等表现。体温往往高于正常。

（3）重症中暑：大多数患者在高温环境中突然昏迷。此前患者常有头痛、麻木、眩晕、不安或精神错乱、定向力障碍、肢体不能随意运动等,皮肤出汗停止、干燥、灼热而绯红,体温常在40℃以上。

第四问：发生中暑如何紧急处理？

答 （1）搬移：迅速将中暑患者抬到通风、阴凉的地方,使其平卧并解开衣扣,脱去衣服。

（2）降温：中暑患者头部可捂上冷毛巾,可用50％酒精、白酒、冰水或冷水进行全身擦浴,然后用扇或电扇吹风,加速散热。但不要快速降低患者体温,当体温降至38℃以下时,要停止一切冷敷等强降温措施。

（3）补水：中暑患者仍有意识时,可给一些清凉饮料,但千万不可急于补充大量水分或冰啤酒等饮料,否则,会引起呕吐、腹痛、恶心等症状。

（4）促醒：中暑病人若已失去知觉,可指掐人中、合谷等穴,使其苏醒,同时对其进行刮痧急救。

（5）转送：对于重症中暑病人,必须立即送医院诊治。在运送途中要注意,尽可能地用冰袋敷于病人额头、枕后、胸口、肘窝及大腿根部,以保护大脑、心肺等重要脏器。

第五问：如何预防中暑？

答 （1）喝水：大量出汗后,要及时补充水分。外出活动,尤其是远足、爬山或去缺水的地方,一定要带够充足的水。条件允许的话,还可以带些水果等解渴的食品。

（2）降温：外出活动前,应该做好防晒的准备,最好准备太阳伞、遮阳帽,着浅色透气性好的服装。外出活动时一旦有中暑的征兆,要立即采取措施,寻找阴凉通风处,解开衣领,降低体温。

（3）备药：可以随身带一些仁丹、十滴水、藿香正气水等药品,以缓解轻度中暑引起的症状。如果中暑症状严重,应该立即送医院诊治。

第四节　溺水突发情况应对

第一问：溺水是什么？

答　溺水指人淹没于水或其他液体中，反射性引起喉痉挛和（或）呼吸障碍，引起窒息和缺氧，使机体处于危急状态。临床表现常见有呼吸暂停、心搏减弱、血压下降、呕吐、神智丧失、抽搐等。

第二问：发生溺水时如何自救？

答　（1）不会游泳者的自救：

① 落水后不要心慌意乱，一定要保持头脑清醒。

② 冷静地采取头顶向后，口向上方，将口鼻露出水面，此时就能进行呼吸。

③ 呼吸要浅，吸气宜深，尽可能使身体浮于水面，以等待他人抢救。

④ 切记：千万不能将手上举或拼命挣扎，因为这样反而容易使人下沉。

（2）会游泳者的自救：

① 一般是因小腿腓肠肌痉挛而致溺水，应平心静气，及时呼人援救。

② 自己将身体抱成一团，浮上水面。

③ 深吸一口气，把脸浸入水中，将痉挛（抽筋）下肢的拇指用力向前上方拉，使拇指翘起来，持续用力，直到剧痛消失，抽筋自然也就停止。

④ 一次发作之后，同一部位可能再次抽筋，所以对疼痛处要充分按摩和慢慢向岸上游去，上岸后最好再按摩和热敷患处。

⑤ 如果手腕肌肉抽筋，自己可将手指上下屈伸，并采取仰面位，以两足游泳。

第三问：被水草、杂物缠住后如何自救？

答　（1）首先要镇静，切不可踩水或手脚乱动，否则就会使肢体被缠得更难解脱，或在淤泥中越陷越深。

（2）用仰泳方式（两腿伸直、用手掌倒划水）顺原路慢慢退回。或平卧水面，使两腿分开，用手解脱。

（3）如随身携带小刀，可把水草割断，或试着把水草踢开，或像脱袜那样把水草从手脚上捋下来。自己无法摆脱时应及时呼救。

（4）摆脱水草后，轻轻踢腿而游，并尽快离开水草丛生的地方。

第四问：发生呛水时如何自救？

答 呛水时不要慌张，可采用踩水姿势，连续做几次深呼吸，呛水症状就会逐步减轻和消失。要避免连续呛水，因为剧烈呛咳会消耗大量体力，且肺部气体交换能力下降，血液中氧含量下降，容易发生意外。

第五问：发现有人溺水如何施救？

答 （1）应冷静，尽可能脱去衣裤，尤其要脱去鞋靴，快速游到溺水者附近。

（2）对筋疲力尽的溺水者，抢救者可从头部接近。

（3）对神志清醒的溺水者，抢救者应从背后接近，用一只手从背后抱住溺水者的头颈，另一只手抓住溺水者的手臂游向岸边。

（4）如抢救者游泳技术不娴熟，则最好携带救生圈、木板或用小船进行抢救。或投下绳索、竹竿等，使溺水者握住再拖带上岸。

（5）救援时要留意，防止被溺水者紧抱缠身而双双发生危险。如被抱住，不要相互拖拉，应放手自沉，使溺水者手松开，再进行抢救。

第六问：施救溺水者过程中如何自我保护？

答 发现有人落水，不建议老年人单独施救溺水者，应该先向有人的地方高声呼叫，同时尽快寻找合适的救援工具，找到周围可取的漂浮物，抛给落水者，并告诉落水者不要试图爬上它或者靠其挣扎上岸，只能用手抓住它借以将头浮出水面来呼吸，耐心地等待救援人员的到来。实在没有其他方法实施时，在确保自身能力允许下，再下水从背后或侧面接近落水者，托起他的身体让头部露出水面侧游上岸。

第五节　其他意外事件的应急处理

第一问：发生晕车如何应急处理？

答 有的旅游者存在习惯性晕车，这样的旅游者通常会根据自己的情况提前准备晕车药或提前采取其他措施。但也有人因太累或体弱而临时出现晕车现象。在这种情况下老年朋友就应该向导游人员或同行的家人或伙伴说明情况，请他们给予帮助。尽可能将座位调换到大巴车的前部、顺方向座位，不要看车外移动物体；如果路程还比较长，旅游者应服用晕车药（晕车药应该在乘车前半小时服用），或在脐部贴橡皮膏。不管旅游者是否晕车,为了旅途的愉快,旅游者乘车时的饮食都应该适量,既不宜过饱,也不宜空腹,而且要少食油腻食物,多食易消化食物。

第二问:发生食物中毒如何应急处理?

答 食物中毒有两种情况:一是由于食用了餐馆的不洁、变质食物,或是自行购买路边小店露天摊点的不洁、不熟、变质食物;二是随意采摘景点、景区中的野果食用,造成中毒。一旦出现中毒情况,首先应反复多次催吐,直至呕吐物变清为止。如果病情不十分严重,应让病人卧床休息,大量喝水,腹痛时可用热水袋敷腹部。病情好转后可吃一点流食。如果病情严重,应立即送附近医院治疗。

第三问:迷路时如何应急处理?

答 (1)有通信设备时,立即打电话求救,或用手机导航。

(2)如果有地图的话,利用地图与实地同一地理特征作为引导,找到正确的方向。

(3)如果没有地图或指南针,用以下的方法同样可能找到通往安全地方的路线:

① 首先考虑能否返回刚才走过的大路,不可能往回走时,观察环境,如看到道路或必有与路相接的东西,例如房屋、电线等,应朝它走去。

② 如果能从四周的地理特征约略推断自己身在何处,就走向最接近的道路、河流等。其中与前进路线垂直的道路、河流等目标是最佳选择,因为就算前进时稍微偏离了原定路线也能找到。

③ 如找不着可靠的地理特征,可利用太阳分辨方向,以决定朝哪个方向走。正午时,北半球太阳在天顶靠南,南半球太阳则在天顶靠北。

④ 如太阳被云层挡住,拿小刀刃或指甲锉缘竖放在塑料信用卡或拇指指甲之类有光泽的平面上,从平面上找出淡淡的阴影。太阳就在与阴影相反的方向。

⑤ 若有指针的腕表已校准当地时间,可把腕表平放,时针指向太阳,并想象有一条线把时针与12点的夹角一分为二。比方说,如果是下午4点,分角线就会通过2点。这条分角线在北半球指向正南,在南半球则指向正北。

⑥ 如云层厚,看不到太阳,可观察树干或岩石上的苔藓。苔藓通常长在背光处。在北半球,朝北或东北那面苔藓较多;在南半球朝南或东南那面苔藓较多。不过这种方法推测方向并不准确,因此,阳光穿过云层时,就应该利用太阳来确定方向。

⑦ 如需在原地逗留一些时候,可竖立一根棍子在平地上测方向。每隔1h左右,在棍子阴影顶端处做一个记号,把记号连成一线,就会指向东西两方。

第四问:走失后如何应急处理?

答 立即报警,不能盲目寻找。应当通过对老年人个人信息的了解,以及对公安机关自身所掌握的寻人资源(如视频摄像头、广播平台等)的整合,妥善规划、安排寻人力量,制定高效的找人方案。

第五问:如何防止老年人走失?

答 旅行途中应该注意以下问题:

(1)结伴而行,互相提醒:结伴一起行动,无论是观景、照相、去洗手间都能相互照应,相互看东西,相互提醒时间,以便随时跟上团队。万一走失,由于人多、目标大也能及时引起导游人员的注意,立刻想办法寻找。

(2)一定要把导游或领队的电话记在手机里或随身携带的笔记本上。万一走失可通过电话联系。如果在国外未办国际长途业务,也可借用他人手机、到资讯中心或找志愿者寻求帮忙。酒店宣传手册或酒店房卡在这种时候也能帮上忙。切记千万不要慌乱。

(3)自由活动前,一定要认真听导游人员的要求,并牢牢记住集合时间、地点、汽车牌号等重要信息,如果担心忘记,就应该记在随身携带的本子上。

(4)一定要遵守安全规定:除听取导游人员的要求外,还要注意景区内的安全提示牌。绝不要为了猎奇,到安全范围之外的地方,到人多拥挤的地方。此外,还要注意远离危险水源,要在指定的吸烟区域吸烟,不在禁火景区乱丢烟头等。要做一个文明的旅游者。

(5)养成随时检查随身物品的好习惯:不论是离开餐厅座位,还是离开景点休息席地而坐的地方,走之前都要对周围再做巡视,以免落下东西。另外,要注意"走路不观景,观景不走路"。旅游途中一定要留心路面,发现危险情况及时避开;遇到好景色时,务必停下脚步,站在安全的地方欣赏。

第六问:皮肤擦伤如何应急处理?

答 (1)若擦伤伤口较浅,一般不用去医院,只以消毒水清洗伤口即可。

(2)擦伤的创面不必包扎,但注意避免沾水及沾上尘土及其他脏物,以防止创面感染。脸部的擦伤,需注意如有砂子、煤渣嵌入皮肤时,及时用软刷子刷洗创面,不能有渣屑留于皮肤内。一些人擦伤皮肤后,习惯贴一片创可贴了事,但擦伤的伤口不适宜用创可贴,而应该用消毒水消毒,让伤口自然暴露在空气中,以待愈合。这是因为擦伤皮肤的创面比普通伤口大,再加上普通创可贴的吸水性和透气性不好,不利于创面分泌物干燥,反而有助于细菌的生长繁殖,容易引起伤口感染。

第七问:扭伤如何应急处理?

答 急性扭伤记住"RICE"原则:

（1）R:休息(Rest)。发生损伤时要停止运动,让受伤部位休息,减少出血和肿胀,避免二次受伤和加重损伤。脚踝扭伤后,休息是很必要的,暂时限制肢体活动,有利于损伤韧带的修复,如敷药加上休息可以大大缩短治疗时间。一般脚踝扭伤需要修养2—3周。

（2）I:冰敷(Ice)。在受伤后48 h内,用毛巾包裹冰块,放在受伤部位间断进行冷敷,一日可冰敷3次,可酌情增加时间,一次20—30 min。该措施非常关键,能有效起到收缩血管、减少液体渗出、限制炎症、减轻疼痛和肌肉痉挛、减缓细胞新陈代谢、防止组织破坏的作用。需要注意的是,不可直接将冰块敷在患处,可用湿毛巾或布包裹冰块,以免局部冻伤,48 h后可进行间断热敷。

（3）C:加压包扎(Compression)。用弹性绷带包扎受伤部位,如足、踝、膝、大腿等部位,以限制关节活动,减少内部出血,减轻肿胀及瘀血,促进吸收和消肿。可连续加压包扎,但不可加压过度,否则可能引起包裹处以远的肢体过度肿胀、缺血。

（4）E:抬高患肢(Elevation)。脚踝扭伤后最好请旁人搀扶,尽可能避免足部负重和运动,条件允许的话可以购置临时拐杖或者自制拐杖来帮助缓解患足负重。回到驻地后应抬高患肢,一般要求抬至高于心脏的位置,可有效促进血液及淋巴液回流,有利于肿胀消退。

第八问:骨折如何应急处理?

287

答　（1）如果跌倒导致骨折发生在手臂部位,可以就地找来一根树枝或硬纸板,用鞋带之类的绳子,将骨折部位固定起来,然后尽快就医。

（2）如果跌倒导致骨折发生在腿部或腰部,应原地找一个舒服的姿势躺下来,不要随意活动,周围的人也不要随意移动伤者。因为随意移动可能会造成神经、血管的损伤,加重病情或影响愈后。腰部骨折后,不合适的移动,严重的还会引发截瘫。躺下来后,应等待120专业急救人员的到来。

（3）如果跌倒后,出现肢体麻木的情况,可能是神经受到了损伤;如果肢体发凉,可能是动脉受到了损伤;如果肢体肿胀非常厉害,可能是肢体发生了坏死;如果出现呼吸困难、面色苍白等症状,可能是内脏出血;如果出现头疼、恶心、呕吐等症状,可能是颅脑损伤。这些情况发生时,都证明情况比较危急,应尽快拨打120。

参 考 文 献

[1] 中华医学会糖尿病学分会.中国2型糖尿病防治指南:2020年版[J].中华内分泌代谢杂志,2021,37 (4):311-398.

[2] 徐燕,韩晶,沈志梅.胰岛素部位注射图对老年糖尿病治疗效果的影响[J].护士进修杂志,2014,45 (24):2269-2271.

[3] 齐俐梅.门诊糖尿病老年患者用药依从性的影响因素[J].中国药物与临床,2019,19(15):2575-2576.

[4] 胡岩,等.浅谈老年人服用降压药的注意事项[J].中西医结合心血管病电子杂志,2020,7(8):3-4.

[5] 尤黎明,吴瑛.内科护理学[M].北京:人民卫生出版社,2018:202-211.

[6] 尤黎明,吴瑛.内科护理学[M].北京:人民卫生出版社,2018:223-231.

[7] 蔡柏蔷,李龙芸.协和呼吸病学[M].北京:中国协和医科大学出版社,2011:822-830.

[8] 李小寒,尚少梅.基础护理学[M].6版.北京:人民卫生出版社,2017:363-364.

[9] 张江,苑杰.大健康视角下缺血性卒中的全程管理:《缺血性卒中一二级预防指南》解读[J].慢性病学 杂志,2022,23(1):237-239.

[10] 王文志,龚涛,刘鸣,等.中国脑血管病一级预防指南2019[J].中华神经科杂志,2019,52(9): 684-709.

[11] 任爽.抗栓药不良反应,有些可自行处理[J].大众健康,2020(11):65.

[12] 万明.他汀类药物的不良反应及其防治进展[J].大众科技,2022,24(1):103-105.

[13] 严旭亮,代灵巧,李红娟.高尿酸血症的合理用药[J].临床合理用药杂志,2018,11(28):177-179.

[14] 韩燕丽.老年尿路感染住院患者病原菌分布及药敏状况分析[J].航空航天医学杂志,2021,32(12): 1464-1465.

[15] 陆基宗.老人降压用利尿剂宜忌注意讲究多[J].心血管病防治知识(科普版),2017(7):16-18.

[16] 马春花.试论常用口服药物给药时间及服用方法[J].临床医药文献电子杂志,2020,7(38):1.

[17] 肖健,胡军生,高云鹏.老年心理学[M].北京:北京大学出版社,2013.

[18] 刘燕华,卜力,李澍晔.老年人心理健康[M].北京:华龄出版社,020.

[19] 王金锋,刘元喜.老年的自我心理适应[M].北京:民主与建设出版社,2020.

[20] 赵慧敏.老年心理学[M].天津:天津大学出版社,2010.

[21] 张河川,张晓芬,郭思智.独居老年人心理健康状况与社会支持关系[J].中国公共卫生,2022(4): 466-467.

[22] 王春丽,孙长安,刘洁.老年心理健康障碍原因分析[J].调查研究,2021(35):159-160.

[23] 冯海英.老年人个人偏好与心理健康的关系[J].中国老年学杂志,2011(18):3579.

[24] 晋翔.沟通心理学[M].北京:海潮出版社,2016.

[25] 成正心.活学活用沟通心理学[M].北京:电子工业出版社,2017.

[26] 苏拉.一语胜千言:巧用沟通心理学术[M].北京:电子工业出版社,2015.

[27] 刘艳华.沟通心理学[M].天津:天津科学技术出版社,2017.

[28] 谭忠秀.每天10分钟精通沟通心理学[M].北京:人民邮电出版社,2012.

[29] 胡昔权,张丽颖.老年痴呆居家康复指导[M].电子工业出版社,2020.

[30] 李晓驷,张许来.被时光偷走的记忆[M].合肥:安徽科学技术出版社,2019.

[31] 许冬梅,马莉.精神卫生专科护理[M].北京:人民卫生出版社,2018.

[32] 黎志宏,张孟喜,李艳群.老年人健康教育手册[M]. 北京:北京化学工业出版社,2018.

[33] 张建凤,李志菊.老年保健手册[M].合肥:安徽科学技术出版社,2018.

[34] 郭荣娟,金香兰.老年痴呆早期防止手册[M].北京:人民卫生出版社,2013.

[35] 陆恒,关世平,李涛涛,等.老年痴呆症病人家人最关心的330个问题[M].湖北:湖北科学技术出版社,2011.

[36] 尹琴,高燕,蒯骆,等.音乐游戏运动疗法对高龄轻度认知障碍患者干预效果的研究[J].中国卒中杂志,2020,15(4):411-415.

[37] 吴一嫣,程琳,徐明莉.益智训练对老年痴呆患者认知水平及生活质量的影响[J].国际护理学杂志,2020,39(15):2697-2699.

[38] 白珊珊,朱宏伟.体感互动游戏在老年痴呆患者认知功能改善中的应用[J].中华现代护理杂志,2020,26(10):1359-1364.

[39] 张玉洁.对老年痴呆照顾者进行护理指导的效果观察[J].中国实用护理杂志,2008,24(21):58-59.

[40] 郑荔.老年痴呆患者给予防跌倒护理干预的影响[J].国际护理学杂志,2017,36(4):480-482.

[41] 田素霞.高龄老年痴呆患者行3+1整体康复护理对其语言能力的影响[J].国际护理学杂志,2020,39(11):2049-2051.

[42] 王震,李士贞,陈海英,等.音乐疗法对老年痴呆的影响研究进展[J].中华现代护理杂志,2014,20(12):1485-1487.

[43] 那继文.推拿手法学[M].北京:人民卫生出版社,2005:1.

[44] 顾玉霞.耳穴贴压配合辨证护理治疗围绝经期失眠临床观察[J].湖北中医药大学学报,2016,18(6):108-110.

[45] 宋丹丹.刺络拔罐联合围刺治疗急性期带状疱疹的临床研究[D].上海.上海中医药大学,2019.

[46] 焦健姿,李琴.科普图书策划的"四性二味"[M].北京:人民军医出版社,2012.

[47] 李巧萍.温通刮痧疗法治疗颈源性头痛的效果观察[J].广东医学,2019,10(19):40.

[48] 王家琪.外出旅游,您做好心理准备了吗?[J].中老年保健,2005(2):39

[49] 王东.低血压患者急救措施及预防[J].中国民族民间医药,2010,19(22):8

[50] 应急管理部宣传教育中心.溺水如何自救施救?这些方法一定要掌握[J].安全与健康,2021(11):77-78.

[51] 李徐铭.城市走失老人现状以及警方应对策略研究[J].法治与经济,2020(1):133-134,137.

[52] 黎志宏,张梦喜,李艳群.老年人健康教育手册:常见共性健康问题专家解答[M].北京:化学工业出版社,2017.

［53］ 宋慧娟,邢誉.养老护理员上岗手册[M].北京:化学工业出版社,2014.

［54］ 孙沛泽.老年人家庭护理和急症应对[M].北京:华龄出版社,2020.

［55］ 黄健.中国泌尿外科和男科疾病诊断治疗指南[M].北京:科学出版社,2020.

［56］ 周文婷,吴琛.膀胱癌患者行膀胱切除输尿管腹壁造口术后护理[J].当代临床医刊,2017,4(30): 3295-3295.

［57］ 杨亚娟,赵忠新.中老年健康睡眠[M].北京:华龄出版社,2006.

［58］ 赵忠新.睡眠医学[M].北京:人民卫生出版社,2016.

［59］ BERR R B.睡眠医学基础[M].高和,王莞尔,段莹,等译.北京:人民军医出版社,2014.

［60］ BERR R B,et al.美国睡眠医学会睡眠及其相关事件判读手册:规则、术语和技术规范2.3版[M].高和,殷光中,译.北京:人民卫生出版社,2017.

［61］ AMERICAN ACADEMY OF SLEEP MEDICINE.睡眠障碍国际分类:第3版[M].高和,译.北京:人民卫生出版社,2017.

［62］ 张斌.中国失眠障碍诊断和治疗指南[M].北京:人民卫生出版社,2016.